普通高等医学院校五年制临床医学专业第二轮教材

U0297206

医学导论

（第2版）

（供临床医学及相关专业用）

主　编　于俊岩　王育生
副主编　许言午　刘春玲　杨艳芳
编　者　（以姓氏笔画为序）
　　　　于俊岩（长治医学院）
　　　　王育生（山西医科大学）
　　　　田其濡（海南科技职业大学）
　　　　许言午（上海中医药大学）
　　　　刘春玲（牡丹江医学院）
　　　　闫　磊（牡丹江医学院）
　　　　孙永胜（山西大同大学）
　　　　李　军（江西中医药大学）
　　　　李秀秀（山西医科大学）
　　　　杨艳芳（四川大学）
　　　　何志鹏（牡丹江医学院）
　　　　张江虹（复旦大学）
　　　　武　烨（首都医科大学）
　　　　常建兰（长治医学院）

中国健康传媒集团
中国医药科技出版社

内 容 提 要

本教材是"普通高等医学院校五年制临床医学专业第二轮教材"之一，系根据普通高等医学院校五年制临床医学专业第二轮教材编写总体原则、要求和《医学导论》课程教学大纲的基本要求及课程特点编写而成。全书共 13 章，分别介绍了医学的起源与发展、医学的范畴、医学模式、临床医学人才的知识结构、临床医学人才的能力要求、临床医学人才的素质、医生角色与患者角色、医学人际关系与沟通、医学中的伦理与法律、临床思维、现代医学研究方法、医学教育等内容。本教材为书网融合教材，即纸质教材有机融合电子教材、教学配套资源（PPT、微课、视频等）、题库系统，使内容更加丰富、立体化，便教易学。

本教材主要供全国普通高等医学院校五年制临床医学及相关专业师生使用。

图书在版编目（CIP）数据

医学导论/于俊岩，王育生主编．—2 版．—北京：中国医药科技出版社，2023.6

普通高等医学院校五年制临床医学专业第二轮教材

ISBN 978 – 7 – 5214 – 3680 – 8

Ⅰ．①医⋯　Ⅱ.①于⋯ ②王⋯　Ⅲ.①医学 – 医学院校 – 教材　Ⅳ.①R4

中国国家版本馆 CIP 数据核字（2023）第 017391 号

美术编辑　陈君杞

版式设计　友全图文

出版　**中国健康传媒集团** | 中国医药科技出版社

地址　北京市海淀区文慧园北路甲 22 号

邮编　100082

电话　发行：010 – 62227427　邮购：010 – 62236938

网址　www.cmstp.com

规格　889×1194mm $\frac{1}{16}$

印张　12 $\frac{1}{2}$

字数　358 千字

初版　2016 年 8 月第 1 版

版次　2023 年 6 月第 2 版

印次　2024 年 7 月第 2 次印刷

印刷　北京盛通印刷股份有限公司

经销　全国各地新华书店

书号　ISBN 978 – 7 – 5214 – 3680 – 8

定价　**45.00 元**

获取新书信息、投稿、为图书纠错，请扫码联系我们。

出版说明

为了贯彻《中共中央、国务院中国教育现代化2035》"加强创新型、应用型、技能型人才培养规模"的战略任务要求，落实《国务院办公厅关于加快医学教育创新发展的指导意见》，紧密对接新医科建设对医学教育改革的新要求，满足新时代医疗卫生事业对人才培养的新需求，中国医药科技出版社在教育部、国家药品监督管理局的领导下，通过走访主要院校对2016年出版的"全国普通高等医学院校五年制临床医学专业'十三五'规划教材"进行了广泛征求意见，有针对性的制定了第二版教材的出版方案，旨在赋予再版教材以下特点。

1.立德树人，融入课程思政

把立德树人贯穿、落实到教材建设全过程的各方面、各环节。课程思政建设应体现在知识技能传授中厚植爱国主义情怀，加强品德修养、增长知识见识、培养奋斗精神，不断提高学生思想水平、政治觉悟、道德品质、文化素养等。医学教材着重体现加强救死扶伤的道术、心中有爱的仁术、知识扎实的学术、本领过硬的技术、方法科学的艺术的教育，培养医德高尚、医术精湛的人民健康守护者。

2.精准定位，培养应用人才

坚持体现《中共中央、国务院中国教育现代化2035》"加强创新型、应用型、技能型人才培养规模"的战略任务，落实《国务院办公厅关于加快医学教育创新发展的指导意见》中"立足基本国情，以服务需求为导向，以新医科建设为抓手，着力创新体制机制，分类培养研究型、复合型和应用型人才"的医学教育目标，结合医学教育发展"大国计、大民生、大学科、大专业"的新定位，注重人才培养应从疾病诊疗提升拓展为预防、诊疗和康养，以健康促进为中心，服务生命全周期、健康全过程的转变，精准定位教材内容和体系。教材编写应体现以医疗卫生事业需求为导向，以岗位胜任力为核心，以培养医工、医理、医文学科交叉融合的高素质、强能力、精专业、重实践的本科医学人才培养目标。

3.适应发展，优化教材内容

必须符合行业发展要求。构建教材内容结构，要体现医疗机构对医学人才在临床实践能力、沟通交流能力、服务意识和敬业精神等方面的要求；体现临床程序贯穿于教学的全过程，培养学生的整体临床意识；体现国家相关执业资格考试的有关新精神、新动向和新要求；注重吸收行业发展的新知识、新技术、新方法，体现学科发展前沿，并适当拓展知识面，为学生后续发展奠定必要的基础；满足以学生为中心而开展的各种教学方法的需要，充分发挥学生的主观能动性。

4.遵循规律，注重"三基""五性"

遵循教材规律。针对普通高等医学院校本科医学类专业教学需要，教材内容应注重"三基"（基本知识、基础理论、基本技能）、"五性"（思想性、科学性、先进性、启发性、适用性）；内容成熟、术语规范、文字精炼、逻辑清晰、图文并茂、易教易学；注意"适用性"，即以普通高等学校医学教育实际和学生接受能力为基准编写教材，满足多数院校的教学需要。

5.创新模式，提升学生能力

加强"三基"训练，着力提高学生分析问题和解决问题的能力。在不影响教材主体内容的基础上要保留"案例引导""学习目标""知识链接""目标检测"模块，去掉知识拓展模块。进一步优化各模块的内容，培养学生理论联系实践的实际操作能力、创新思维能力和综合分析能力；增强教材的可读性和实用性，培养学生学习的自觉性和主动性。

6.丰富资源，优化增值服务内容

搭建与教材配套的中国医药科技出版社在线学习平台"医药大学堂"（数字教材、教学课件、图片、视频、动画及练习题等），实现教学信息发布、师生答疑交流、学生在线测试、教学资源拓展等功能，促进学生自主学习。

本套教材凝聚了省属院校高等教育工作者的集体智慧，体现了凝心聚力、精益求精的工作作风，谨此向有关单位和个人致以衷心的感谢！

尽管所有参与者尽心竭力、字斟句酌，教材仍然有进一步提升的空间，敬请广大师生提出宝贵意见，以便不断修订完善！

普通高等医学院校五年制临床医学专业第二轮教材

建设指导委员会名单

李建华（青海大学医学院）　　　　李春辉（中南大学湘雅医学院）

杨　征（四川大学华西口腔医
　　　　学院）　　　　　　　　杨少华（桂林医学院）
　　　　　　　　　　　　　　　　杨军平（江西中医学大学）

邱丽颖（江南大学无锡医学院）　　何志巍（广东医科大学）

邹义洲（中南大学湘雅医学院）　　张　闻（昆明医科大学）

张　敏（河北医科大学）　　　　　张　燕（广西医科大学）

张秀花（江南大学无锡医学院）　　张晓霞（长治医学院）

张喜红（长治医学院）　　　　　　陈万金（福建医科大学附属第一医院）

陈云霞（长治医学院）　　　　　　陈礼刚（西南医科大学）

武俊芳（新乡医学院）　　　　　　林友文（福建医科大学）

林贤浩（福建医科大学）　　　　　明海霞（甘肃中医药大学）

罗　兰（昆明医科大学）　　　　　周新文（华中科技大学基础医学院）

郑　多（深圳大学医学院）　　　　单伟超（承德医学院）

赵幸福（南京医科大学附属
　　　　无锡精神卫生中心）　　　郝少峰（长治医学院）
　　　　　　　　　　　　　　　　郝岗平（山东第一医科大学）

胡　东（安徽理工大学医学院）　　姚应水（皖南医学院）

夏　寅（首都医科大学附属北京
　　　　天坛医院）　　　　　　夏超明（苏州大学苏州医学院）
　　　　　　　　　　　　　　　　高凤敏（牡丹江医学院）

郭子健（江南大学无锡医学院）　　郭崇政（长治医学院）

郭嘉泰（长治医学院）　　　　　　黄利华（江南大学附属无锡五院）

曹玉萍（中南大学湘雅二医院）　　曹颖平（福建医科大学）

彭鸿娟（南方医科大学）　　　　　韩光亮（新乡医学院）

韩晶岩（北京大学医学部）　　　　游言文（河南中医药大学）

数字化教材编委会

主　编　于俊岩　王育生
副主编　许言午　刘春玲　杨艳芳
编　者　（以姓氏笔画为序）
　　　　于俊岩（长治医学院）
　　　　王育生（山西医科大学）
　　　　田其濡（海南科技职业大学）
　　　　许言午（上海中医药大学）
　　　　刘春玲（牡丹江医学院）
　　　　闫　磊（牡丹江医学院）
　　　　孙永胜（山西大同大学）
　　　　李　军（江西中医药大学）
　　　　李秀秀（山西医科大学）
　　　　杨艳芳（四川大学）
　　　　何志鹏（牡丹江医学院）
　　　　张江虹（复旦大学）
　　　　武　烨（首都医科大学）
　　　　常建兰（长治医学院）

医学导论是医学生接触医学知识的启蒙课程。为适应医学学科发展特征，培养具有岗位胜任力的临床医生，特编写本教材。本书共 13 章，第一章至第四章介绍医学学科特征和医学范畴；第五章至第七章，为体现临床医学的自然科学属性，对临床医学生应具备的知识结构、能力特征和素质内涵进行深入阐述；第八章至第十章，为适应临床医学工作实践与医学的人文社会科学属性，介绍了医疗实践活动中的社会角色、社会关系等，如医生角色、患者角色、医疗活动中的人际关系，医患沟通的重要性和技巧以及医疗中的伦理与法律等内容；第十一章至第十三章，针对医学科学的发展特征和医学知识应用的前沿要求。临床医学人才的自主学习能力和科研能力培养是非常重要的，因此教材介绍了临床诊疗思维、现代医学研究方法和医学教育等内容。教材中紧密围绕课程核心教学内容，适时融入课程思政元素，及时反映学科新进展，旨在引导医学生走进医学殿堂，激发医学生学习医学的兴趣与热情，并通过医学课程的导读，使医学生早期接触医学知识，树立"以患者为中心"的医学理念。

本版教材引入"案例引导"，并设计了"学习目标""知识链接""目标检测"等模块，内容以普通高等医学院校教育教学实际和学生接受能力为基准，文字精练、逻辑清晰、易教易学。本教材为书网融合教材，即纸质教材有机融合电子教材、配套资源（PPT 等）、题库系统等，便教易学。本教材主要供普通高等医学院校五年制临床医学及相关专业师生使用。

本教材的编写得到了所有编者及其所在单位领导的大力支持，在此一并表示感谢！虽然编者对该书的编写力求做到精益求精，由于编者水平有限，书中的疏漏和不当之处在所难免，敬请广大读者在使用过程中提出宝贵意见，以利今后修改完善。

编　者
2023 年 3 月

目 录 CONTENTS

第一章　绪　论

PPT

📖 学习目标

1. **掌握**　医学的科学性、人文性和艺术性的基本特点。
2. **熟悉**　医学的定义、医学的学科性质及我国的医学体系结构。
3. **了解**　医学模式及医患关系模式。

医学（medicine，来源于拉丁语 medicus）是一门与人类密切相关的古老学科，医疗活动则是人类最古老的社会活动形式之一。随着社会发展和科技进步，医学的概念、范畴、模式、思维方法、体系结构、学科性质等都在发生着巨大变化。"医学究竟是什么？""医学是自然科学还是人文社会科学？"等问题，是医学发展至今一直在困扰着人们的问题。古老的医学属于神灵医学和经验医学，"巫医不分"是早期医学发展的突出特点。近代医学发展过程中，医学的进步深受社会变革和自然科学发展的影响，19 世纪自然科学的三大发现促进医学步入分科与系统发展的时代。20 世纪 40 年代，第三次科技革命兴起，医学进入现代医学阶段，医学分科更为专门化，医学模式从生物医学模式转变为生物 - 心理 - 社会医学模式，医学迈入新的发展时期。医学越来越体现出它所特有的科学性、人文性和艺术性的综合科学特征。

第一节　医学的定义和学科性质

医学是一门古老而又具有活力的科学，与人类生存息息相关。人们似乎对它都很熟悉，但是，要给它下一个确切的定义，却绝非易事。

一、医学的定义

不同时期对医学有不同的界定。古希腊医生 Hippocrates 把医学看作是经验知识、行为和艺术。在中世纪阿拉伯医学家 Avincenna 所著的《医典》中，医学定义为研究人体的科学，包括：①人体的各种状态（健康态，非健康态）；②通过什么途径，如何失去健康，失去健康后如何恢复健康。换言之，医学就是一门维护和恢复健康的技艺。我国明代脉学著作《医灯续焰》曰："医乃仁术"。我国《科学技术辞典》中医学的定义为，"医学是旨在保护和加强人类健康、预防和治疗疾病的科学知识体系和实践活动"。美国学者 Wartofsky 认为，医学是一个独特的异质综合体，多门学科和多种实践在医学这门综合学科中交叉，以理论方式或应用方式组成医学的各个方面。Wolinsky 认为医学可以划分为生物医学和心理医学、临床医学以及公共卫生和预防医学，在某些文化背景下，还可以划分为巫医和生物医学。我国著名医学哲学学者杜治政教授将医学定义为："以生命科学及其他有关科学为基础，同时又是集防病治病的经验、技术和组织管理工程为一体的学科体系和事业"。综上所述，医学具有广博的内涵，医学的基础是生命科学，医学技术是医学的重要组成部分，同时医学离不开经验，而且医学是一种组织管理工程，一项事业，具有自然科学和社会科学的双重属性。所以，目前认为医学（medicine）是研究人类疾病和健康及其相互转化的科学，是诊断、治疗和预防疾病、协调医患关系的艺术，也是体现医学人道主义精神的社会活动。

"健康所系，性命相托"是医学生誓言，也是对医学最精准的诠释。人是医学研究的对象。人有生理属性、心理属性和社会属性。研究对象的多重属性决定了医学目的的复杂性。医学的目的有多种表述方式：《希波克拉底誓词》体现了治病济世；世界结核病治疗先驱 E. L. Trudeau 的墓志铭"有时是治愈，常常是安慰，总是去帮助"，概括了医学的功能，说明了医学做过什么，能做什么和该做什么，昭示了医学的社会作用；我国唐代名医孙思邈所著医德名篇《大医精诚》曰，"凡大医治病，必当安神定志，无欲无求，先发大慈恻隐之心，誓愿普救含灵之苦。"说明医者既要有精湛的医术，也要有高尚的品德，医当诚心救人。1941 年伟大领袖毛泽东主席为中国医科大学第十四期毕业生题词"救死扶伤，实行革命的人道主义"，已成为广大卫生医务工作者的座右铭，是医学总的精神和要求，是以人为最终目的的价值理想。上述所有对医学目的的论述都体现了医学的人文性。

为了实现以上医学目的，医疗实践应用生命科学理论和方法、各种医学技术开展诊断、治疗以及预防疾病和伤害，主要通过药物、手术和（或）其他介入方法治疗身体疾患，通过心理治疗、针灸和推拿按摩、装置假肢、生物制品、放射等方式治疗身心疾病，修复伤害。同时也需要提高对医学人文性的认识，在医疗实践中体现医学人道主义。

二、医学的起源与发展

医学的起源与发展是人类文明史的重要组成部分。从上古时期的巫术到现代科学的医学，从中世纪的"脏器治疗"到今天的内分泌学，从希波克拉底的"四体液说"到现代的免疫学，经历了曲折的发展道路。按人类文明史的发展，医学的演化进程经历了古代医学、近代医学和现代医学等阶段。

史前医学起源于 400 万~600 万年前至公元前 3500 年的原始社会。原始社会生产力水平低下，医学的发展仅处于萌芽阶段。为了改变落后的生存状态，人类发明或改造了生产工具，同时促进了外伤治疗、药物应用等原始医学的产生。由于原始人对自然现象缺乏科学认识，同时对自身机体没有正确认识，人们常借助于想象的神、魔、上天等解释疾病出现的原因，对疾病的初始认识总是笼罩在"神灵医学"的阴影下，并寄希望于通过各种祭祀活动消除疾病，为巫医和巫术的产生提供了客观条件，"巫医不分"是早期医学发展的突出特点。随着时间的流逝，人们越来越发现巫术不可靠，有科学性质的合理医疗方法被逐渐运用。

1901 年在中东地区发掘的《汉谟拉比法典》（Hammurabi Code）被认为是迄今为止人类第一部法典，由位于两河流域美索不达米亚的古巴比伦王国第六代君主汉谟拉比（Hammurabi，公元前 1792~公元前 1750 在位）制定并颁布，其中有 40 余款涉及医学的内容，也被认为是古代医学最早的有确切年代的文字记载。拥有制作"木乃伊"技术的古埃及制定了第一部卫生法规《死者书》，并用纸草文记录了《埃伯斯纸草卷》《史密斯纸草卷》等多部医书。古印度医学有吠陀时期的《梨俱吠陀》《娑摩吠陀》《耶柔吠陀》和《阿闼婆吠陀》等记录。这时的医学是神秘主义和经验理性主义的结合，医疗手段常与咒语、占卜等巫术紧密相关，同时对结核病、麻风、天花、鼠疫、胃病、创伤、骨折、妇产科、外科整形以及眼科等多种医学知识进行了记录，并对人们的一些日常行为进行了规范。经过古代犹太和古代波斯医学的发展，人类迎来了古希腊医学。在古希腊自然哲学影响下，自然哲学的医学模式在古希腊得以建立，强调哲学思辨性和经验论正性，相较于神灵医学更具科学性，以希波克拉底学派为代表，它的影响一直持续到今天，《希波克拉底誓词》被每一位医学生和医生所铭记。

中国是四大文明古国之一，具有悠久的历史，其医疗活动的历史同样非常悠久。中医学与印度医学、埃及医学、罗马医学同为人类历史上四大传统医学，也是唯一留存至今的古老医学流派，为推动人类社会的发展做出了巨大贡献。中医学是伴随人类文明的发展而出现的，是我国古代劳动人民在长期生产、生活过程中，不断同疾病斗争的实践中总结和继承下来的传统医学科学，有其独特的理论体系，专门的诊治方法，门类齐全的专科和丰富多彩的内容，是我国宝贵文化遗产的重要组成部分。中医学理论体系初步形成于春秋战国至三国时期，《黄帝内经》《难经》《神农本草经》《伤寒杂病论》四大经典著作标志着中医理、法、方、药学术体系的建立。中医学具有独特的理论体系，主要由阴阳五行、脏腑经络、病因病机、诊法辨证、治则治法以及预防养生等部分组成。随着中医理论体系的形成和完善，逐渐形成中医学各专科，主要包括药物学、针灸学、内科、外伤科、妇科和儿科等。

中医学历经数千年岁月的洗礼，仍然焕发着强大的魅力和勃勃生机。1949 年后，中医学得到了长足的发展。1950 年第一届全国卫生工作会议制定了"团结中西医"的卫生工作方针；1982 年"发展现代医药和传统医药"正式载入我国宪法，中医药学发展得到法律保障；1986 年成立了国家中医药管理局；1987 年国际针灸学会联合会创建，有力地促进了针灸学的国际传播；2003 年我国第一部中医药行政法规《中华人民共和国中医药条例》颁布实施；2015 年中国中医科学院首席科学家屠呦呦因抗疟药物——青蒿素的发现，获得诺贝尔生理学或医学奖，于 12 月 7 日在瑞典卡罗林斯卡医学院发表《青蒿素的发现：传统中医献给世界的礼物》的主题演讲；2017 年我国中医药领域第一部法律《中医药法》正式实施，开辟了依法扶持、促进和保障中医药学发展的新局面；近年来，中医药在防治 SARS、禽流感等流行病方面发挥了独特作用。中医学历经数千年的历史长盛不衰，伴随医学模式的变革，中医学正逐渐为世界各国人民接受。

自然哲学在古希腊医学模式中占主导地位，以希波克拉底为代表，提出了著名的"四体液学说"。认为人体由血液、黏液、黄胆液和黑胆液四种体液按比例构成，这些体液决定人的体质。四种体液若均衡，人体处于健康状态；反之，四种体液失衡，则会产生疾病。造成失衡的原因与饮食、气候变化、外伤等因素有关。以此解释疾病的原因，并针对其进行诊断治疗。而且，希波克拉底还认为诊断和治疗过程要重视客观事实，包括临床症状、疾病本身以及导致疾病的原因。因此，古希腊的自然哲学医学模式是朴素唯物主义的。

基督教医学模式在中世纪欧洲占主导地位。中世纪创立了医院（hospital）和避难所（hospice）。医院不仅治疗人的肉体，还关心人的精神（灵魂）；避难所则为无家可归者和患者提供治疗和关怀。因此，中世纪的医学并没有导致灵与肉的分离。但这一时期的诊断和治疗方法比较单一，通常仅是观察患者的尿液、放血疗法等。医学教育的真正确立是中世纪医学史的重要事件，但中世纪的医学教育较为刻板，与医学实践相比更重视医学理论的培训。文艺复兴运动提倡科学文化，促进了医学的革新，这一时期人体解剖学得以建立。

17～18 世纪启蒙运动（enlightenment）时期，随着自然科学的出现，诞生了科学的医学。科学的医学属于机械论和还原论的医学，源于笛卡尔灵与肉分离的所谓身心二元论。笛卡尔的二元论一度使医学的发展仅关注人的肉体，而忽视了精神（心理）问题，将心理问题留给了教会。笛卡尔之后，出现了伟大的物理学家牛顿，他在力学领域的伟大成就，对医学和自然科学各个领域，乃至于人文社会科学都产生了很大的影响。他的研究方法被各个学科争相效仿。法国医生拉美特利于 1748 年出版的《人是机器》一书，是医学领域机械论和还原论的代表。17 世纪机械学和天文学的发现、显微镜的发明和应用、近代化学的发展促进了实验生理学等实验医学的发展，为近代医学的发展奠定了基础。18 世纪物理学、电学、无机化学的进步，使病理解剖学、电生理、消化生理等学科相继建立。

随着生命科学的发展，19 世纪医学的基础发生了根本性的变化。医学的基础从力学拓展和转移到以生命科学为主，包括化学、物理学等学科在内的整个自然科学，形成了生物医学模式，医学的科学性逐渐体现了出来。在自然科学的三大发现（生物进化论、细胞学说、能量守恒和转化定律）基础上，医学步入分科与系统发展的时代。

20 世纪 40 年代，第三次科技革命兴起，推动了人工合成材料、分子生物学、遗传工程、免疫学等医学学科的发展，医学进入了现代化发展的轨道。医学分科更为专门化，不仅原有学科纵深细化发展，同时面向相关领域横向发展形成独立学科。以医用工程学和生物工程学为代表的医学技术变革，促进医学科研、疾病诊治和预防水平快速提高。医学模式从生物医学模式转变为生物 – 心理 – 社会医学模式，医学迈入新的发展时期。

21 世纪是现代医学发展的新纪元，随着高新科学技术在医学上的应用，现代医学更加突出生命科学与信息科学融合的特点。同时，医学不断打破与自然科学、社会科学、工程技术和信息技术等学科的边界，与各学科相互渗透、相互交叉。医学与众多学科融合发展已成为学科发展的趋势，也是产生创新性成果的重要途径，将会产生一些新的学科及高新的诊疗技术。

三、医学的学科性质

学科是一种学术的分类，是相对独立的知识体系，指一定科学领域或一门科学的分支；学科群是由相关学科基于共同目标而建立起的一种多学科协同演化的复杂系统，每个学科群包含了若干个分支学科，通过学科间不断的知识交流和组织协作，形成既相互依赖又彼此独立的网络关系，发挥多学科"聚集效应"，促进学科间交叉与融合的功能。学科的划分首先取决于研究对象，同时要有较为完善的理论体系，以及研究特征、研究方法、派生来源、研究目标和目的等。

（一）医学的性质

医学具有自然科学和社会科学的双重属性，是一个综合性的学科群，包含了很多与自然科学、工程技术科学、人文社会科学等学科门类相互交叉、相互影响的分支学科、交叉学科和边缘学科。医学是科学，包括自然科学、工程技术科学、人文社会科学等；医疗实践活动是人与人的交往，因此医学具有人文性；医学也是艺术，是诊断和治疗疾病的艺术，也是人际交往的艺术。这里的"人文性"与"人文科学"概念不同，它是指在医疗实践活动的过程中医务工作者与患者及其家属之间所存在的"主体际性"，是心的交往和情的沟通，并不是特指的人文科学。

（二）医学的研究对象

医学研究的对象是人，是针对人体的健康和疾病进行研究。人具有生理、心理和社会三重属性。人，首先是肉体上的人，即生物学意义上的人，具有生理属性，从受精卵开始直至生命终结（心肺死亡或者脑死亡），生理属性伴随人一生。其次，人具有心理属性，有情感和理性，属于心理活动范畴。再次，人是社会的人，是社会的产物，是社会关系各个方面的综合。人的生产活动和生活都具有社会性，具有社会属性。而且，人所处的社会经济和社会环境极大地影响着人的生理和心理。因此，以人为研究对象又作用于人的医学就具有了自然科学、人文科学和社会科学的属性，而且这三种属性在每一个个体的人都是以不可分割的整体存在的。

（三）医学的研究方法

由于医学的复杂性，所以医学的研究方法也是综合性的，既有自然科学的研究方法，也有人文社会科学的研究方法，以及各门学科普遍使用的统计方法和逻辑方法等。临床诊断和治疗是自然科学和人文社会科学等各个学科的研究方法在临床中的应用。例如，血生化检验借鉴了生物学和化学的检测分析方法；多普勒超声、磁共振、电子计算机断层扫描（computed tomography，CT）等采用了物理学的研究方法和手段；临床用药涉及生物制剂、化学合成药物、动植物萃取物、基因药物等，研究方法和手段来源于生物化学、药物化学、基因学等学科；外科手术和介入治疗与材料、器械等学科的方法密切相关。心理治疗也是生物医学和人文社会科学方法的临床应用。至于社会因素相关疾病，临床医生虽然无法直接通过临床医学的方法和手段彻底改变社会环境，但是可以通过公共卫生与预防医学手段加以干预和调控，因此与社会管理方法密切关联。由此可见，医学不是单一的学科，而是复杂的学科群，包含了若干个分支学科，医学研究则是综合应用组成学科群的各个分支学科的研究方法，以解决医学面临的包罗万象的科学问题。

第二节 医学的学科特点

⇒ **案例引导**

　　案例 医学之父希波克拉底有句名言，医生有"三大法宝"：语言、药物和手术刀。语言是医生和患者进行有效沟通的重要工具，药物和手术刀代表医生的医疗技术。医生的语言就像医生的医疗技术一样，可以救人，也可以伤人。尊重患者的隐私以及为患者保密是医患交流应遵守的基本准则，知情同意是尊重患者人权及其尊严的具体表现，也是临床上处理医患关系的基本伦理准则之一。

　　患者，男性，80岁。因突然晕倒急诊入院，诊断为丘脑出血。因患者高龄、卧床，虽已清醒但进食呛咳，主管医生和护士反复与患者家属耐心沟通，为了避免感染和压疮的发生，要加强护理，必要时进行鼻饲饮食，还多次亲自指导患者家属喂食、翻身、扣背排痰、以及如何使用吸引器吸痰等。但患者住院期间还是发生了肺部感染，吸入性肺炎。由于有良好的医患沟通，患者和家属均表示理解，未出现纠纷。

　　讨论 从以上案例中，我们得到什么启示？

　　医学研究对象的特殊性、医学研究和临床实践的系统性、医学目的的复杂性，决定了医学学科具有科学性、人文性和艺术性三大特点，这是医学的学科特点。

一、医学的科学性

　　医学的科学性是近代以来医学和科学技术发展到一定阶段才逐渐表现出来的性质，是"建立在科学基础上的医学"（sciences – based medicine）。科学是系统化理论化的知识体系，医学是关于人体疾病和健康等生命现象和事实的系统化理论化的知识体系。受自然科学发展的影响，医学的科学性发端于15～16世纪，从达·芬奇（Leonardo de Vinci）、维萨里（Vesalius）人体解剖学的发展，到17世纪哈维（William Harvey）建立血液循环理论——标志着近代生理学的诞生，直至19世纪后期形成系统的生物医学。在解剖学的基础上，医学大量借鉴和应用了生理学、生物化学等生命科学理论对疾病的症状和体征进行科学的解释；随着药物化学和微生物学（消毒技术）的发展，以及麻醉学的临床应用，内科和外科治疗技术获得极大地提高，临床所遵循的循证医学（evidence – based medicine）则是医学科学性的具体表现。

　　科学分为基础科学和应用科学，相应地，医学分为基础医学和临床医学（应用科学）。基础医学分为自然科学基础和医学专业基础。医学主要是以生命科学为基础，包括解剖学、生物学、生理学、生物化学、病理学、微生物学等生命科学学科；医学的自然科学基础包括物理学、化学、数学、统计学、计算机科学技术等自然科学和技术科学；医学还包括边缘学科和跨学科（interdisciplinary sciences），如病理生理学、生物物理学、医学统计学等；以及临床医学、法医学、军事医学、预防医学与公共卫生等应用医学科学。因此，从医学的科学性、研究对象及其运动形式的复杂性来看，医学是一个复杂的学科群。现代医学分为两大部分，一是医学科学（medical science），二是医疗实践（practical medicine）。

（一）生物医学

医学的科学性从 19 世纪后半叶开始被人们认识和接受，生物医学逐渐成为主流。西方医学从 19 世纪后期到 20 世纪 70 年代，这一时期主要是生物医学模式。生物医学的最大问题是医学的科学化（scientism，也可译为科学主义）。科学主义者认为，采用科学方法可以解决人类一切问题。在医学领域表现为，患者遭遇疾病、病痛和衰弱的痛苦和折磨时，科学主义者认为所有这一切问题都可以通过科学方法解释和解决。生物医学的缺陷是只看到躯体（body）、器官、组织、细胞、基因，而没有看到患者这个独一无二的、完整的人（person），忽略了患者的心理及其所处的社会环境。

生物医学发展到 20 世纪 60 年代，生物医学的缺陷越来越明显地表露出来。特别是面对身心疾病的患者时，医生往往表现出生物医学的冷酷、非人性化和机械性等特征。针对生物医学模式的缺陷，以弗莱彻（Joseph Fletcher）、拉姆斯（Paul Ramsey）和麦克考密克（Richard McCormick）为代表的学者发起了第一次改革运动，诞生了生命伦理学（bioethics），批判了生物医学技术滥用和非人性特征，试图通过引入生命伦理学把医学的人文性再次引入医学领域，解决医学终极问题，挽救医学，不使其继续迷失终极目标和意义。

1977 年精神疾病医生恩格尔（George L. Engel）发表在《科学》杂志上的论文"需要一种新的医学模式：对生物医学的挑战"，是针对生物医学模式发起的第二次变革的标志，不仅极大地动摇了生物医学的统治地位，并为后来的生物－心理－社会医学模式的建立奠定了基础。

生物医学归于"科学"（起源于机械论和还原论），过于重视患者的机体，忽视心理和社会等因素的影响，导致生物医学危机。身心二元论来源于笛卡尔哲学，是近代机械论的产物。恩格尔将生物医学模式拓展为生物－心理－社会医学模式，引入心理和社会两大因素。在具体实践过程中，恩格尔将心理和社会因素"科学化"，心理转变成了心理学，社会则是社会科学（包括社会与经济、社会与环境），将人文社会科学引入医学。在方法论方面，心理和社会因素进行量化处理（对抽象概念做操作化处置），采用量表和问卷收集数据，采用数理统计方法对数据进行分析和处理，因此生物－心理－社会医学模式是科学化的。受恩格尔思想的影响，后来的生物－心理－社会医学模式依然遵循这一思路发展了下去。生物－心理－社会医学模式将人文关怀引入生物医学，医学的人文性越来越受到人们的重视。

（二）科学精神

医学的科学性还表现在医学所具有的科学精神方面。科学精神的基本含义是求真务实、开拓创新以及理性的怀疑和批判精神。医学领域的求真务实精神表现在无论是实验室所进行的动物实验、人体标本实验，还是临床所开展的床边观察或人体试验，还是流行病学所开展的人群研究，都遵循着共同的标准，就是实事求是。要求医务工作者如实地记载所发生的现象，不能篡改或者捏造数据。还要求医务工作者将自己的发现及时准确地发表或上报，做到信息公开，经验分享，为其他医务工作者实施循证医疗提供帮助。医学领域的开拓创新精神要求医务工作者要不断学习进取，积极探索新的诊断和治疗方法，不断总结医疗经验，探索新途径，研发新药物、新设备、新材料、新诊疗方法，扩展旧药的适应证范围，积极发现并总结不良反应，完善临床路径，积极引入新的医疗技术，积极开展临床新工作，不断完善管理制度，在基础和临床领域不断吸收其他学科的最新成果。医学领域的理性怀疑和批判精神体现在要敢于怀疑权威、书本的论述，要善于提出问题并寻找解决问题的新途径，要有不唯书、不唯上的精神，用科学理性、人文理性和批判理性武装头脑，本着对患者负责的态度，设计和制定最佳诊断治疗方案。

二、医学的人文性

（一）人文医学

医学的人文性不仅是指医学中包括人文社会学科知识，更主要的是医学本身具有人文精神，后者又称为人文医学（humanistic medicine），它所体现的是医学中的人道主义精神。人文医学是指在医学研究与医疗实践中将患者看作全人（whole person），而不只是着眼于器官、组织、细胞、基因或者疾病。人文医学并不排斥生物医学，而是扩展了它的眼界，包括了患者的心理和社会维度。弗洛伊德（Floyd）指出，这种人文医学模式体现了"人文学者希望改变纯技术性的生物医学模式，使医学体现出它所具有的人文性——更加关注医患关系，以参与者为本（partnership - oriented），实施个体化的治疗方案，以及富有同情心"。生物医学与人文医学相互补充，构成完整的医学科学和医疗实践。

医学本身就具有人文性。医学的人文性主要来源于医学的研究对象是人，从恩格尔提出的生物 - 心理 - 社会医学模式的视角看，人不仅具有生物属性，也具有心理和社会属性，因此以人为研究对象的医学也必然具有人文和社会科学的属性。从疾病的视角看，疾病是人的疾病。人是否患有疾病也是一个文化概念。

人文医学的一个基本特征是把患者当一个完整的人来看待，与生物医学所强调的循证医学（evidence - based medicine）相对应，人文医学强调的是以患者为中心的医学（patient - centered medicine），以及作为其具体表现形式的叙事医学（narrative - based medicine）。

与生物医学相比，人文医学的另一个特征是更加关注医患关系（physician - patient relationship）。现代医患关系最基本的形式是以诚信为基础具有契约性质的信托关系。医患双方以诚信为基础，从法律层面看医患关系具有契约关系的性质，从伦理层面看医患关系具有信托关系的性质。

（二）医患关系模式

自希波克拉底以来，传统的医患关系模式属于家长主义的。此模式认为医生具有医学的专业知识，因此医生具有治疗方案的最终决定权。医生是卫生保健的提供者，是患者的监护人。医生与患者的关系如同家长与孩子的关系。家长主义的医患关系模式更加侧重于（按照医生自己所认为的对患者利益的保护方式）对患者的利益加以保护并避免造成伤害，而忽略了患者本人的自主性。

1. 契约模式（contract model）　契约模式是在批判传统的家长主义医患关系模式的基础上提出的一种新的医患关系模式。它将患者和医务工作者之间的关系看作是一种基于尊重与平等的交流与协商的关系。通过建构一种契约机制将双方的特殊权利和义务体现出来。在医患双方协商有关契约的条款时，内容明确包含双方的权利和义务。契约模式中隐含了这样一种信念，即患者与医务工作者通过双方交互性的协商而充分理解双方的意愿，并愿意为对方提供必要的支持和帮助，患者自愿将诊断和治疗的任务托付给医生，以达到预期目标。知情同意在这种协商和讨论中处于核心位置。医务人员为患者尽量提供有关患者个人的疾病情况、可选择的诊断和治疗措施、相关的风险和受益、费用和预期目标等方面的真实而又充分的信息。通过协商和交流，确保患者对于信息的真正理解，为此，可能需要借助模型、多媒体等手段，而不仅仅是语言交流。在知情的基础上，契约模式还必须关注患者自由同意的能力和意志，患者的同意能力包括一个"理性人"能够理性地推断由此导致的后果并对此负责的能力。同意的意志必须建立在身体和精神自由的基础之上，不受胁迫或者诱导，这种胁迫和诱导或许来自于社会、患者家庭或者医务工作者。过分渲染医疗的效能也是诱导之一。

2. 信托模式（trust model）　医生和患者的关系建立在信任的基础上，信任是纽带和桥梁，将医生和患者联系起来，信任也是开展医疗活动的前提和基础。患者由于对医学知识和能力的缺陷，产生信托的需要；由于信任，而将自己的生命安全和治愈疾病的希望寄托给医生。在信托关系中可以明显看出，患者处于弱势的地位。就信托关系的双方，委托人的权益更容易受到受托人的侵害。在医患关系的信托模式中，患者将自己的生命和健康寄托于医生，如何确保患者的生命和健康权益不受到伤害，它的最基本要求是处于信托关系的医患双方不能存在利益冲突。

3. 合作模式（cooperation model）　患者就医过程中，在医生的诊断、治疗以及帮助患者恢复健康的过程中，医生和患者之间建立起一种相互信任、相互依赖的友谊关系，以实现医疗目的。

（1）医生与患者是同事，他们具有相同的目标。

（2）医生和患者平等地参与解决健康问题。

（3）医生与患者的关系建立在相互信任的基础上。

可见，合作模式的核心是分享决策（shared decision）的平等关系。

4. 主导 - 合作型模式（guide - cooperation model）　主导 - 合作型模式适用于诸如普通流感和麻疹之类感染性疾病的诊断和治疗过程中。在这类型疾病的诊断治疗中，患者了解相关疾病的一般情况，并能够与医生合作并遵从医生提供的诊断和治疗方案，医生是决策的制定者，因此医患沟通所适用的语言是建议性的，同时又具有一定的权威性，其语言形式中隐含着"应该""建议"或者"不必"等词汇所表达的意思。

5. 互动 - 参与模式（interaction - participant model）　互动 - 参与模式多用于治疗诸如高血压和糖尿病之类的慢性疾病过程中。医患交流过程中所使用的语言包含了很多"我们""是否可以"等词汇，充分表达了医患双方互为主体的特征，患者充分参与了疾病的控制和治疗过程。医生和患者根据患者的个体情况经过协商提出具体的干预措施和治疗方案，患者通过戒烟限酒、控制饮食、适当运动等行为和生活方式的改变以及通过适当的药物治疗而控制疾病的发展。

三、医学的艺术性

艺术（art）泛指人类的一切行为以及由这些行为所产生的结果，指向各种技术活动，特指具有创造性（creative）或技巧性（techne）的行为及其成果。现代医学不仅局限在自然科学的范畴，而是向社会学、人类学、哲学、心理学、伦理学、美学、生态学等领域渗透，涌现出社会医学、医学人类学、医学哲学、医学心理学、医学伦理学、医学美学等交叉学科，医学越来越体现出它所特有的艺术性。医学的艺术性，是指在医疗实践行为中所表现出的诊断和治疗方法的艺术性，以及在医患沟通过程中所体现出的人际交流的艺术性。医疗活动是技术活动，具有技巧性，是艺术的一种表现形式。因此认为，医学的艺术性是指医疗实践所具有的博学多才的技能或技艺意义上的艺术。

桑德斯（J. Saunders）认为，"现代医疗实践是应用科学，具有客观的价值中立性。但实际情况并非如此，在不同的民族医学的团体之间以及在其内部医疗实践中存在着很大的差异。在特殊情况下，医疗实践既不根据随机控制的临床试验证据而实施，也不听从观察方法的指导。他们的结论被价值判断所左右，因此将医疗活动归为所谓的'病灶的特异性'（focal particulars）是不可能的。医疗实践中存在着艺术性，医疗活动的艺术性如同应用科学一样整合进了医疗实践之中。"医疗活动的艺术性包括了解患者的心理、行为、社会因素以及生活方式和条件，并且估计这些因素在患者疾病中的作用，在医学实践中使用没有什么理论根据的所谓的经验方法（rules of thumb）。正如《希氏内科手册》等大型医学教科书多从医学所具有的艺术性讲起，把患者放在中心地位，将患者看作是寻求医生帮助的伙伴，医患共同面对疾病。从这个角度看医学的艺术性，其主要的和特有的实用性才是它所具有的人文性，体现在对于患者的关怀（care）中，它所期望达到的目标是患者的安康（well - being）。

（一）医学艺术性的起源与发展

早在古希腊，医学的艺术性及其价值就被医生所认识，西方医学之父希波克拉底说过，"医学艺术在治疗疾病中被发现，被称作医学和艺术。它与其他艺术一样，具有相同的对象。"他认为，"医学包括疾病、患者和医生三件大事。医生是艺术的仆人，治疗艺术的最高职责就是治好患者，医疗艺术乃是一切艺术之中最为卓越的艺术。"这里的医学的艺术性是指医学的技艺或方法。医学的技艺在诊断和治疗过程中、在医患沟通的过程中、在疾病预防和健康教育的过程中以技能的方式体现出来。

希波克拉底考察了医学艺术的起源，他认为医学的艺术性来源于治疗方法和手段的个体性："假如同一种生活方式对患者和健康人都合适，便没有人去寻求医学"。关于治疗方法，"他们发现这种疗法对某些患者显然有益，却不适用于所有人，仅在个别场合有效"。医学的艺术性就表现在这种因时、因地、因人、因病的个体化的差异性治疗过程中。这是医学的艺术性所特有的特征，"医学艺术因其本性而自豪，它靠良好的艺术装备抵御疾病，靠教育而得来的智慧表现其力量"。

在医学发展的漫长历史中，医学的基本表现形式是其所具有的艺术性。医疗实践活动这种艺术形式在人类社会的早期是以原始宗教仪式（cult）的形式出现，在此基础上产生出人类的文化（culture），医学是人类文化的重要组成部分。医学长期以来一直与宗教祭祀活动以及哲学密切相关。四大文明古国最古老的医疗活动都与原始的宗教仪式有内在联系。中国从古代开始就有一种说法，"医巫一家"，医疗活动的"毉"字，就是这种医疗活动的体现。到了古希腊时期，虽然自然哲学的医学模式占据了主导地位，但巫医依然存在。

医学是一门预防和治疗疾病，守护人类健康和生命的自然科学。同时，医学通过艺术得到充实和完善，而艺术又通过医学发展自身并得到升华，它们之间既有共性又互相交融。古罗马著名医学家盖伦（Galen）曾说："医学既是一门博深的科学，又是一门伟大的艺术"。护理学创始人南丁格尔（Florence Nightingale）认为，"医学除了用生物学知识外，更多的还要应用许多人文科学知识为患者服务，使千差万别的病患在很短时间内能达到治疗或者康复需求的最佳身心状态，这本身就是一项最精细的艺术"。

（二）医患沟通

医患沟通（doctor - patient communication）是艺术，医疗活动本质上是人与人的交往，医疗实践注重医患沟通。医患沟通是医务工作者和患者及其家属之间在诊断和治疗过程中以症状描述、疾病特征、诊断方案、治疗措施和预期治疗效果为核心内容的信息交流过程。沟通过程涉及医生、护士等医务人员与患者及其家属、代理人等患方人员之间进行的以患者疾病情况为核心内容的各种相关信息的交流和理解过程。

注重医患沟通，处理好医患关系具有重大现实意义。医生治病需要了解患者情况，患者找医生看病必然向医生诉说病情，医患之间必然要相互沟通，而且这种沟通会影响到疾病诊断与治疗的效果。医患沟通的目的是医患之间建立信任关系，使双方了解疾病状况、诊断和治疗措施，并对预期的治疗效果达成基本共识。

医患沟通是构建和谐医患关系的必要条件。良好的医患沟通，不仅是良好的医患关系的必要条件，更是争取良好诊疗效果的前提条件。医患之间缺乏充分的沟通，便不能够建立起双方的信任关系；没有信任关系作为基础，便不能建立和谐的医患关系。因此良好的医患沟通是构建和谐医患关系的基础和最基本的条件。

医患沟通也是正确诊断和有效治疗的前提。疾病并不是完全能够通过物理扫描、生化检验等检查手段充分反映出来的，要充分把握患者的病情，必须从生理、心理和社会等各个方面做全面的诊断。患者的生理感受以及心理和社会状况都需要通过交流获得，只有全面把握患者的身心情况才能够正确诊断疾病，避免误诊。正确的诊断则是采取有效治疗措施的前提。因此没有医患之间的充分沟通，对于患者的病情就很难全面把握，对于疾病的诊断和治疗就会造成不利影响。

医患双方的信任是减少医患纠纷的重要条件，很多医患纠纷往往产生于医患沟通环节的缺失或不完善。信任关系不是建立在文本或者签字的基础之上，也不是建立在医院宏伟的规模或者高高在上的威严之上，而是建立在通过医患沟通获得的相互理解的基础之上，建立在患者群体的认可基础之上。要想获得患者的信任，就应该重视医患沟通。对于非急诊患者，要通过充分沟通，将病情、诊断和治疗措施以及预期疗效如实告知患方，尊重患者本人的自主性，按照知情同意的原则，做到信息的充分告知、信息的真正理解，在此基础上，让具有自主能力的患者在身体和意志完全自由的情况下做出理性决定。对于不具有自主能力的患者，在充分沟通的基础上，尊重其法定代理人的意见，并权衡其代理意见的合理性，在此基础上实施诊疗。

医患沟通是艺术，是技巧，也是学问，医患沟通应该是医生的必修课程。沟通能力是医生能力的重要方面，不善于进行医患沟通的医生，很难说是一个合格的医生。

语言是医患沟通能力的重要表现形式。良好的医患关系建立在有效的医患沟通的基础上，语言是沟通的桥梁。医患沟通能力从医生职业用语及其规范性，从词汇选用、语音语调调控、语境把握等各个层面体现出来。与患者沟通时，医生的语言应注意明确性与艺术性相结合、慎用外来语及专业术语、不使用歧视性语言、尊重患者的人权和尊严（包括其宗教信仰）、谨慎使用语言的暗示功能、不使用禁忌语（taboo）等。

诊断过程中，医患沟通所使用的语言是最为原始的语言，也是单次交流持续时间最长的语言。交流过程中，言语、文本语言、肢体语言、环境语言（environment language）等都发挥着极其重要的作用。包括诊室的布置、桌椅摆放的位置，医生的坐姿、年龄、外貌甚至面部表情，桌上摆放的图书和有关诊疗的仪器设备等，都可能对患者的内心产生直接地影响。

在医患沟通过程中，患者的语言也会对医生的思维、判断产生影响。任何语言所造成的影响都是双向甚至是多向的，它可以控制听众，同时也对语言主体的内心世界施加影响。因此，语言可以用一种震撼心灵的特殊方式影响整个世界。有些患者由于某种原因故意隐瞒或者夸大某些症状或者病因，并在实际的行动中有所表现，语言学称其为"描述对意识"（presentation to consciousness）的作用。例如，为了引起医生的重视而夸大病情，或者由于某种晦涩而无法启齿的原因而掩饰病情。有经验的医生是不会仅仅依据患者的主述而轻易地做出诊断的。

医患沟通是诊断和治疗的始点。通过医患沟通，减少了诊断和治疗过程中的不确定性，为进一步诊断和治疗奠定了基础。疾病规定了医患关系的特殊性，医患关系以医患沟通方式反映出来。不同的医患关系对应着不同的医患沟通方式。例如，在危重疾病或者是急诊处置中，医患关系主要是主动－被动型。在这种情况下，患者处于孤独无助、恐惧甚至是失去意识的状态，需要医务工作者具有极高的专业技术和处置能力来稳定患者的病情。由于没有时间同患者及其家属具体沟通协商，因此决定权很大程度上掌握在医生的手中，医生是绝对的权威，患者只能是被动地参与。医患之间的沟通被实际救治行动所代替，或者说，医生的救治行动本身体现出了医患之间无言的心灵沟通。然而对于慢性疾病患者，医患关系模式显然不同，他们之间的沟通方式则以协商为主，通过医患双方细致地讨论来分享决策（shared decision）。

医患沟通应遵循的基本准则包括尊重隐私、保密、知情同意、沟通的能力等。尊重患者的隐私以及为患者保密是医患交流应遵守的基本准则，是医患关系的最重要方面，也是基本伦理原则的具体体现。正如《希波克拉底誓词》所示：无论所见所闻何事，无论职业或私人之事，都应不予泄漏，我将严守秘密，不予外传。医患沟通过程涉及的隐私包括（但不局限于）患者的躯体、可识别的遗传信息、特殊的疾病和身体特征、患者与他人的特殊关系、服用的药物和接受的特殊治疗等信息。隐私属于为患者保密的重要内容。但是，当且仅当继续保护患者隐私将必然会给患者本人、给他人或者给社会带来更大的危害，这种危害明显大于放弃隐私给患者带来的损失，并且这是医生的职责规定必须要履行时，可以放弃对患者隐私权的保护。例如，经检测新发现烈性传染病感染者，医生必须经正规途径实名制上报，即属于这种情况。但是，在非正规场合（如电梯里）谈论患者的疾病和健康状况，或者同无关人员谈论患者的身体状况，都是不尊重患者隐私的表现。

知情同意是尊重患者人权及其尊严的具体体现，也是临床上处理医患关系的基本伦理准则之一。知情同意包括信息的告知、信息的理解、自由的同意、同意的能力四个方面。前两个为知情要素，后两个为同意要素。知情同意不仅是单纯的签署一份文件，更重要的是签署过程中的沟通——如何获取患者的知情同意。知情同意原则需要建立在：①患者有自由选择的权利，患者的这种自由选择权不受其他因素的干扰；②患者具有做出同意选择的合法权利，不能自主做出同意的弱势群体，其同意必须由其法定的监护人做出；③患者做出同意的前提是对医生提供的治疗或人体实验的相关情况要有充分的理解；④患者要具备做出决定的充分的认识能力。

医患沟通，各自尽到自己的责任和义务就必须做到尊医爱患。患者并非必须听从医生的建议并且自觉地采纳医生的处置措施和治疗方案。有相当一部分患者会怀疑甚至对医生的建议采取抵制态度。并非所有的患者都愿意与医生交流并遵从医生的建议。此外，对于受教育程度较低的患者，在同医生沟通的过程中也会出现一些障碍和困难。社会地位越低，沟通的能力也越差，越倾向于被动接受和遵从医生的治疗方案。性别也是影响医患沟通的一个重要因素，主要是不同性别的医患沟通障碍问题。

"医疗实践是一门艺术不是一种交易，行医是一种使命不是一种生意。这项使命要求医生要用心（情感）用脑（智慧）"。比"沟通术"更重要的是医患双方的相互尊重和爱心，体现出医务工作者在诊治疾病过程中对于社会正义的追求，否则一个医生只注重在"术"的层面糊弄患者，而不考虑对于疾病本身的有效治疗方法，对于疑难杂症的患者或者对于预期疗效不佳的患者，采用"话疗"方法打发走，用恶的心态对待患者，戴着一副假面具，即使做出了一副世界上最灿烂的笑脸，即使使用了世界上最甜美的语言，即使是在"术"的层面达到了完美和无懈可击，如果没有爱心动力，没有对社会正义事业的追求，这样的"术"只会让人变得更恶，距离道德人的要求将会更远。

第三节　医学的体系结构

医学的体系结构是随着医学的发展逐渐形成和变化的。现代医学的领域越来越广，分科越来越细，学科间彼此交叉融合，因此体系庞杂，而且各个国家的医学体系结构也不完全一致，存在着不断发展和完善的过程。

一、现代医学体系结构的发展

（一）20 世纪初期的医学体系结构

依据 1905 年美国医学院协会（Association of American Medical Colleges，AAMC）的四年制医学课程建议标准，确立了现代医学课程体系。这一课程体系体现了德国、英国和法国的传统。德国医学课程体系的特点是重视前两年的基础课程以及实验课程，认为主动开展科学实验要比被动地进行临床观察更具有科学价值。英国人则是更侧重于临床，美国的课程体系在后两年的学习阶段更体现了英国医学课程体系"床边教学"的特点。20 世纪初期美国的医学课程体系改变了传统的师徒相传的医学教育方式，确立了"以学科为基础的学习"（discipline - based medicine learning，DBL）的教学模式。该模式的教学目标包括四个方面：①培养学生主动学习的热情，而不是被动地接受知识；②教给学生观察和分析问题的方法，而不是死记硬背；③提升学生自主学习的能力，以应对医学新发展的挑战；④发展学生解决问题的能力，使医学生能够尽快适应临床要求。

从上述课程体系可以看出，当时的医学教育缺乏人文课程的内容。随着第三次科技革命的兴起，20世纪50~80年代科学技术和生物医学新知识、新理论、新方法迅猛发展，以及人们对于健康服务的新需要和疾病谱的新变化，人们发现上述课程体系结构已经不能适应新时代发展的要求，在医学教育教学改革的过程中出现了新的课程体系。

20世纪50年代出现了"以器官系统为基础的学习"（organ–system–based learning，OSBL），70年代北美地区出现了"以问题为基础的学习"（problem–based learning，PBL），以及"加强社会和人文科学教育"的医学教育模式。PBL教学模式体现了以学生为中心、以问题为导向、主动学习、提升能力的教育教学理念，它的提出对全世界的医学科学教育产生了积极的影响。

（二）医学体系结构的新发展

20世纪80年代以来，以美国哈佛医学院为代表提出了新的医学课程体系改革，称为医学课程改革"新路径"。2006年进一步完善为新整合教学大纲（new integrated curriculum，NIC），主要针对三四年级临床阶段课程进行改革，从课程体系设置上进一步整合基础医学与临床医学，提出了新的医学课程模式。同时，医学人文教育也进行了相应调整，与医学专业教育相融合，形成了人文科学与医学相融合的模式。

新的课程体系结构注重学科整合，提倡以问题为基础的案例教学和师生互动的小组讨论式教学，更重视医学的人文性，也更关注医患关系问题。该课程体系的教学原则体现了：态度、技术和知识教育并重；精选教材，避免重复；注重医学教育的整体性，避免分割医学课程，小组讨论为主的教学和研究形式，密切师生协作；临床与基础医学教育相互交织；加强自学能力培养，培养学生终生学习能力等。

二、我国的医学体系结构

我们国家的医学学科体系正在不断地改革和完善。按照《中华人民共和国学科分类与代码国家标准》（GB/T 13745–2009），医学包含基础医学、临床医学、预防医学与公共卫生学、军事医学与特种医学、药学、中医学与中药学等一级学科。教育部制订的《普通高等学校本科专业目录（2022年）》将医学划分为：基础医学、临床医学、口腔医学、公共卫生与预防医学、中医学、中西医结合、药学、中药学、法医学、医学技术、护理学等学科。

基础医学包括生理学、细胞生物学、病原生物学、组织学、胚胎学、解剖学、病理解剖学以及生物化学、病理生理学、药理学、分子生物学、医学遗传学、免疫学、肿瘤学、医学生物学、医学一般科学（包括医学物理学、医学化学、医学数学等）。临床医学包括诊断学、心电学、医学影像学、内科学、外科学、急诊学、妇产科学、儿科学、危重病学、眼科学、耳鼻喉科学、口腔科学、皮肤病学、性科学、生殖医学等。

上述学科又可以进一步划分，例如病原生物学可以进一步分为医学微生物学和人体寄生虫学；医学微生物学又可以分为细菌学、真菌学、病毒学以及衣原体、支原体、立克次体、螺旋体等。生理学可以分为细胞生理学、循环生理学、神经生理学、消化生理学、生殖生理学等。内科学可以分为呼吸、循环、消化、泌尿、血液、内分泌、神经等系统，以及精神疾病和传染病。

人文医学分为医学哲学、医学史、医学伦理学、医学心理学、医学社会学、医学法学、医学经济学、医学人类学、医学信息学、医患沟通等。

　　医学课程体系结构是医学体系结构的集中体现，医学课程改革是医学教育改革的核心。虽然国外医学体系结构为我们的医学教育改革提供了参考，但是我们国家的医学教育体系改革并不能完全照搬国外的成功经验，应该结合我们国家的实际情况，在医学教育改革的过程中体现中国传统文化的传承，在传承中体现创新。

（武　烨）

书网融合……

本章小结　　　　题库

第二章　医学的起源与发展

PPT

学习目标

1. **掌握**　医学发展史上的大事件及其相关人物；其对医学发展的作用和影响。
2. **熟悉**　各个历史时期的主要医学成就；医学发展规律和发展方向。
3. **了解**　医学科学发展的轨迹；医学分科化、专业化的意义；医学理论体系的建立及演变过程。

⇒ 案例引导

  案例　疟疾是一种严重危害人类生命健康的世界性流行病。因疟原虫对喹啉类药物已产生抗药性，所以，防治疟疾重新成为各国医药界攻克的目标。我国从 1964 年开始对抗疟新药的研究。1969 年，39 岁的屠呦呦临危受命，开始攻关。经过对 200 多种中药的提取物进行筛选，最后将焦点锁定在青蒿上。东晋名医葛洪《肘后备急方》中称"青蒿一握，水一升渍，绞取汁服"可治"久疟"。于是她用乙醇冷浸法，所得青蒿提取物对鼠疟的效价显著提高；接着，用低沸点溶剂提取，效价更高，而且趋于稳定。终于，青蒿素诞生了。这剂新药对鼠疟、猴疟、疟原虫的抑制率达到 100%。

  "这一医学发展史上的重大发现，每年在全世界，尤其在发展中国家，挽救了数以百万计疟疾患者的生命。"

  讨论　请同学们在学习本章内容后，思考并讨论：青蒿素的发现在医学史上的意义？中国医学理论及中国典籍在青蒿素的发现过程中起到什么样的作用？

第一节　古代经验医学

一、史前期和原始人的医学

史前期的医学是经验的、鬼神的、灵魂的、巫术的医学。医药知识是随着火的使用和手工工具的发明，在人类集体生活生产经验有所积累以及在与疾病斗争中对自身和环境有所认识的基础上逐渐产生的。母系社会中，人类在没有使用火之前，主要靠采集植物的果实和根茎充饥，这样就诞生了植物药；父系社会中，狩猎和畜牧业得到发展，同时人们也逐渐认识到动物的营养价值，动物药也就随之出现；后来，由于人们多次在矿泉中沐浴，发现了矿泉的疗效，便逐渐产生了矿物药；随后陶器和黏土器的出现，使煮饭和炮制药物有了可能。

（一）史前期疾病存在的证据

史前期，早已出现疾病征兆，但是由于当时生产力低下，人们还难以认识到它的存在和危害。据古代病理学的研究，疾病与地球上的生命几乎同时出现。事实上，在古生代的动物中不仅发现有骨折，而且有龋齿和寄生虫性疾病。我们发现了和现代形态相似的骨损害的确凿证据，例如中生代的动物恐龙和蛇颈龙中有骨膜炎、骨坏死、牙槽脓肿及关节炎，甚至骨髓炎。

据研究推测，在二叠纪，细菌（最早的生物形态之一）和动物的简单型已有寄生性及致病性。寄生于软组织者，现在当然已无迹可寻。据加里森（F. H. Garrison，1870—1935）研究说，第三纪中新世的马似曾见有患放线菌病者，中生代的恐龙骨似有一种血管瘤，这可能是最早见于记载的肿瘤。在第三纪和第四纪的遗迹内有丰富的材料证明此类病灶的存在。据调查得知，数万年以来，疾病就是人类祖先不可分开的伴侣。

（二）本能的和经验的医学

假使我们认为"医学"一词是指自己或借助于他人以解除痛苦，或修补由外伤或疾病所致的损伤，那么首先便应想到医学起源于人的本能，正如痛苦最初的表现也来自本能一样。

本能的观念不久便演进为经验的医学，并附带有产生疾病原因的概念。一些疾病如疮伤、表面损害、皮肤寄生虫病等，都易于找出原因并将其消除。但是生物界中的妊娠、分娩、生长变化、死亡等不可思议的现象，不是感官所能直接了解的，人们便将之归于超自然的神。

（三）巫术医学

巫术医学的思想方法主要是经验的，其根源存在于经验医学中。人们若是相信超自然力是疾病的原因，就必须与之斗争，以保卫自己，不论这种超自然力来自星辰、不明或遥远的地方，还是动物。

人们设想在自然界中存在一种非人类所能控制的力量，并形成了关于上天、神及恶魔等的概念，由此，巫术开始产生。例如：佩戴象征性的饰链（佛珠、护身符等）以保佑避开邪恶，或文身、或患者改易姓名等以改变命运。当巫师通过祭祀的方式来驱走恶魔，求神的原谅等方式来治病时，巫医产生了。在这里巫术并非一个平常概念，"巫术"比"科学"或"理性"的思想模式更深入广泛地影响并塑造着人类的行为。巫术在许多文化中都起着重要作用，它为一些不能用现有"逻辑"或"理性"的知识来回答的问题提供了答案。

（四）天然的和经验的原始外科

史前期，早已出现疾病征兆，但是由于当时生产力低下，人们还难以认识到它的存在和危害。由于生产生活的需要，最早的外科应运而生。在新石器时代，穿颅术是常行的手术。穿颅术的施行或由于摘除颅骨骨折的碎片，或出于驱魔等巫术的理由，最常见的部位是前顶，其次是额部，也见于颞部，所用工具是锐利的燧石。

此外，锁阴术、阉术和包皮环切术的应用，也起源很早。这几种手术都称为外尿道切除术，目的是断绝生育。

（五）僧侣医学

僧侣医学是从原始人的经验和巫术的医学自然发展而成的。随着宗教日益发展，施用巫术医学成为师传秘术，渐渐有了精通鬼神知识的特殊阶层。

经验的医学，可能先于巫术和僧侣医学，并与之一同兴盛。经验的医学，有时依赖具有天赋的人才，有时生长于神秘的暗影之中。宗教一旦采取一定的形式之后，医学便脱离原有环境，进入庙堂之中。千百年后，这些地方便成为医学的中心和学校。

二、古代医学

（一）两河流域医学

两河文明也称美索不达米亚文明（中东文明的最早代表），形成于公元前 3500 年前，是世界上最早的文明之一。这里的人们创造了世界上的第一种文字（楔形文字），建造了世界上第一座城市，编制了世界上第一本法典（《汉谟拉比法典》），发明了第一个制陶器的陶轮，并制定了第一个以七天为一周的周期。他们还第一个阐述了上帝以七天创造世界和大洪水的神话，同时也为世界留下了大量的远古文字记载材料（泥板等）。他们重视肝脏，推崇古老的医神，有一套相对完善的诊断、治疗的方法体系，医学发展到了一定水平。

根据目前出土的泥板记载，属于医学的楔形文字文本可以分为三类：关于治疗的称为医疗文本，关于症状的收集叫做症状文本，还有偶尔记录一些关于疾病和医学实践内容的文本。在这些文字中已有风湿病、心脏病、肿瘤、脓肿、皮肤病及各种性病的记载，对肺结核等病的描述尤为详细："患者常咳嗽，有稠痰，痰有时带血，呼吸有笛音，皮肤发凉，两脚发热，出汗，心烦乱。病重时常有腹泻……"。

作为流传至今的楔形文字法中最为完整的一部法典，《汉谟拉比法典》记载医药的条文有四十余款，约占整个条文的七分之一，是研究古巴比伦医学的重要史料。其中一些法律条文对医学有特别的意义。例如其中有九个段落规定了医疗费的管理以及关于患者地位、适当的收费和处罚的规则。其中对治疗失败的重罚，提醒医生在接受患者时要格外小心并避免那些治愈无望或有可能引来官司的患者。据法典所记，古巴比伦医生用青铜刀实施难度较大的手术，涉及法律方面的主要是外科手术、整骨、眼科手术等的成败所引起的纠纷。在医疗事故处理上，对发生在统治者身上的医疗事故处理严厉，而对发生在奴隶身上的医疗事故处理则很轻。

（二）古埃及医学

古埃及文明又称法老文明，从公元前3000年埃及统一后持续了2500多年。在漫长的生产及生活实践中，古埃及人逐渐形成了自己独特的医学体系。生活在约公元前3000年的伊姆霍泰普，是当时埃及人尊奉的最主要的医神，在孟菲斯的许多地方都供奉着他的神像。

埃及医学史的来源是一些医学制草文，其中三种最重要，即介绍一般医学理论的埃伯斯（Ebert）纸草文、介绍外科的史密斯（Smith）纸草文和主要介绍妇科的卡忽恩（Kahun）。这些文稿记载了关于治疗方法以及病例等，使人们能更深入地了解埃及人关于健康和疾病、解剖和病理、巫术和医学的理论。在埃伯斯文稿中发现大约700种药物，可组合成800多种药方。药物被制成丸剂、油膏、糊药、熏药、吸入剂、漱口剂、悬液、肠灌液等。史密斯文稿按疾病严重程度系统地编排保存了人体从头到脚的48个病例，每个病例包括名称、医生的指示、可能的诊断和适当的治疗。卡忽恩文稿大约编于公元前1900年，由有关妇产科和兽医方面的文献碎片组成，包括检测是否怀孕、预测胎儿性别和避孕的方法等。

在这些纸草文中，除了记载一些病例、处理方法和药物外，还记载了许多带有浓重迷信色彩的咒文和魔术，巫术与医学结合以期达到治疗的最大效果是古埃及医学的一大特点。

（三）古印度医学

在古印度的历史长河中，印度各族人民创造并传承了传统的医药文化，其中大约生于公元前5世纪的妙闻被誉为印度外科的鼻祖，公元1世纪左右的阇罗迦则是印度最负盛名的内科医学家，并且作为婆罗门教和现代印度教最重要和最根本的经典（《吠陀经》）中也有许多有关医学的记载。

古印度雅利安文化及其医学的来源是四部《吠陀》。第一部是《梨俱吠陀》，或译作《赞诵明论》，大约于公元前1500年到公元前900年间陆续写成，是印度医学的起源，其中提到了药用植物，而且提及了麻风病、结核病、外伤等多种疾病。第二部和第三部是《沙摩吠陀》和《耶柔吠陀》。第四部被称为《阿闼婆吠陀》，或译作《禳灾明论》，约著于公元前7世纪，书中除讲述禳除灾害的礼仪外，还记载了77种病名和创伤毒蛇虫的病例，以及治疗这些疾病的草药，还提到了妇人病和保健术，此外还记载了兽医学以及解剖等内容。

关于健康和疾病，印度有一种"三体液学说"的说法。"三体液学说"是在《阿输吠陀》一书中提出的，是印度《阿输吠陀》医学的基础。这三种体液（prabhava）或叫做"三大"，分别是位于脚与脐之间的"气"、位于脐与心之间的"胆"和位于心与头之间的"痰"。印度人认为，这三者必须达到均衡才能保持人体的健康，体液太过或不足，平衡即破坏，疾病也就由之产生。后来人们又将这三者称为原素（doshas）。

（四）中国先秦两汉时期医学

1. 诊治与药物学方面的成就　自黄帝时代开始，华夏文明便在五千年的历史中彰显了独特的魅力。中国上古医学起源较早，殷商甲骨文中包含有对人体首、面、耳、舌、齿、身、腹、臀、足、膝、趾、心等大量的象形和会意字。

夏商时期医药卫生积累了有关人体、疾病、诊治、卫生及药物方面的大量经验，并已能运用按摩、针刺、砭法、熨法、简单的外科手术、药物、食疗等多种方法对疾病进行治疗。西周时期对人体和疾病的认识则更为深入，单在《诗经》中就涉及某些心身医学病的内容：如忧思之病、疲惫困苦之病；《周礼》记载了春、夏、秋、冬分别有痟首、痒疥、疟寒、嗽上气等疾病；《山海经》中还载有 38 种疾病，记有瘕、瘿、疟、疫、腹痛、呕、聋等。

在药物学知识方面，在甲骨文中有"鬯其酒（香味药酒）"的记载。《诗经》中也有很多关于可入药的动、植物和矿物的描述。用药实践的发展，带来了药物理论的升华。《周礼》对药学的论述在理论上达到了相当高度，著有"以五味、五谷、五药养其病"的理论。五味是醯（味酸）、酒（味苦）、饴蜜（味甘）、姜（味辛）、盐（味咸），五谷是麻、黍、稷、麦、豆，五药是指草、木、虫、石、谷五类药物。

2. 中医基本理论与主要医学著作　早在春秋战国时代至三国时期，许多职业医师相继出现，如扁鹊、医和、医缓等，《黄帝内经》《难经》《神农本草经》和《伤寒杂病论》等中医名著相继问世，对人体的解剖、生理、病理以及疾病的诊断、防治等作了阐述，标志着中医理论体系初步形成。西汉时期，人们开始运用五行解释生理，出现了"医工""金针""铜钥匙"等，东汉医学家张仲景的《伤寒杂病论》确立了"辨证论治"的原则，标志着中医理论大厦的建成。

根据传统中医学对人体结构的理解，人体有五脏来贮存营养，即心、肺、肾、肝和脾，另有五腑相配，即小肠、大肠、胆、膀胱和胃。每个脏腑都与五行、植物、颜色、季节等相对应，并与其他脏腑有一定关联。不同脏腑的精微物质由阴阳、气、血组成，它们通过经络循环到身体各处。

阴阳学说起源于夏、商、西周时期。这三个朝代巫教流行，在这神秘的文化氛围中出现了朴素的"三世医学"（即针灸、药物、脉学）理论。阴阳五行学说认为世界统一于物质，世界的本原是物质性的元气，元气分为阴气和阳气两大类，阴气和阳气的相互作用产生了万事万物，但是阴阳并不代表某种具体的事物，只是一种属性概念。阴阳学说是讲立统一，阴阳交感，发展变化的。五行相生的次序是木、火、土、金、水，相克次序为木、土、水、火、金。中医阴阳学说既遵循阴阳理论共同的基本规律，又保持自己独特的形式——三阴三阳。五行学说将所有事物及生命活动归纳为五种基本元素，并通过"生克制化"的原理，组成一个动态平衡的模式，用以解释生理及疾病的各种现象。

经络学说是中医学理论的重要组成部分，对阐明人体的生理、病理以及指导临床的诊断与治疗均有重要意义。《灵枢·经别》中指出："夫十二经脉者，人之所以生，病之所以成，人之所以治，病之所以起，学之所始，工之所止也，粗之所易，上之所难也"。经络系统主要由十二经脉，十二经别，十二经筋，奇经八脉，十五络，十二皮部等组成。中医学认为经络通行气血，联系人体内外表里、脏腑器官和各种组织，调节平衡，对抗外邪，保护机体。

《神农本草经》（简称《本草经》或者《本经》）是我国现存最早的药物学专著。这部书成书于东汉，是经秦汉时期众多医学家总结、搜集、整理当时药物学经验成果的专著，是对我国第一次中草药的系统总结。《神农本草经》对每一味药的产地、性质、采集时间、入药部位和主治病症都有详细记载。对各种药物怎样相互配合应用，以及其简单的制剂都做了概述。早在两千年前，我们的祖先通过大量的治疗实践已经发现了许多特效药物，如麻黄可以治疗哮喘，大黄可以泻火，常山可以治疗疟疾等。这些都已用现代科学分析的方法得到证实。

很多中医典籍都描绘了对人体结构的认识，值得注意的是《黄帝内经·灵枢》中的相关论述，并且解剖也在其中有所体现。另有文献记载表明宋代在囚犯身上实施过解剖。相对于考察实体，中医的解剖研究更多的基于自然哲学的考察。根据孔子的教诲，人的身体神圣不可毁伤，这种思想对中医解剖学产生了消极的影响。

（五）古希腊–古罗马医学

古希腊文明是西方历史的开源，从公元前 800 年至公元前 146 年，持续了约 650 年。希波战争以后，希腊的经济生活高度繁荣，产生了光辉灿烂的希腊文化，并对后世有深远的影响。

古罗马文明通常认为是从公元前 9 世纪初在意大利半岛中部兴起的，经历了罗马王政时代、罗马共和国时代，于 1 世纪前后扩张成为横跨欧洲、亚洲、非洲称霸地中海的庞大罗马帝国。到 395 年，罗马帝国分裂为东西两部。西罗马帝国亡于 476 年，而东罗马帝国即拜占庭帝国则在 1453 年被奥斯曼帝国所灭。

1. 自然哲学与医学　医学最初是哲学的一部分。生活在约公元前 639 年至公元前 544 年的泰勒斯（Thalas）创建了最古老的爱奥尼亚学派，被尊为哲学的鼻祖，他认为"万物皆由水所生，并终结于水"。这句简短的陈述标志了欧洲哲学的开端。

泰勒斯对事物作了进一步的反思，日常经验教会他懂得：万物皆有因。于是，他得出结论：这个世界也必定有一个因。因此他不断寻找对世界的解释。他看待事物的时候，并不简单地认为它们理所当然，而是带着不断更新的惊奇去观察去认识，他的解释不再像前人们所做的神话式的解释。在游历中，他注意到：一切有生命的事物都是湿的，比如动物的精液是湿的，没有水的地方必有沙漠，并且他见到过尼罗河洪水带来的土地的肥沃。他得出结论：水分是万物的主因。他的这种研究大自然的方法，也就是希腊人所谓的思辨。

古希腊的这些哲学思想逐渐被引用到医学领域，一些医师学校也逐渐发展起来了，在希腊各殖民地，在意大利南部、西西里和小亚细亚，特别是柯斯岛和克尼多斯，一些医师学校发展繁荣。

2. 希波克拉底　作为西方医学之父，我们学到的很多学科的起源都可以追溯到希波克拉底（Hippocrates，公元前 460 至前 370 年）。约公元前 460 年，希波克拉底出生在小亚细亚科斯岛的一个医生世家，希波克拉底从小就跟随父亲学医。数年后，父亲治病的 260 多种药方，他已经能运用自如。那时，古希腊医学受到宗教迷信的禁锢。巫师们只会用念咒文，施魔法，以祈祷的办法为人治病。这自然是不会有什么疗效的，患者不仅被骗去大量钱财，而且往往因耽误病情而死去。

为了抵制"人赐疾病"的学说，希波克拉底积极探讨人的肌体特征和疾病的成因，提出了著名的"体液学说"。四体液理论不仅是一种病理学说，而且是最早的气质与体质理论。希波克拉底认为复杂的人体是由血液、黏液、黄胆、黑胆这四种体液组成的，四种体液在人体内的比例不同，便形成了人的不同气质：性情急躁、动作迅猛的胆汁质；性情活跃、动作灵敏的多血质；性情沉静、动作迟缓的黏液质；性情脆弱、动作迟钝的抑郁质。每一个人，生理特点以哪一种液体为主，就对应哪一种气质。先天性格表现，会随着后天的客观环境变化而发生调整，性格也会随之发生变化。这为后世的医学心理疗法提供了一定指导基础。这一学说认为人所以会得病，就是由于四种液体不平衡造成的。而液体失调又是外界因素影响的结果。所以希波克拉底认为一个医生进入某个城市首先要注意这个城市的方向、土壤、气候、风向、水源、水、饮食习惯、生活方式等等这些与人的健康和疾病有密切关系的自然环境。

希波克拉底对临床医学的贡献是多方面的，更可贵的是他提倡医学道德修养，在他的著作如《誓词》《操行论》《规律》《箴言》等多篇文章中广泛论述了医师的职业道德。其道德规范的基本要求是：客观、体谅、谦逊、端庄、仁慈、果断、有判断力、知识渊博、厌恶一切邪恶行为、绝不迷信、不骄傲等。

3. 亚里士多德 亚里士多德（Aristotle，公元前384—公元前322年）是一位思想家，也是一位博学之士。亚里士多德一生勤奋治学，从事的学术研究涉及逻辑学、修辞学、物理学、生物学、教育学、心理学、政治学、经济学、美学、博物学等，写下了大量的著作。他的著作是古代的百科全书，主要有《工具论》《形而上学》《物理学》《伦理学》《政治学》《诗学》等。他的思想对人类产生了深远的影响。他所创立的形式逻辑学，丰富和发展了哲学的各个分支学科，对科学等做出了巨大的贡献。而他的《自然的阶梯》一书，以现在的观点来看，内容涉及了进化论、发生学、遗传学等科学思想。通过对动物进行解剖来比较研究人体，亚里士多德认为心脏是人重要思想器官，并从动物身上仔细地观察研究生命发生现象，其学说对古代的医学产生了重要影响。

4. 盖伦 盖伦（Claudius Galenus of Pergamum，公元129—199）是当时最著名的解剖学家，他一生专心致力于医疗实践解剖研究、写作和各类学术活动，是古罗马时期最著名最有影响力的医学大师，被认为是仅次于希波克拉底的第二个医学权威。盖伦最重要的成就是建立了血液的运动理论和对三种灵魂学说的发展。通过对猪、山羊、猴子和猿类等活体动物实验，盖伦在解剖学、生理学、病理学及医疗学方面有许多新发现。他考察了心脏的作用，并且对脑和脊髓进行了研究，认识到神经起源于脊髓，认识到人体有消化、呼吸和神经等系统，对骨骼肌肉作了细致的观察。他看到猴子和猿类的身体结构与人很相似，因而把在动物实验中获得的知识应用到人体中。但是由于他所进行的解剖对象是动物而不是人，因此他的许多解剖学和生理学都是建立在错误的结论基础之上的，他的生理描述往往脱离实际，屈从于宗教神学的需要。

盖伦一生写了131部著作，其中《论解剖过程》和《论身体各部器官功能》两书阐述了他在人体解剖生理上的许多发现。他最主要的著作是17卷的《人体各部位的作用》，此外他的著作还涉及哲学和语言学。这些著作既反映了他的学术成就，也反映了他敏锐的观察能力和实践能力。盖伦的著作也是中世纪波斯学者如阿维森纳等的主要学术来源。

三、中世纪医学

（一）拜占庭医学

拜占庭是欧洲大陆上历经蛮族入侵而幸存下来、并从古典时代一直毫不间断地发展到近代的少数几个传统文明之一。拜占庭医学是希腊医学的一个支流，公元5~8世纪这三百多年，拜占庭已经出现了医学校、医院和药房。拜占庭的医学家多是医学百科全书的编纂者，他们收集了古代医学的丰富的遗产，并加以系统化，通过医学编纂的手段，从理论上总结了前人医学理论，并在具体医学上有所发展，建立了医学系统的雏形和基本教育体系，也把欧洲残存的"草药学专著"给保留了下来；拜占庭医学继承了古希腊和古罗马的医学，后来又由景教徒将这些医学传入小亚细亚，以后发展为阿拉伯医学的基础。

拜占庭时代最后一位名医是爱琴的保罗（Paul of Aegina）。他的著作中唯一保存到现在的一部是《论医学》。全书分七卷。第一卷论营养卫生；第二卷论一般病理学；第三卷论头发、脑、神经、耳、眼、鼻和口腔的疾病；第四卷论麻风、皮肤病、烧伤、一般外科和出血；第五卷专论毒物；第六卷论外科；第七卷论药理学。其中以专论外科的第六卷最有价值。

由于常年饱受战乱，拜占庭的医学较之阿拉伯世界、同时期中国甚至欧洲的其他时期的医学可谓乏善可陈。尽管如此，就像其在文化领域领先于西方一样，拜占庭帝国的医疗服务水平仍远远领先于同时期的西方国家，并对希腊和罗马世界中的一些语言、文化及文献教科书的保存起到了重要的作用。

（二）阿拉伯医学

中世纪的阿拉伯医学和他们的文明一样灿烂。早先的阿拉伯医学一方面是阿拉伯民族和《古兰经》内基本的古代传统，另一方面是借着译文深入到各学派与学院内的希腊医学。之后是阿拉伯医学最光荣的阶段，这一时期的作者显示出一些不同于古代医学的独立性。从他们的著作中可以看出独立的观察精神，甚至明智的批评以及向新途径发展的倾向，治疗方面的创新性尤为突出。

所谓阿拉伯医学，它的作者与教授者只有很少几位是阿拉伯人。所以，阿拉伯人在医学史上的主要贡献是：保存和发扬了古代医学成就，沟通了欧亚医学，发展了药物化学，并有一种显然地倾向非宗教医学的趋势。

多源的阿拉伯医学不仅保存了西方古代医学，还翻译了许多古代希腊、罗马的医书并保存下来。著名的阿拉伯医学家代表如累塞斯（Rhazes，公元860—922）的《万国医典》和阿维森纳（Avicenna，公元980—1037）的《医典》等医学书广为流传，为日后的医学发展做出了突出贡献。

（三）中世纪西欧医学

中世纪西欧医学的发展受到了宗教的限制和战乱的破坏，但随着社会的不断变革，即使在最不景气的时期，医学也曲折地不断前进并产生了医学史上一个最重要的现象——伟大而著名的萨勒诺学校形成。古代的和当时的各样的医学思潮都相继向这一中心集中。这一时期，萨勒诺的教学已经具有一种严格的废宗教性质。组成希波克拉底学会的十位医生由学生们奉以酬金，并享有特权。这时期的医学著作似乎是专为学生们预备的教科书，书中最重要的部分是治疗，主要是药物疗法，但绝不涉及巫术和占星术。

在宗教势力的统治下，当时的医学发展停滞不前，卫生状况持续恶化，加上城市化进程的加快，人口聚集，很多地方没有很好的排水、给水系统。在贫民窟，疾病流行的情况十分严重。商业活动的频繁，加快了人们之间的交流，同时也为疾病的流行开辟了道路。战争也是导致瘟疫流行的重要原因。在瘟疫流行的时候，人员大量死亡，社会充满了恐怖气氛，瘟疫在当时造成严重的经济衰退与社会混乱。当时的传染病包括霍乱、鼠疫、伤寒等多种烈性传染病，统称黑死病。

黑死病给欧洲带来了巨大的灾难，但也促进了公共卫生、预防和护理的进步。十字军东征为西欧带回了古希腊－罗马医学的遗产。新兴民主国家的出现更是为医学的解放奠定了基础。

（四）同时期中国医学

在这一时期中国医学教育初步形成，与朝鲜、越南、日本、阿拉伯国家等的医学交流也极为繁荣。方剂学和针灸在唐宋时期得到了长足的发展。宋慈开创了法医鉴定学的先河。金元四大家的出现，使当时的中医开始从多个角度对更加全面的认识对疾病的辩证论治。

公元433年北魏时期，朝廷开设医学教育机构，为宫廷贵族培养医生。公元624年，唐继隋制设立了既是国家最高医疗机构，又是医学教育机构的太医署。

在唐代经济文化高度发达的影响下，从公元前开始的中外交流在唐朝时期达到高峰。同时，唐代医学成就也居世界前列，医药学的对外交流也极为繁荣，朝鲜、越南、日本、阿拉伯国家等派学生到中国学习医药。唐代的中国医学中也广泛地反映着外来医药的影响。医书方面，译为中文的印度医书有《龙树论》《婆罗门药方》等，印度医学的"四大说"在《外台秘要》《备急千金翼方》中也有记载。药物方面，我国由阿拉伯输入乳香、没药、血竭、木香等，由朝鲜输入有五味子、芜夷、昆布以及朝鲜品种的白附子、延胡索、新罗人参等，由越南输入的有薏苡、沉香等。

第二节　近代实验医学

一、文艺复兴时期西方医学

中世纪后期，随着社会生产力的发展以及国内外市场的形成及商品需求量的急剧增加，那时在城市手工业分化的基础上，产生了最早的资产阶级分子和无产者，形成早期的雇佣关系。

文艺复兴时期以来，一项伟大的革新就是地理上的大发现。它不仅为资产阶级开拓了市场，促进了资本主义的发展，还扩大了人们的地理知识，开阔了眼界，为文艺复兴提供了巨大的精神动力。文艺复兴时代人文主义的思想，对各种文化都起了重要的作用，对医学的影响则更为远大和深远。人文主义者总的口号是："我是人，人的一切我应该了解"。在此影响下，西方医学朝着以疾病为中心的方向发展起来。

（一）巴拉赛尔苏斯与医学教育

在文艺复兴时期的医生中，首先应提到瑞士的巴拉塞尔苏斯（Paracelsus，1493—1541），他是文艺复兴时期最有代表性的医学改革家之一。在定居费拉拉期间，巴拉赛尔苏斯受到菲锡钠斯（Ficinas M.）新柏拉图主义的影响，成为最早攻击盖伦思想的人。巴拉赛尔苏斯在教学时不是在课堂上授课，而是把学生聚集在患者床边传授知识，此外他还利用在各地旅行的机会观察工人、农民和商人的疾病，这使他成为一位名副其实的临床医学家。并且，他又研究了肺病和癫痫。17 世纪的化学医学派学者视他为本派的鼻祖。但他还是受时代的局限，没有真正突破宗教的束缚。

（二）解剖学复兴

随着文艺复兴运动的兴起，使得人体解剖学的发展在很大程度上与艺术联系在一起。达·芬奇（L. da Vinci，1452—1519）是第一个用流水和石灰水洗涤器官，并创造性地应用蜡液注入身体其他各种体腔，以查明血管的走向和体腔的形态的人。他从各种不同的方向来表示人体的结构与形态，向世人展示了真正的人体结构。后代的学者称他是"文艺复兴时代最完美的代表"，是"第一流的学者"，是一位"旷世奇才"。

中世纪的欧洲，在教会的封建统治下，是反对进行人体解剖的。所以盖伦的著作一直被奉为经典，解剖学也长期处于停滞状态。解剖学之父维萨里（A. Vesalius，1514—1564）不但是真正人体解剖学的奠基人，也可以说是现代医学科学的创始人之一。他 29 岁时发表的《人体的结构》，是第一部完整的人体解剖教科书，具有划时代的意义。

（三）巴累与外科

中世纪时，内、外科医生法律地位有显著区别，穿的服装也有很大不同，这种严格的等级制在文艺复兴时仍然保持着。不过，战争为外科医生们提供了实践与发展的机会。理发师兼军医的巴累（A. Paré，1510—1590）就是杰出代表。他改革了传统的外伤疗法，用软膏处理火器伤，用结扎法止血，促进了外科学的发展。

（四）弗拉卡斯特罗与传染病

文艺复兴时期内科并没有太大的发展，但是对传染病有了进一步的认识。1546 年弗拉卡斯特罗（G. Fracastoro）在《论传染与传染病》中将传染途径分为三种，即：单纯接触、间接接触、远距离接触。此外，他第一个把梅毒命名为 Syphilis，并一直沿用至今。

二、17 世纪西方医学

17 世纪，英国的资产阶级革命标志着西方开始进入近代史，为欧洲社会带来了全新的科学理论、全新的世界观和全新的思维方式。解剖学和生理学的进步使医学逐渐走上科学的轨道，实验观察与数量分析方法的引入促进了基础医学的发展。人们开始运用科学手段研究医学问题。

（一）代表人物

1. 桑克托留斯与定量医学　量度的概念在医学领域是非常重要的，例如我们见到的血生化指标、各级高血压的划定等等，这些都离不开量度。桑克托留斯（Sanctorius，1561—1636）就是定量医学研究的创始人，他受伽利略科学观的影响，首次将量度观念应用到医学中，为实验医学开辟了道路。桑克托留斯还在长达 30 年里花费了大量的时间在自己制造的一个像小屋似的大秤中生活、睡眠、运动、进食。在饮食和排泄前后以及睡眠、休息、活动和患病期间，他都定量记录自己的体重，总结和观察其变化规律，同时他还用自己根据伽利略的发明设计的温度计、比较脉搏快慢的脉搏仪等测定不同状态下的身体指标。

2. 哈维与血液循环　17 世纪医学最大的成就是血液循环的确定和生理学的建立。生理学的最初发展，是由解剖学的进步所决定的。在骨骼、关节、软骨和肌肉的解剖弄清楚以后，对它们的研究便摆脱了以往目的论的观念。这一时期生理学最有意义的一页，就是哈维（Harvey，1578—1657）通过实验阐明并确定了血液循环。

哈维首先用活体解剖的方法，并应用度量衡的概念，精确地计算出每分钟心搏出血量和每小时心搏出血量。经过反复的动物实验和计算指出："生物体内的血液是循环地推动并且不息地运动，心脏及其搏动产生运动和功能，推动血液循环是心脏收缩和运动的唯一目的。"哈维于 1628 年发表了《心血运动论》，标志着血液循环的建立。由此，血液循环理论给人类的动物生理学奠定了基础。通过研究这一问题，他在伽利略所倡导的实验科学思想的影响下，认识到实验在科学研究中的重要性。

3. 西登哈姆与临床医学　在西登哈姆（Thomas Sydenham，1624—1689）看来，"与医生最有直接关系的既非解剖学之实习，也非生理学之实验，乃是被疾病所苦之患者。"所以，医生的任务首先是要正确探明痛苦的本质，也就是应多观察同样病患者的情况，然后再研究解剖、生理等知识，最后推导出疾病的解释和疗法。他的呼吁得到了人们的支持，医生开始回到患者身边从事临床观察与研究。因此他也被称作近代临床医学之父。

（二）显微镜的发明

随着实验科学的兴起，出现了许多科学仪器，尤其突出的是显微镜。最早使用显微镜的人是伽利略。最早给显微镜（microscope）命名的是德国罗马教皇的医生杰布（Johann Faber，1574—1629），使显微镜流行开来的则是虎克（R. Hooke，1635—1703）。透过显微镜，马尔比基（Malpighi，1628—1694）在 1661 年证实了毛细血管的存在，填补了血液循环理论的空白。此外，他还发现了马尔比基小体，观察了脏器的组织结构，研究生物体内的红细胞。因此，马尔比基被称为组织学的创始人。在 17 世纪，显微镜的使用大大扩展了生物学知识的范围，这一拓展也为 19 世纪细胞学的建立打下了良好基础。

（三）医学的不同流派

古代的一些医学理论在物理学、化学和生物学发展进步后，开始为科学家们所发展或摒弃，形成新的医学学说。17 世纪的医学领域中逐渐出现了新的医学流派，活力论、化学派和物理医学派是最著名的三大流派。

1. 活力论　这一学派认为生命现象不能受物理或化学的支配，支配生物体的是某种特殊的非物质的、超自然的因素，是生命特有的生命力——活力。生命力减少导致疾病，消失就是死亡。

2. 物理学派　物理学派也叫自然科学派，主张用物理学原理解释一切生命现象和病理现象。物理学派的代表人物波累利（Borelli, 1608—1679）是数学家，他认为人体的心脏搏动、胃肠蠕动都符合力学原理，他甚至认为胃的消化功能就是摩擦力作用的结果。

3. 化学流派　化学流派把生命现象完全解释为化学变化，意图用化学观点来解释人体的生理、病理现象。他们认为血液是中枢，一切病理过程都由血液产生，所有疾病都可以用化学原理进行解释和治疗。化学流派在 17 世纪的医学中占有一定地位，在解释人体生理现象方面做出了一定贡献，特别是在消化生理的研究中，用化学变化解释唾液、胃液、胰液的功能是很正确的。

（四）医学书籍与国际间交流

印刷术传入西方，使得 15—17 世纪陆续出现了有文字及图片的药用植物书籍，医学者把自己的发现和猜想用印刷的形式表达出来。从当时发表的期刊可以看出医学家致力于发现实验科学上的理论，主要伴随物理学和化学的发展。

17 世纪是真正医学国际间交流的开始，各国关系密切，新发明、新发现很快传到国外。国际间医学交流为后来的医学快速发展奠定了基础，这不仅使欧洲几百年来接二连三的各类疫病得到有效控制，更带来了医学界的新纪元。

三、18 世纪西方医学

18 世纪大部分欧洲国家建立了资本主义制度。法国的启蒙运动、美国革命给西方带来了全新的思想。同时，机械唯物主义思想的形成，对医学的发展产生了深刻的影响。至此，近代医学开始走向更加科学、合理的发展轨迹，医学体系的大厦即将兴起。

（一）代表人物

1. 莫甘尼与病理解剖学　18 世纪，医学家已经解剖了无数尸体，对人体的正常构造已有了清晰的认识，因此病理解剖开始出现了。病理解剖最杰出的代表人物是意大利人莫甘尼（Morgagni. G. B., 1682—1771），他认为疾病的原因，不是黏液的改变，而是脏器上的变化。大量的事实和理性的思考后，莫甘尼得出结论：只有脏器变化才是疾病的真正原因。莫甘尼之后，18 世纪还有几位著名的病理解剖学家。奥地利维也纳的罗基坦斯基（Rokitansky. K., 1804—1878）将病理解剖学充实地完善起来。比沙（Bichat. F. I., 1771—1802）开始把显微镜引入解剖学。

2. 奥恩布鲁格与叩诊法　奥恩布鲁格（Auenbrugge, 1722—1809）幼年时在父亲的酒店里做学徒，看到父亲经常用手指敲击盛酒的木桶，根据声音推测桶内的酒还剩多少，这个方法他一直记忆犹新。1761 年奥恩布鲁格发表了《由叩诊胸部而发现的不明疾病的新考察》。具体方法就是用四指末端轻轻叩击胸壁，仔细辨别声音的高低、轻重变化，以判断疾病的有无。不过，当时叩诊法并没有引起足够重视，近 19 世纪时，临床上才普遍接纳了他的方法，叩诊法与其后发明的听诊法几乎同时应用于临床。

3. 贞纳与牛痘接种法　17 世纪，欧洲流行病盛行，尤其是天花，死亡人数之多使人们陷入恐慌。在中国最晚到 16 世纪时就有种人痘的办法，后来传到阿拉伯，又传到土耳其。在这种情况下预防医学史上出现了一位贡献卓著的人物——贞纳（E. Jenner, 1749—1823）。1796 年 5 月 14 日，他进行了在人体上种牛痘的实验。1798 年，他发表了著名的论文《关于牛痘的原因及结果的研究》，介绍了牛痘接种法预防天花的成功经验。

1980 年第 33 届世界卫生大会宣告，天花已被完全消灭，人类终于彻底征服了这一病魔。

（二）不同学科的发展

1. 生理学的发展   17 世纪时，哈维发现血液循环，奠定了生理学的基础，到了 18 世纪，生理学开始向更深层次发展。被称为"近代生理学之父"的哈勒（Haller，1708—1777）认为：一切神经集中于脑，大脑是神经的中枢所在。与此同时，他还认为脑皮质是完成大脑功能的主要物质基础，而脑髓质是灵魂所在。可见，18 世纪的医学研究依然弥漫着迷信色彩。进一步推动生理学发展的医学家，还有苏格兰外科学家贝尔（Bell C.，1744—1842），英国人斯特芬（Stephen，1677—1761），还有对消化研究做出过重要贡献的生理学家——列奥弥尔（Reaumur，1683—1757）。

2. 临床医学教育的发展   如果说西登哈姆是 17 世纪最伟大的临床医学家，那 18 世纪的布尔哈维（Boerhaave，1668—1738）无疑是该领域最优秀的继承者。布尔哈维不仅是一位临床内科学家，而且是一位化学家、解剖学家，他将这些知识与临床相结合，成为一名出色的临床医学家。他充分利用病床教学，在病理解剖之前，尽量给学生提出临床的症候与病理变化的关系，这就是以后临床病理讨论会（C. P. C）的先驱。

3. 产科的发展   18 世纪初，产钳的出现标志产科的一大进步。同时男子也可以参与接生，这都是产科学的进步，也就是从那时起，产科开始逐渐从妇科中独立了起来。

4. 预防医学的萌芽   预防疾病的思想和措施可以追溯到古希腊、罗马、阿拉伯以及中国的医学中。16 世纪以后，资本主义的兴起和思想上的变革，引起了人们对预防医学的关注。预防医学的重视首先是开始于海军和陆军内。因为当时只有在军队范围内，才有可能为受伤和生病的士兵进行监督、观察和疾病的统计，所以 18 世纪预防医学的发展开始于各国陆海军的军医。

5. 精神病学的萌芽   皮尼尔（P. Pinel，1745—1826）是 18 世纪治疗精神病的重要改革家，是第一个对各种精神病做有完整病案记录的人。1774 年利鲍德（I. Leopold）创办了一家精神病院，1793 年皮尼尔被任命为这家精神病院的负责人。1796 年他得到国会批准，解除精神病院中 49 位精神病患者的枷锁。皮尼尔认为治疗精神患者最重要的方式是让每个能够工作的住院患者都能有工作，这是现代所谓职能治疗的先驱。

四、19 世纪西方医学

19 世纪的资本主义国家在生产领域和科学技术方面取得了前所未有的巨大进步，出现了第二次技术革命。19 世纪自然科学的三大发现：能量守恒定律、细胞学说、进化论的确立，对于哲学思想的发展产生了深刻的影响。自然科学摆脱了形而上学的思想方法，逐步建立起自己的新概念和理论体系。自然科学新理论的建立、技术领域里的革新促进了医学的发展。

（一）代表人物

1. 南丁格尔与护理学   南丁格尔（Nightingale F.，1820—1910）出生在意大利，是英国一个贵族家庭的女孩。南丁格尔长大后对护理工作非常感兴趣，1850 年在德国莱茵河附近的小医院学习有关的护理知识，1854 年率领 32 名护士开赴前线救护。1860 年她设立南丁格尔基金，成立护士学校正式培养护士。1873 年美国设立了第一个护士学校。开创了护理学的新篇章。

2. 杜南与国际红十字会   受南丁格尔的影响，1864 年瑞士银行家兼慈善家杜南（Dunant H.，1828—1910）在瑞士成立了国际红十字会。因为瑞士的国旗是红底白十字，于是他挑选白底红十字作为标志，以后这个标志就成为国际红十字会的统一标志。

（二）各类学科的发展

1. 医院医学与实验室医学　法国大革命以后，医院逐渐成为医学教育和研究的中心、医疗体制的最重要机构以及医学权威的象征。启蒙运动时期，医院作为一种慈善机构得到了迅速的发展。19 世纪中叶，实验室成为医学知识创造的中心。科学实验成为医学知识创造的重要源泉。

2. 细胞学和细胞病理学　施莱登（Schleiden，1804—1881）和施旺（Schwann，1810—1882）是细胞学的开山鼻祖。施旺 1839 年发表《在显微镜下研究动植物的构造及其发育的结果》，正式提出了细胞学说。19 世纪德国病理学家微尔啸（Virchow，1821—1902）提出了细胞病理学，这是形态病理学发展史上的重大进步。

3. 细微解剖学与大体解剖学　捷克人浦肯野（Purkinje）在歌德的资助下，建立了第一个公立生理学实验室，于 1837 年和 1839 年相继发现了小脑和心脏中的浦肯野纤维。大体解剖学在英国的代表人物是查尔斯·贝尔爵士（Charles Bell，1774—1842）。诺克斯（Robert Knox）是爱丁堡的解剖学教授，他创立了新型解剖学教学法。除此之外，美国解剖学的创始人之一威斯塔（C. Wistar）、法国的解剖学家郎飞、意大利解剖学家帕尼扎（Bartolomeo Panizza）等都在大体解剖学中取得了成绩。

4. 比较解剖学与胚胎学　比较解剖学是 19 世纪一门刚刚起步的新学科。法国的曲维尔（G. Cuvier，1779—1832）阐明了异体同工是功能上的相似，异体同源是构造上和发育上的相似。在曲维尔之后，贝肯包尔（C. Begenbaur，1826—1903）是又一位杰出的比较解剖学家，他曾是海得堡大学的教授，教育出大批比较解剖学者。赫胥黎（T. Huxley，1825—1895）是英国著名的生物学家、比较解剖学者。代表作是《人类在自然界的位置》。直至 19 世纪胚胎学才成为一门明确的学科，其中，德国人贝尔（K. Baer，1792—1876）为胚胎学的发展做出很大贡献。他发表的胚胎学著作《动物的发育》这本书，囊括了他在胚胎学方面的成绩。由于他的努力，胚胎学才得以巩固和发展。

5. 生理学与生物化学　19 世纪以前，对人体机能的认识限于解剖学水平，随着化学学科的发展，19 世纪的生理、生化开启了对人体研究的崭新一页。由于李比希（Liebig，1803—1873）将化学知识应用到生理学，极大地丰富了生理学内容。在生理学发展中，还有一位喜欢发明实验器械的科学家路易（K. Ludwig，1816—1895），他设计了计振器。计振器可以观察呼吸运动，测定动脉血压的变化，成为后来生理学研究不可缺少的仪器。

6. 细菌学　细菌学领域最著名的两位科学家是巴斯德和科赫。巴斯德（L. Pasteur，1822—1895）不仅是位细菌学家，还是法国著名的自然科学家。他用巴氏消毒法挽救了法国的酿酒业和丝织业。巴斯德曾有一句名言："科学是无祖国的，但科学家却是有祖国的"。直至今天，这句话都是许多爱国者的座右铭。

1876 年，科赫（R. Koch，1843—1910）开始研究炭疽杆菌的生活条件以及与牛羊和人类的关系。他的研究揭示出：在动物体外培养几代的炭疽杆菌，仍然可以在动物体内引起炭疽病。1882 年，科赫发现了困扰人类的结核杆菌，同时他又公布了细菌学三定律，即 Koch 法则。1883 年科赫被推选为德国霍乱委员会的会长，访问了埃及和印度，调查了霍乱流行情况，并发现了人的霍乱弧菌，同时发现了人的结膜杆菌。由于科赫在细菌学领域的卓越贡献，他获得了 1905 年的诺贝尔生理学或医学奖。

7. 药理学　19 世纪，由于化学的进步，可以提出生物碱和植物的有效成分，出现了药理学这门科学。一系列生物碱有效成分的提取和药物合成之后，人类开始研究药物的性质和功能，这样便产生了实验药理学。

马让迪（Magendie，1783—1855）对箭毒的研究被称为实验药理学的开端，他写的《处方书》（Formulaire）给医界介绍了许多经过科学研究的有效药物。另一位先驱者是马让迪的学生伯纳德（C. Bernard，1813—1878），他对美洲箭毒及一氧化碳中毒进行了实验研究。布克海姆（R. Buchheim，

1820～1879）则首先把药理学从传统的治疗学中解脱出来，他在第一所专门研究药理学的实验室里，用实验的方法将药理学发展成为一个独立学科。

8. 诊断学 19 世纪初期，临床医学在诊断方面主要成果是叩诊法的推广和应用及听诊法的发明。19 世纪初，高尔维沙尔（Corrisart，1755～1821）对叩诊法加以推广，促进了叩诊法在临床上的应用。发明听诊的是雷奈克（R. Laennec，1781～1826）。临床医学利用化学分析方法，补充了物理诊断方法的不足。此外，显微镜学的不断进步，促进形态诊断学在临床逐步取得重要地位。

9. 免疫学 免疫学的发展过程中，首先应提贝林（Behring，1854～1917）和北里柴三郎（Beili Chaisanlang，1852～1931）在 1890 年完成白喉抗毒素的研究。贝林和北里柴三郎在科赫的研究所里，将成倍注射白喉毒素实验动物的血清注射在其他动物体中，被注射的动物内毒素中和可以被治愈或者预防白喉的发生。两年以后，这种抗毒素被世界公认，成为治疗白喉的一种重要药品，使白喉死亡率大大降低，这是最早的被动免疫。梅契尼柯夫（E. Metchnikoff，1845～1916）也是这一时期著名免疫学家，1908 年梅契尼柯夫因发现白细胞的吞噬现象而获得诺贝尔生理学或医学奖。

10. 内科与外科 内科的发展是长期实践积累的结果。19 世纪的内科学在疾病的描述、记录、诊断方法等诸多领域的进步，也正是自文艺复兴以来医学数百年的积淀才促成了内科学的巨大发展，为今天医学的发展打下了坚实的基础，内科这座医学领域中的大厦已然兴起。疼痛、感染、失血这三大难关被相继突破，外科学才有了突飞猛进的发展。麻醉法是由一氧化二氮（即笑气）过渡到乙醚以及三氯甲烷。塞麦尔韦斯通过消毒降低了产褥热的死亡率，外科消毒法的创始人是英国人李斯特（Lister，1827～1912）。他借鉴巴斯德的消毒方法，试用了石炭酸并获得了成功。1886 年德国人别格曼（Bergmann，1836～1907）采用高压消毒气进行外科消毒，人类真正进入无菌外科手术时代。同时，止血的方法也有改进。19 世纪初期，医务人员开始输血实验。尽管 19 世纪的麻醉、消毒和输血还是初级的、不安全的，但它们的出现直接改变了外科学在医学中过去一贯低下的地位，为今后外科学的发展铺平了道路。

11. 法医学 欧洲的法医学在 19 世纪中叶以后才建立起来。1901 年开始，关于缢死、绞死、窒息、溺死、婴儿被杀的材料逐渐增多，19 世纪中叶有了较好的法医学著作出版，柏林的卡斯帕（Caspar. J）写出一部《实用法医学》，奥地利的霍夫曼（von Hofmann. E，1837～1897）写了《法医学教科书》。此外，克拉夫持（von Kraft‒Ebing. R）和默塞尔（Mercier）对于精神异常的疾病进行了法医学的观察和论述。

12. 预防医学与精神病学 18 世纪时预防医学已有某些改进，但实施范围很有限。到 19 世纪，预防医学和保障健康的医学对策已逐渐成为立法和行政的问题。1856 年，在英国大学第一次开设了公共卫生课程，使预防医学从医学中独立出来，公共卫生成为一门新兴的学科。德国公共卫生学家皮腾科费尔（Pettenkofer，1818～1901）使卫生学成为一门精确学科。他将物理和化学方法应用到卫生学方面，用实验方法研究卫生学，研究空气、水、土壤对人体的影响，测定大气中二氧化碳对呼吸的意义，并发明了测定空气中二氧化碳含量的方法和住宅的通气及暖气设备，于 1882 年发表了《卫生学指南》一书。

进入 19 世纪后，1838 年埃斯基罗尔（Esquirol. J，1772～1840）开始对精神病进行考察，写出《根据卫生、医学、法律的观点考察精神病》。英国人图克（Tuke. W，1832～1881）建议禁止在癫狂病院对患者实行残酷的处置。柏林大学的教授格里辛（Griesinger，W）也提倡宽容对待精神病患者，1845 年他出版了《精神异常之病理及其治疗法》，该书中详细记述了精神病患者的症状及精神病与病理解剖学的关系。从此以后，法国一些学者在人道主义精神的影响下，继续从事精神病学的研究。

第三节　现代医学发展

自 20 世纪起人类进入科学的世纪，人们科学地认识世界，运用科学技术改造世界的世纪。它以遗传定律的再发现为开始，以人类基因组图谱绘制完成而画上完美的句号，凸现出生命和现代医学发展的强劲趋势。

从 20 世纪 40 年代开始，以原子能、电子和航天技术等为代表的一系列高科技技术先后问世，形成了第三次科技革命，是世界经济飞速发展。在第三次科技革命的带动下，20 世纪的医学技术也发生了三次革命。第一次发生在 30 年代到 50 年代。1935 年，磺胺被证实具有杀菌作用，在 40 年代又实现了人工合成磺胺类药物，促进了医药化工技术的快速发展；第二次世界大战期间，发明了带有通气和搅拌装置的大型发酵罐，打开了大规模生产青霉素的局面。这次医学技术革命使人类第一次获得了特效治疗细菌感染性疾病的手段和方法，开辟了抗生素化学治疗的新时代。第二次医学技术革命发生在 20 世纪 70 年代。最重要的标志是电子计算机 X 线断层扫描仪（CT）和磁共振诊断技术的发明和应用，能快速、准确地检测出早期肿瘤和许多早期的病变。这是一次诊断学技术的革命，开创了无创性诊断的新路径。第三次革命发生在 20 世纪 70 年代后期，科学家运用遗传工程技术先后生产出生长抑制素、人胰岛素、人体生长素、干扰素、乙型肝炎疫苗等多种生物制品，使传统的药物治疗法面临"蛋白质类药物"的有力挑战，开拓了生物学治疗的新概念。

由于现代科学技术的推动，现代医学已经发展为精密、定量、高度分化与综合的庞大科学知识技术体系。随着自然科学和社会科学的发展，医学学科之间互相促进、互相渗透的趋势增强，医学与其他科学之间的互相交叉、互相渗透、互相联系增多，从而形成了现代医学比较完整的科学体系。

一、药物学与治疗学

1910 年，化学家埃尔利希（Ehrlich P.，1854—1915）与日本人秦佐八郎（1873—1938）研制出毒性很小的抗梅毒药物。该药物的研制成功，使长期流行的梅毒得到较有效的控制，开创了化学疗法，推进了化学药物的研究。

1928 年，弗莱明（Fleming，1881—1955）在他的培养基上意外地发现青霉素，之后弗莱明研究证实青霉素有杀死链球菌等细菌的功能。1935 年，英国牛津大学病理学家弗洛里（HW. Florey，1898—1968）与德国生物化学家钱恩（EB. Chain，1906—1979）合作，解决了青霉素的浓缩问题，使大量生产青霉素成为可能。1943 年青霉素第一次成功地用于治疗患者，临床证实青霉素对猩红热、梅毒、白喉、脑膜炎、淋病等传染病都有明显的治疗效果。第二次世界大战中，青霉素起到了不容忽视的作用。青霉素诞生以后，各种其他抗生素陆续被研制成功。抗生素的发现、应用和发展是 20 世纪药物学和治疗学的重大进步。

二、医学影像学

1895 年物理学家伦琴（W. Rontgen，1845—1923）发现了 X 线，并指出这种射线的穿透能力强于其他光线。X 线从发现至今，已有 100 年，在 20 世纪前半期很多科学家和技术工作者献身于这一领域。传统的 X 线装置的出现，尽管在形态学诊断方面意义重大，但是，随着时间的推移，X 线在用于探测人体疾病时所暴露出来的问题也越来越明显。随着问题的出现，许多科学家寻找新的方法，以弥补 X 线技术的不足，CT 与 MRI 正是在此大环境下产生的。由于 X 线、CT 应用范围有限，本身还有很强的辐射；MRI 虽然避免了辐射，但反应速度较慢，对患者也有较高的要求，这些都限制了它们在医学中的使用，而超声、放射性同位素的使用，使得医学物理诊断愈加完善。另一方面，单光子发射计算机断层显像和正电子发射断层显像（PET）在放射核医学上的应用大大促进了放射核医学的发展。

三、免疫学

1907 年，多纳特（Donath）和兰德茨坦纳（Landsteiner）在阵发性血红蛋白尿患者身上发现了抗自身红细胞的抗体。1938 年，多梅什克（Domeshek）发现自身溶血性贫血时，提出自身免疫可能是极为平常的现象。1942 年，孔斯（Coons）发明了免疫荧光技术之后，可以证明患者血清内自身抗体的存在。1945 年欧文（Owen）发现免疫耐受现象，自此免疫学逐渐从抗感染免疫的经典概念中解脱出来。

1965 年，克莱因（Klein）和怀特（White）发现 T 淋巴细胞和 B 淋巴细胞。1966 年，克莱曼（H. Claman）和他的同事证明必须借助这两种细胞的合作才能产生抗体，细胞免疫和体液免疫（产生 IgG，IgA，IgM，IgD，IgE 五类抗体）共同构成抗体的免疫系统。

1975 年，英国剑桥大学的科赫尔（Kohher）和米勒斯特（Milstein）发明了制备单克隆抗体的方法，制出的单克隆抗体被称为"生物导弹"，可以理想化地导向攻击目标，为免疫学开辟了广泛的前景。

四、分子生物学

美国学者沃森（Watson）和克里克（Crick）在解释英国物理学家威尔金斯（Wilkins）X 线衍射结果时，构建了 DNA 分子双股螺旋结构的三维模型，并于 1953 年 4 月发表了《核酸的分子结构——脱氧核糖核酸的一个模型》论文，他们的科学结论被以后的科学实验所证实，他们三人也因此共同获得 1962 年诺贝尔生理学或医学奖。

1955 年，格谋（G. Gomow）提出了遗传密码假说。1956 年，科伯格（A. Kornberg）等首次在试管中成功地把游离的核苷酸合成为 $\varphi \times 174$ 的 DNA。1962 年，何莱（RW. Holley）等人破译了遗传密码，阐明了蛋白质的合成机制。科学家们于 70 年代发表了反转录酶和限制性内切酶的作用。从 80 年代起，基因工程开始用于治疗疾病，如：美、日等国用单克隆技术治疗癌症；加州大学从患有特殊贫血症的患者体内，抽取出少量骨髓，将正常基因输入骨髓细胞后，再送回患者体内，取得良好效果。

近 20 年来，分子生物学的影响已渗透到生物学和医学各个领域，产生了一些新兴学科，如神经分子生物学、发育分子生物学、免疫系统分子生物学、分子药理学、分子遗传学、分子病理学等。

目前，对人类基因组的研究，破译人类全部遗传信息的研究已取得巨大进展。为了提高人类生存质量，攻克肿瘤和遗传性疾病等重大难题，对疾病基因和功能基因的研究将成为今后研究的重点。

五、器官移植与人造器官

早在 1913 年法国的卡列尔医师（Carrel A. 1873—1944）就曾提出把器官取下培养移植的观点。1933 年异体角膜移植成功。1954 年美国的医师们将一卵双生兄弟之间的肾移植首次成功。50 年代后期，由于免疫学和分子生物学的进展，外科学界在总结以往经验教训的基础上，酝酿着新的突破。60 年代以后，由于血管吻合技术的进步，特别是显微外科技术的突破，离体器官保存方法的改进，运用免疫移植法控制排除反应成功，以及人体组织移植规律的发现，使器官移植术取得了显著的进展。1963 年肝移植（Starzl）、肺移植（Hardy）成功，1966 年胰腺移植（Lillehei）成功。此外，人工心肺机、人工低温术在临床的应用，使体外循环心内直视手术得以开展；人工关节、人工股骨、人工感官的研制与应用也取得较大的进步。

在生物医用材料和内置体方面，特别是医用高分子材料有了飞速的发展。近 10 年来，心脏瓣膜、心脏起搏器、人工乳房、美容生物材料等的研制日臻完善，并得到广泛应用。

六、医学遗传学

1906 年，"遗传学"这个名词被提出。在遗传学产生和发展的同时，医学遗传学也开始萌芽。1901 年，兰德茨坦纳发现了人类 ABO 血型是按孟德尔规律遗传的。1924 年玻恩斯坦（Bernstein）研究了 ABO 血型遗传规律，提出了复等位基因遗传学说。

20 世纪初，摩尔根（T. Morgan，1866—1945）利用果蝇研究了遗传性状，提出了染色体遗传理论。40 年代中期，确定了人体染色体数目。50 年代中至 70 年代初逐条完成染色体的鉴别。DNA 双股螺旋结构确立后，DNA 与遗传的研究更深入。60 年代，科学家阐明了整个生物世界遗传信息的统一密码，提出了原核细胞基因活动的操纵子学说。70 年代在分子遗传学基础上发展了体细胞遗传学。体细胞遗传学和重组 DNA 技术相结合，对基因组结构和功能、基因定位、肿瘤发生、产前诊断、基因治疗等提供了重要的理论根据。同时在分子遗传学基础上又发展了一门新兴的学科：遗传工程学。

进入 80 年代后，应用重组 DNA 技术，对单基因病的基因进行分析和检测，从而开展了基因诊断学研究，为遗传病的防治和优生工作开辟了新途径。这一系列重大理论问题的提出和解决使遗传工程逐步变为现实。

目前，遗传工程已扩大为生物工程。1996 年英国克隆羊成功，克隆羊多利的诞生揭开了世界迈向生命科学时代的序幕。

近年，医学遗传学最重要的成果之一就是在人的基因组中发现了癌基因和抑癌基因。当体内的抑癌基因或癌基因发生突变、缺失等遗传学缺陷，便会引起细胞分化机制紊乱，形成肿瘤，这为开展肿瘤基因治疗提供了重要的理论依据。人们可以从基因分子水平上调控细胞中缺陷基因的表达，或以正常基因来代替缺失基因等方式治疗肿瘤。

近年来针对不同类型肿瘤的靶向药物不断研发出来，并应用于临床。靶向药物减轻了患者的痛苦，延长了患者的生存年限，提高了患者的生存质量。

基因治疗还可应用于遗传病、免疫缺陷等疾病的治疗。总之，医学遗传学的这些重大突破，不但推动分子生物学的发展，而且为遗传病和一些严重疾病的防治以及优生优育开辟了新途径。目前，利用基因工程技术生产的药物，如细胞因子、新型乙肝疫苗、胰岛素等在临床治疗上起到了重要的作用。

七、医学模式的转变

从理论上说，医学产生后医学模式也随之产生。从近代医学时期到 20 世纪 70 年代以前，占统治地位的医学模式是生物医学模式，是由神灵医学模式和自然哲学医学模式演变成机械论医学模式后，再由后者发展而形成的。

在生物医学模式的推动下，近代医学进入了实验医学时代。在形态学方面，促进了器官、组织、细胞和分子水平上对人体结构和生理、病理过程的深入研究；在功能学方面，从定性研究发展到精确的定量研究；在应用自然科学研究成果方面，加强了医学与现代科学新技术（特别是计算机、电子学、光学技术等方面）的紧密结合，促进了医学技术的进步，大大地提高了临床诊断和治疗水平。

尽管生物学医学模式极大地推动近代医学的发展，是近代医学研究的一个重要标志，但是随着社会的进步、科学技术的飞速发展，当疾病谱、死因谱和病因等都发生了很大变化的时候，生物医学模式忽视人的社会属性、心理因素、行为因素以及忽视整体的变化等内在缺陷却妨碍了现代医学的发展。

1972 年，美国医师恩格尔（Engle）首先指出生物医学模式的缺陷，提出生物医学模式应向"生物 – 心理 – 社会医学模式"（bio – psycho – social medical model）转变的论述，客观地反映了医学发展规律，受到世界各国医学家的注意。

当前心身疾病已日益严重地威胁着人类生命健康，由生活方式和生活行为所致的疾病和环境因素、社会制度造成的疾病已占70%，因而医学家们从"生物－心理－社会"三个方面提出综合防治的新概念。这种医学模式的转变，标志着以健康为中心的医学科学已迈进一个崭新的发展时期，促进了社会医学、医学社会学和整体医学的建立和发展。

社会医学的形成是医学科学的一次革命。社会医学立足于生物－心理－社会医学模式，主要研究社会因素与健康的保持和增进之间的关系，研究社会因素与疾病的产生发展、治疗、康复和医学教育的各个环节。

八、传染病新动态

20世纪，由于对急性传染病的防治取得了重大进展，使城乡的疾病谱和死因谱发生了明显的改变。虽然传染病的发病率与死亡率已明显下降，但是对国内外传染病的新动向不可掉以轻心，其主要表现在下述几个方面。

1. 新的严重的传染病时有发生　目前正在全球迅速蔓延的艾滋病就是一个典型的例子。艾滋病全称为"获得性免疫缺陷综合征"，该病是由人类免疫缺陷病毒引起，导致被感染者的免疫功能部分或完全丧失，继而发生感染、恶性肿瘤等，最终使机体极度衰竭而死亡。因此，艾滋病对人类威胁极大，成为全球性的极其严重的问题。

2. 一些老的传染病又在全球呈发展势头　结核病（TB）是由结核杆菌引起的传染病，原已被控制，近年来又在五大洲蔓延，其中最重要的发病区是在南亚和东南亚。世界卫生组织1994年度报告指出："结核病正威胁着世界三分之一人口的健康，如果不采取预防措施，将在今后的10年内，夺去3000万人的生命。"这份报告还警告说，未来数年各国将出现多种耐药型结核病，每治一例要花费25万美元。专家们还发现，人类免疫缺陷病毒对人体抑制结核病菌的细胞有杀伤作用，是结核病得以滋生、蔓延的重要原因。

3. 传染病菌对抗生素产生耐药性　由于抗生素被广泛应用于临床，因此传染病菌逐渐对抗产生耐药性，给治疗带来了很大的困难。虽然医药学家们又研制了新型抗生素，再次杀灭耐药菌，但是细菌又产生能抵抗最新药物的突变体。如今每一种致病的细菌都有几种突变体，能够对多种抗生素产生耐药性。有些细菌除对一种药物敏感外，对其他所有的药物都有耐药性。现在由耐药结核杆菌株引起的结核病占新病例的七分之一。由于一种抗生素对细菌不起杀灭作用，只好联合应用几种，从而使世界各国的医疗保健费增加了数倍。

4. 一些人畜共患传染病严重威胁人类　20世纪80年代至今，全世界都被一种叫做疯牛病的人畜共患传染性疾病所困扰。这种传染病不仅造就世界上大量的牛群病死或被屠杀，而且对于人类的自身安全构成了极大的威胁。人食用病牛的肉或以其脑组织等为原料制作的食品也会被感染，发生新变异性克雅病，患者因脑组织遭到破坏而痴呆、精神错乱、瘫痪，最终导致死亡。

此外，新型冠状病毒、禽流感、猴痘等引起的传染病也在威胁人类，值得高度重视。

（刘春玲　闫　磊）

书网融合……

本章小结

题库

第三章 医学的范畴

PPT

人体在致病因素作用下，健康机体的形态结构，功能与代谢发生改变，使机体内外环境相对平衡的状态受到破坏，随之产生疾病，最终走向死亡。医学不仅要在个体、系统、器官、组织、细胞、分子等微观层面上，还要从家庭、社区、社会、生物界、地球、宇宙等宏观系统，揭示生命、健康、疾病、衰老和死亡等现象的本质和相互联系，从而能够有效地预防和治疗疾病，延长生存时间，提高生命质量。

➡ 案例引导

案例 患者，女性，39 岁。主诉：间断反酸、胃灼热 1 年余。患者 1 年前开始出现间断反酸、胃灼热，与饮食无相关性，无恶心、呕吐，腹胀、腹痛、腹泻、消化不良、黑便等症状。胃镜检查提示：慢性萎缩性胃癌，幽门螺杆菌阳性。腹部超声 + 胸片检查：均未见异常。既往史：2 年前曾因抑郁发作行药物治疗（已愈）。查体：未见明显阳性体征。家族史：其父亲及大伯、二伯、三伯均患胃癌。

讨论 该患者如何进行胃癌的预防？

第一节 生命与死亡

对生命的认识关系到医学的根本目的，医学的本质不仅是生物学问题，也是重要的社会学问题。从生物大系统和社会大环境两个层面来探讨生命问题，对于学好医学知识有着重要意义。

一、生命

（一）生命的标准

人的生命从何时算起，个体人权从何时算起的问题，成为具有法律意义和道德意义的问题。关于生命开始时间这一问题有以下观点和学说。

1. 个体/生物学标准 认为从受精卵着床那一刻起，或者从 38 周孕龄胎儿离开母体并具有存活能力时起，生命就开始了。这一标准只承认生物学存在，否认社会学存在。

2. 承认/授权标准 认为生命的开始必须以胚胎发育到可以离开母体而存活为前提，强调胎儿必须得到父母和社会的接受，生命才算开始，人的社会性是人区别于其他动物的本质特征。

3. 复合标准 既非片面强调生物学存在，也非片面强调社会学存在，把生物学生命与社会生命统一起来的生命标准有多方面的优点。

在法律上认可的"人的生命"开始的时限，不同的国家是有所不同的。例如，美国 1973 年作出妊娠在三个月前终止为合法的决定。1981 年，一些反对人工终止妊娠的团体试图以"生命法案"的形式规定：人的生命从受精卵的瞬间开始，从这时起的胚胎就具有人权。对此，哈佛大学、麻省理工学院等大学的 1300 名学者以及美国医学联合会等都极力反对"生命法案"。由此可见，关于"生命开始"这一问题，至今没有得到解决，更因宗教和道德观念的影响而变得复杂。

（二）生命的价值

人类生命具有物质价值、精神价值和人性价值。生命的物质价值体现在：人是创造物质和精神财富的主体。生命的精神价值即生命的心理学价值。认为：生命的保持是某些个体的心灵慰藉和精神寄托。生命的人性价值或称生命的道德价值，强调从人道主义出发善待所有的生命。全部医疗活动都应完整体现生命的物质价值、精神价值和人性价值的高度统一。

（三）生命的质量

正常的个体生命质量是个体能够正常进行生命活动的前提，并有利于人类群体生命质量的提高。异常的个体生命质量，由于其生理状态和心理状态不健全或不同程度受损，从而不能适应个体生命活动的要求，其中一些个体生命还可能通过血缘关系对其后代的生命质量产生遗传学意义上的不良影响。因此，应该从这个高度来认识生命的质量。生命的质量，不仅关系到个体生命健康存在，而且关系到人类群体生命质量的提高和人类文明的发展。从个体生命质量水平的变化过程来看，个体生命质量的水平是一个动态过程，即生命的诞生—生命的健康存在—生命的结束，在这一过程中，生命质量不可抗拒地从无到有、从高质量向低质量转化。

（四）生育的控制

生育控制是生殖优生领域的一个特定概念，是指对人生育权利的限制，包括对正常人生育权利的限制和对异常特定人生育权利的限制。前者往往是国家为控制人口数量而制定的一种普遍的政策和法令（如计划生育政策）；后者往往是从优生（即从提高出生人口质量、提高未来人口素质）角度考虑，对一些严重影响后代生命质量的特定育龄夫妇（如严重精神分裂症患者、各类智力低下的人、严重遗传性疾病及其他患有医学上认为不宜生育的疾病的人）实行生育的社会限制和医学限制。生育控制方法主要包括避孕、节育、绝育、流产等。

二、死亡

生命过程就是生长、发育向衰老、死亡转化的过程。科学辩证地看待死亡问题，无论对医学工作者还是普通民众，都具有十分重要的意义。

（一）死亡的定义

死亡指丧失生命，生命终止，是生存的反面。哲学上说，死亡是生命结束，而且所有的本来维持其存活的属性的丧失，不可逆转的永久性终止。单细胞动物的细胞死亡即是个体死亡，而多细胞动物个体死亡时，并不是所有细胞都同时停止活动。如人心跳停止后，气管上皮细胞还可以进行纤毛摆动，表皮细胞可再存活 120 小时以上。活体内细胞也并非全部生存，血细胞、上皮细胞和生殖细胞都在不停地衰老死亡。

（二）死亡的判断标准

20 世纪 50 年代，正压通气（PPV）和心肺复苏（CPR）出现前，心肺死亡是判定死亡的唯一标准。

呼吸、循环和脑功能相互依赖，其中任意一个系统功能停止，其余系统功能则不可避免地在数分钟内停止，因此，传统的心肺死亡是呼吸、循环和脑功能的永久性停止。随着机械通气技术和心肺复苏技术的发展，许多心脏停搏和呼吸停止的危重症患者得以在体外生命支持技术的辅助下长时间维持呼吸和循环功能，而脑功能可能永久性停止，因此，心肺死亡标准的缺陷变得明显。脑死亡是目前医学、伦理学、法律上都能接受的人类死亡标准。《世界脑死亡共识》将脑死亡定义为脑功能永久性完全丧失，即无反应性昏迷，以及意识、脑干反射和自主呼吸丧失。《中国成人脑死亡指南》将脑死亡定义为包括脑干在内的全脑功能不可逆性丧失，即死亡。

脑死亡的提出，突破了关于死亡认定的传统概念。也就是说，一旦大脑和脑干功能终结，不管是否仍有心的跳动或肺的呼吸，其作为人的生命本质已经不复存在。脑死亡既是生物学死亡，也是社会学死亡，因而具有人类个体生命终结的全部含义。脑死亡概念对于准确判断个体死亡的发生，确立终止复苏抢救时间，特别对将仍存活的器官用作移植供体，具有十分重要的医疗、法律和伦理学意义。要注意的是，脑死亡这个术语不应被滥用或混淆。如大脑皮质死亡、不可逆昏迷和永久性植物状态等，均与脑死亡有本质的区别。因此，将植物人或长期昏迷者知觉和意识的恢复看成是脑死亡的复苏是不正确的。

（三）死亡的原因

死亡从性质上分为生理性死亡和病理性死亡两种。生理性死亡是由于机体的自然老化所致，又称自然死亡、衰老死亡。据估测，人类自然寿命120～160岁，因此人的生理性死亡并不常见。病理性死亡原因有：①重要生命脏器如脑、心、肝、肾等严重不可逆性功能损伤；②慢性消耗性疾病，如恶性肿瘤晚期、严重肺结核、重度营养不良等引起的机体极度衰竭；③由于中毒、窒息、出血等意外事故所引起的严重急性功能失调。

（四）死亡的过程

死亡是人体生理机能逐渐衰减以至完全停止的过程，并非瞬间即逝的现象，而是一个逐渐发展的过程。机体内各组织、细胞并非在同一时间进入死亡，多数临床情况下，死亡的发生是一个从健康的"活"的状态过渡到"死"的状态的渐进过程，可以分为以下几个阶段。

1. 濒死期 也称临终状态。是生命活动的最后阶段也是死亡过程的开始阶段，此时脑干以上的中枢神经系统处于深度抑制。临床上表现为：意识模糊或散失，反应迟钝或减弱，心搏和呼吸微弱，部分患者经抢救可延续生命。

2. 临床死亡期 主要标志是自主呼吸和心跳停止，瞳孔散大固定，对光反射消失。此时延髓处于极度抑制状态，但整体生命并没有真正结束，若采取恰当的措施，尚有复苏的可能。临床死亡期的时限通常为5～6分钟，在低温或耗氧量低的情况下，临床死亡期可延长至1小时或更久。

3. 生物学死亡期 是指全身各组织、细胞的死亡，故又称细胞性死亡。此时重要生命器官及所有人体组织细胞死亡，是死亡过程的最终不可逆阶段。此期各器官系统的新陈代谢相继停止，虽然在一定时间内某些组织仍有不同程度的代谢功能，但整个机体已经不能复活。

（五）安乐死与临终关怀

1. 安乐死 安乐死源于希腊文，意思是"幸福"的死亡。现指患有不治之症者在危重濒死状态时，由于精神和躯体的极端痛苦，在自己或家属的要求下，经过医生的鉴定和法律的认可，用人道的方法使其生命终结。其中因停止人工抢救措施以缩短其生命过程者，称为消极安乐死（听任死亡）；使用加速死亡的药物和方法者，称为积极安乐死（主动死亡）。需要澄清的是：①安乐死是优化的死亡状态；②安乐死不是使人死亡的原因；③安乐死不具有杀人目的；④安乐死适用于"存在痛苦的求死者"。

安乐死的提出已有多年，但迄今仍有许多医学、社会学和伦理学问题尚未得到解决，包括我国在内的绝大多数国家尚未对安乐死进行立法。2000 年荷兰议会正式通过安乐死法案，使其成为世界上第一个为安乐死立法的国家，目前该国每年有约 4000 人接受安乐死。在我国实行安乐死条件尚不成熟的情况下，医生应对要求安乐死的患者和家属持十分慎重的态度，避免引起医疗纠纷。

2. 临终关怀 从广义上讲，安乐死属于临终关怀的特殊形式。临终关怀又称为善终服务、安宁照顾等，意使临终患者在较为舒适安逸的状态中走完人生最后旅途，这与安乐死的本质即终止痛苦而不是终止生命的理念是一致的。

临终关怀的对象既包括临终患者也包括患者家属。临终关怀应遵循以下基本原则。

（1）注重于人而不是病，采取综合性措施，解除患者在躯体、心理、社会、经济等方面经受的痛苦。

（2）尊重临终患者的生命价值和权利，使其尽可能在临终时保持安详、平静和庄重。

（3）重视生命的质量胜过重视生命的数量，临终关怀的目的在于改善临终者的生命质量，而不是盲目地延长生命。医患双方都应像正视出生、正视疾病那样正视死亡，帮助患者安详、平静地接纳死亡。

第二节　疾病与健康

一、疾病

研究疾病的基本特征、病因、发生发展过程（机制），结构、功能、代谢变化（病变）以及相应症状、体征和行为异常（临床表现）等的规律与本质，是疾病预防、诊断、治疗、康复的基础。

（一）疾病的定义

人类对疾病的认识经历了漫长的过程。目前认为，疾病是机体在外界和体内某些致病因素作用下，因自稳态调节紊乱而发生的生命活动障碍。在此过程中，机体组织、细胞产生病理变化，出现各种症状、体征及社会行为的异常。病理变化（简称病变）是指不同疾病中机体发生的功能、代谢和形态结构的异常改变，如炎症、损伤、休克、心力衰竭等。症状是指患者主观上的异常感觉和病态改变，如头痛、恶心、畏寒、不适等。体征是疾病的客观表现，如肝脾大、心脏杂音、神经反射异常等。广义的症状可以包括体征。社会行为是指人际交往、劳动等作为社会成员的活动，如社会活动能力下降，烦躁、孤独及行为异常等。疾病一旦发生，机体内环境稳定性及对自然与社会环境的适应性就会受到破坏，机体便进入了与健康状态完全不同的失衡运动态势。

（二）疾病的自然进程

疾病的自然进程（自然史）大致可分为以下几个阶段。

1. 易感期 易感期指尚未发病，但是已具备发病基础和条件的时期。一旦致病因素齐备并达到一定强度，或机体防御功能低下处于亚健康状态，构成充分病因便可发病。例如血清胆固醇增高会导致冠心病，有高血压家族史的青年容易患高血压。易感期是疾病预防的最佳时期。

2. 发病前期（潜伏期） 从病因开始产生作用到出现最早临床症状、体征前这段时期称为发病前期。此期在传染病称为潜伏期。不同疾病甚或同一疾病不同个体的发病前期长短差别很大，少则数小时，如食物中毒；多则数十年，如艾滋病、麻风。本期是早期发现和诊断疾病的良好时机。此期虽无明显疾病临床表现，但可借助生物化学、影像等检查方法和手段，找到疾病发生的早期征兆。

3. 发病期（临床期） 发病机体在形态、功能、代谢等方面已经出现明显的病理改变和相关的临床症状、体征。此期由于疾病处于高潮时期，特别需要及时的治疗与护理。如急性阑尾炎有发热、呕吐和转移性右下腹痛等典型临床症状和体征，周围血检查可见中性粒细胞数量增多，显微镜下可见阑尾充血、黏膜坏死等。对传染病而言，此期是最重要的传染源，应该实施严格隔离措施。

4. 发病后期（转归期）　发病后期可有以下几种表现形式和转归走向。

（1）**完全恢复健康**　完全恢复健康又称为痊愈，是指疾病的症状和体征完全消失，各系统器官代谢、结构和功能均恢复正常，人的躯体、精神和心理状态与自然环境和社会环境重新达到平衡。某些传染病痊愈后还使机体获得一定免疫力。

（2）**不完全恢复健康**　不完全恢复健康是指疾病发病期的主要症状和体征已经基本消失，但功能、代谢和结构并未恢复正常。在存在某些病变的情况下，通过代偿康复来维持相对正常的生命过程。如烧伤后产生的瘢痕，脊髓灰质炎或脑血管意外引起的肢体运动障碍等。发病后期有时也称为残障期。

（3）**迁延不愈或转为慢性**　当致病因素持续作用，或治疗不彻底时，可使某些急性疾病迁延不愈，最后转为慢性。如急性肝炎转变为慢性肝炎，急性肾炎转变为慢性肾炎。当致病因素减弱或抵抗力增强时，慢性病可向痊愈发展。慢性病也可有急性发作，如慢性阑尾炎急性发作等。急性发作常常使慢性疾病的病情恶化。

（4）**蔓延扩散**　在致病因素较强，机体免疫力、抵抗力较差的情况下，某些疾病的致病因子可经血管、淋巴管、组织间隙等由局部向临近组织蔓延或向全身播散，这些致病因子包括细菌、病毒、肿瘤细胞、化学毒物等。例如结核分枝杆菌在肺内形成结核病灶，可沿淋巴管蔓延，引起肺门淋巴结结核。肿瘤细胞也可侵入局部血管随血流运行至他处，形成远隔器官转移性肿瘤。疾病的蔓延扩散还易导致疾病合并症和继发症。

（5）**合并症、继发症和后遗症**　合并症又称并发症，是指在某一疾病基础上，同时患有另一独立疾病；继发症则是指某一疾病自然进程结束后继而发生新的疾病。而后遗症系某一疾病结束后所遗留的相对永久性的结构与功能障碍。例如大叶性肺炎可伴有纤维素性胸膜炎等合并症，也可在纤维素性炎症基础上继发肺脓肿，或在败血症基础上继发感染性休克。

（6）**死亡**　由于病情未能得到有效控制，疾病有可能恶化造成患者死亡。死亡不一定都是疾病恶化的结果，也可以由衰老和意外伤害事故引起。

（三）疾病过程的共同规律

疾病过程的共同规律是指疾病发生、发展、转化过程中，疾病病因、发病机制、机体代谢、结构和功能改变及其临床表现之间的相互关系，是从生物学、医学和哲学角度来分析健康与疾病矛盾运动的性质、特点与规律。

1. 自稳与紊乱动态平衡　通过神经和体液的调节作用，机体各系统及机体与外界环境之间保持适应关系，这种状态称为自稳调节下的自稳态。疾病时，自稳调节的某一方面先发生紊乱，进而通过连锁反应使自稳调节的其他方面也相继发生紊乱。例如碘摄入不足首先引起甲状腺分泌甲状腺素减少，通过反馈机制，垂体促甲状腺素分泌增多，促使甲状腺滤泡增生、肥大。如缺碘时间过长，滤泡上皮细胞因功能过度而衰竭，以至滤泡腔内储满不能碘化的甲状腺球蛋白胶质，于是体现甲状腺自稳态失衡的甲状腺肿也就随之发生了。

2. 损伤与抗损伤贯穿始终　致病因素可引起机体的损伤，同时机体也动员各种防卫功能。当损伤占据优势时，疾病趋于恶化，甚至造成死亡。反之，当抗损伤占据优势时，疾病就缓解，乃至恢复健康。例如大叶性肺炎时，一方面患者出现高热缺氧、肺泡腔纤维蛋白渗出等损伤性变化；另一方面机体也产生周围血白细胞增多、特异性抗体形成等一系列抗损伤反应。

在疾病发生发展过程中，损伤与抗损伤反应在一定条件下也可向各自相反的方向转化。例如急性喉炎时，喉头黏膜的水肿充血本是机体的防御措施，但喉头黏膜高度水肿，又可成为导致喉头狭窄甚至窒息死亡的原因。因此，在临床实践中应周密观察损伤与抗损伤矛盾的相互转化，采取正确的诊断和治疗措施。

3. **因果关系交替转化** 因果关系交替转化是疾病发生发展的基本规律之一。因果关系中的每一环节既可是前一种变化的结果，又可是后一个变化的原因，称为"病因网"。例如外伤性出血时，急性大量出血做为"因"，可引起有效循环血量减少这个"果"。有效循环血量减少又可作为"因"，产生重要器官缺氧和血压下降这个"果"。如能及早采取措施在疾病发展的主导环节上打断因果转化的恶性循环，也就掌握了疾病发展的主动权。

4. **局部与整体相互影响** 疾病的表现形式既可以局部病变为主，也可以全身反应为主。

局部病变可以通过神经和体液的途径影响整体功能。机体全身状态也可以通过这些途径影响局部病变。以疖（毛囊炎）为例，它在局部引起充血、水肿等炎症反应，严重时可以引起白细胞增多、发热、寒战等全身性反应。有时疖给予局部治疗效果不佳，发现原来其是全身代谢性疾病——糖尿病的局部表现，只有治疗糖尿病后局部毛囊炎病变才会得到控制。全面分析疾病的全身和局部病变的内在联系，是医疗实践中必须把握的基本原则之一。

5. **外因和内因共同作用** 引起疾病发生发展的外部因素和内部因素可相互影响，共同决定疾病的产生、发展和结局。如没有脑膜炎双球菌感染，机体就不会发生流行性脑脊髓膜炎。但在该病的流行期间尽管许多人体内部都会有该菌的存在，却只有少数抵抗力薄弱的个体才会发生该病，而且即使发病也有轻有重。辩证地认识外因和内因在疾病中的作用，对具体疾病进行具体分析，才能全面正确地认识和防治疾病。

6. **本质与表象对立统一** 疾病时必有代谢、功能或结构上的异常，并表现为症状、体征或其他化学物理检查所能观察到的变化。例如病毒性肝炎时，如果没有乙肝病毒引起的一系列肝细胞变性坏死变化，临床上恶心、黄疸、乙型肝炎病毒抗原及其抗体阳性等相应的症状、体征、理化检查结果都成了无本之源。如果没有上述临床症状、体征或理化检查阳性的外在显露，我们也无法察觉和判断体内乙型肝炎的存在和程度。对疾病做出准确、科学的概括是医学界长期追求的目标。对于疾病现象、本质和发生发展规律的进一步认识，还有赖于现代科学技术的发展和不断进步。

（四）疾病发生的一般机制

疾病发生的一般机制是指疾病形成的共同机制，它是个别疾病特殊机制的总和。随着医学基础理论的飞速发展，各种新方法新技术的广泛应用，不同学科间的交叉融合，人们对于疾病有了更新的认识。

1. **神经体液机制** 正常机体维持内环境的自稳定是通过神经体液调节来实现的。如原发性高血压时，大脑皮质和皮质下中枢功能紊乱，使调节血压的血管运动中枢反应性增强，交感神经兴奋，去甲肾上腺素释放增加，小动脉收缩。同时副交感神经活动亢奋，释放肾上腺素，使心率加快。由于肾小动脉收缩，肾素－血管紧张素－醛固酮系统激活，血压升高。另外，溃疡病、休克等许多疾病，也都有神经体液因素的参与。

2. **细胞机制** 致病因素作用于机体后导致组织细胞代谢、功能和结构障碍，从而引起疾病。某些病因非选择性地直接损伤组织细胞，如机械力可引起细胞破裂，低温可引起冻伤。另一些病因则对组织细胞产生选择性直接损伤，如四氯化碳中毒主要引起肝细胞变性坏死，乙型脑炎病毒则损伤中枢神经细胞。致病因素还可引起细胞膜和细胞器功能障碍。当细胞膜离子主动转运功能失调时，细胞内 Na^+、Ca^{2+} 大量积聚，导致细胞水肿甚至死亡。线粒体功能障碍时，氧化还原电位下降，辅酶Ⅱ不能再生，各种酶系统受到抑制，同时使依赖 cAMP 做为第二信使的激素不能发挥其调节作用，细胞最终死亡。

3. **分子机制** 从分子水平研究疾病发生机制，使人类对于疾病本质的认识进入了新的阶段。如镰状细胞贫血，就是由于血红蛋白（珠蛋白）分子中 β 肽链氨基端第六位的谷氨酸被缬氨酸异常取代，造成红细胞扭曲变形破坏。此外，一些蛋白质、酶、受体等的缺失也是基因异常所造成的。近年发现细胞内癌基因、抑癌基因等在细胞增殖、分化乃至肿瘤激发、演进中发挥重要作用。例如，在结肠癌的形成过程中，从正常上皮到增生上皮的演变可能与 apc 抑癌基因的丢失有关。早期腺瘤发展为中期腺瘤及晚期腺瘤，则分别涉及 k-ras 癌基因突变和 dcc 抑癌基因丢失。而晚期发生的 dcc 和 p53 两抑癌基因丢失，则促使肿瘤从良性转向恶性。胃癌、前列腺癌、食管癌等的演进过程，也有类似的基因谱变化。2000 年和 2003 年，美、英、日、德、法、中等多国科学家先后公布了人类基因组框架草图和人类基因组序列图。人类基因组学和人类蛋白组学研究对阐述疾病发生的分子机制，将起到极大的推动作用。但是也应该指出，过分强调基因作用的基因决定论是不可取的。

4. 疾病的分类　为了有利于疾病的预防、治疗和预后，有必要对疾病进行分类。综合分类法将病因学、病理学、解剖学、遗传学、心理学、生理学、社会学等因素统筹考虑，较能全面准确反映出各类疾病的特点、性质、归属，从而成为应用范围最广的分类方法。世界卫生组织"疾病和有关健康问题的国际分类（ICD-11）"中的一级分类大致为：①传染性疾病；②肿瘤；③血液及造血器官疾病；④免疫系统疾病；⑤性健康相关问题；⑥内分泌、营养和代谢疾病；⑦精神和行为障碍；⑧睡眠-觉醒障碍；⑨眼和附器疾患；⑩神经系统疾病；⑪耳和乳突疾病；⑫循环系统疾病；⑬呼吸系统疾病；⑭消化系统疾病；⑮皮肤疾病；⑯肌肉骨骼系统和结缔组织疾病；⑰泌尿生殖系统疾病；⑱妊娠、分娩和产褥期；⑲起源于围生期的某些情况；⑳发育异常（畸形）；㉑症状、体征和临床与实验室异常所见，不可归类在他处者；㉒损伤、中毒和外因的某些其他后果；㉓疾病和死亡的外因；㉔影响健康状态和保健机构接触的因素；㉕特殊分类；㉖其他。

疾病在人群中有较高发病率时成为常见病或多发病，如一些慢性病、传染病、寄生虫病、地方病和职业病等。慢性病即慢性非传染性疾病，包括心脑血管病、肿瘤、糖尿病、精神病患等。传染病是指由各种致病微生物或其他病原体所引起的具有传播、流行特性的疾病。根据《中华人民共和国传染病防治法》，有甲、乙、丙三类，实行分类管理。如鼠疫、霍乱（甲类）；传染性非典型肺炎，病毒性肝炎、艾滋病等（乙类）；结核病、血吸虫病、流行性感冒（丙类）等。寄生虫病是由寄生虫引起的疾病，常见的有阿米巴病、疟疾、丝虫病、蛔虫病等。地方病是宿主长期暴露于当地特定自然和社会致病因素而形成的地方性流行疾病，如克山病、碘缺乏病、血吸虫病等。职业病是指劳动者在生产劳动及其他职业活动中因接触职业性有害因素引起的疾病，如尘肺等。有的疾病可兼有上述多类疾病的特点，如血吸虫病同时属于寄生虫病、地方病、传染病和流行病。此外，有较明确病理形态学损害的疾病称为器质性疾病，而那些以功能调节紊乱为主的疾病则称为功能性疾病，由思想、情感障碍引发的器质性疾病特称为心身疾病。

5. 疾病谱变化　疾病在不同时期不同人群中的发病率、死亡率有时会发生较大变化，这种变化称为疾病谱变化。近年来，随着我国社会的进步和医疗技术水平的发展，居民的日常健康保健意识和对生活水平的追求都在不断地提高，因而我国居民的疾病谱也随之发生了巨大的转变。在 20 世纪 70~80 年代，感染性疾病是最主要的威胁人群健康的疾病；而到 21 世纪初，肿瘤和心脑血管相关疾病是导致我国居民死亡的主要疾病因素；然而随着我国居民老龄化的日益加重，目前威胁我国居民健康的关键疾病转变为慢性非传染性疾病。有关研究报告显示，2012 年我国居民因慢性疾病致死的死亡率达到 533/10万，占我国总的死亡人数的 86.6%；在各种慢性病中，全国 18 岁及以上成年人的高血压、糖尿病、慢性阻塞性肺疾病的患病率分别为 25.2%、9.7% 和 9.9%。这与"2013 全球疾病负担报告（GBD）"的研究结果基本一致。2016 年，中国卫生和计划生育统计年鉴的结果表明，我国医院患者出院排名前十的疾病分别为：循环系统疾病，呼吸系统疾病，消化系统疾病，妊娠、分娩和产褥期病，损伤、中毒，泌尿生殖系统疾病，恶性肿瘤，肌肉骨骼系统和结缔组织疾病，传染病和寄生虫病，内分泌、营养和代谢疾病。国外学者也有类似研究。柳叶刀的调查结果表明，与 2010 年 GBD 相比，2013 年中国有五大疾病谱发生了变化，主要包括缺血性心脏病、阿尔茨海默病、痴呆、脑血管疾病、间质性肺病和肺结节病以及慢性阻塞性肺疾病。

二、健康

（一）健康的定义

世界卫生组织把健康定义为："健康是身体、心理和社会适应的完好状态，而不仅仅是没有疾病或虚弱"。"健康是日常生活的资源，而不是生活的目标。健康是一个积极的概念，它不仅是个人身体素质的体现，也是社会和个人的资源"。这个定义指出了健康是什么（健康的组成）和健康是做什么的（健康的作用）两个方面。

（二）健康的组成

由 3 个维度组成，它们以相互作用的方式建立相互的联系，使得我们能够参与到广泛的生活经历中。

1. 身体 是指我们身体所构成的生理和结构的特征，包括体重、视力、力量、协调性、耐力、对疾病的易感性和恢复力等，可帮助我们完成一系列的生理功能去处理每天的事情。所以身体是健康的最重要部分。

2. 心理包括智力、情绪和精神 智力指人们接收和处理信息的能力；情绪往往表现为生气、快乐、害怕、同情、罪恶、爱和恨等。包括人们看待现实社会、处理压力、灵活和妥善地处理冲突的能力。我们常常都会被情绪状态所影响，但那些一直努力促进情绪健康的人，会让生活充满愉快，而不是让情感满是伤痕或生活没有快乐；精神包括人们对整个宇宙的认识、人类行为的本性还有服务他人的愿望。

3. 人际交往和社会适应 健康的第三个维度是社交能力。良好的人际关系取决于是否真正地欣赏和接纳他人，很好地化解人际冲突，在交往中获得乐趣，以提高社会适应能力。

（三）健康的标准

健康标准可分为躯体健康标准和社会心理健康标准两类。

1. 躯体健康标准 躯体健康标准包括：精力充沛，善于休息，睡眠好，能从容担负日常的繁重工作；身体应变能力强，适应外界环境的变化；能抵抗普通感冒和传染病；体重适当，身体匀称。站立时，头、肩、臂、腿位置协调；眼睛明亮，反应敏锐，眼睑不发炎；无龋齿，牙齿无疼痛，牙龈颜色正常、无出血；头发有光泽，无头屑；肌肉结实，皮肤有弹性，脏器结构功能正常。

2. 社会心理健康标准 社会心理健康标准包括：生活目标明确，态度积极，追求和理想切合实际；人格完整，情绪稳定，自我感觉真实；充分了解自己的优缺点，对自己的能力有恰当的估计；在所处环境有充分的安全感，能保持良好的人际关系；能适度发泄自己的情绪，并有较强的自我控制能力；在不违背集体意志的前提下，最大限度地发挥个性；在符合社会道德规范的情况下，适当地满足个人的欲望要求；乐善好施，对弱者充满同情心；嫉恶如仇，对损害社会的现象表示愤慨。

（四）健康的作用

健康可以使我们完成所需的活动，选择性地把我们带入和经历与人们相关的生活中，从而使人们的每个阶段经历丰富多彩的生活，并随着时间的推移，在日复一日的人生经历中积极地扮演不同生命阶段所需要的角色。在这一过程中，人们是否对生活满意，是否快乐和幸福，则是判断健康的主观感受。

（五）健康的决定因素

1. 社会环境　包括个人收入和社会地位；文化背景和社会支持网络；教育；就业和工作条件。

2. 物质环境　包括在生活和职业环境中的物理、化学和生物因素，以及住房、工作场所的安全，社区和道路的设计，绿化等，都是影响人们健康的重要因素。

3. 个人因素　包括健康的婴幼儿发育状态及家庭环境；个人的卫生习惯；个人的能力和技能；人类生物学特征和遗传因素。

4. 卫生服务　包括拥有维持健康、预防治疗和康复等服务健全的卫生机构，一定的经济投入，合理的卫生资源配置等。

健康与疾病是相对立而存在的，但没有疾病并不等于健康。健康和疾病之间存在既不健康也无疾病的状态，成为亚健康状态。每个人都在疾病－健康连续体的两端之间占有一个位置，并可随时间推移和机体状态、环境变化而处于变动之中；健康不仅是身体上的完好，还包括精神心理上和社会适应上的完好状态，后两者对于人类尤为重要。心理和社会上长期不健康状态，也会引起躯体疾病，如酒精中毒、性病、精神疾病等。因此，全面健康必须以生理健康为基础，以心理健康为条件，以环境健康作保障；健康是人类生存的基本权利。维护人类个体和群体的健康，是社会组织和每个社会成员的义务。社会有责任优质、公正地为社会成员提供使其保持健康的必要条件；社会成员也应增强健康意识，自觉参与到保障社会大众健康的工作中。

（六）亚健康状态

亚健康状态是指介于健康和疾病之间的中间状态，即指非病非健康状态。除了少数意外损伤可以使人体在瞬间从健康状态进入疾病状态外，人体的代谢、功能、形态从健康到疾病大都有一个从量变到质变的或长或短的过程。在这个过程中，机体各系统的生理功能和代谢过程活力降低，适应力呈不同程度减退，往往自觉全身疲乏无力、情绪低落、肌肉关节酸痛、消化功能减退等。有资料显示，由于生活节奏快、竞争激烈、心理压力大，再加上生活活动单一，亚健康状态的比例呈上升趋势。我国亚健康人群约占全国人口的70%，衰老、慢性疲劳综合征、经前期综合征、更年期综合征等均属于亚健康状态。

人体亚健康状态具有动态性和两重性，或回归于健康或转向疾病。医生的责任就是自觉地研究人体亚健康状态问题，积极促进前一种转化。个体也应该通过自我调节和自我控制，调整生活方式、饮食习惯、心理状态、体质情况。此外，亚健康状态需要与疾病的无症状现象（亚临床疾病）相鉴别。后者本质上为疾病，虽临床上不体现疾病的症状和体征，但存在生理性代偿或病理性改变的临床检测证据，如"无症状性（隐匿性）缺血性心脏病"。从某种意义上说，人体亚健康状态可能是疾病无症状现象的更早期形式。

亚健康状态作为一个新的研讨领域，会得到越来越多的关注。但是，由于人们对亚健康的认识还不够深入，对其范围的界定、评判的标准和综合对策尚待进一步完善。

第三节　治疗与康复

一、治疗

（一）治愈疾病的基本因素

常听到患者这样说："我的病是某某医生治好的"，"某某药真好使"。这些看法实际上并不准确，因为战胜疾病的决定性因素既不是医生也不是药物。被称为医学之父的希波克拉底曾经提出这样一个观点："疾病治愈主要依靠机体内部的抗御疾病的能力，医生和药物只是起到帮助的作用，是机体内部抗御疾病能力的补充"。这个观点阐明了治愈疾病的基本因素以及内外因素之间的辩证关系。

所谓疾病，是指来自外界刺激造成的身心损害，与机体对损害的自然防御力量相互作用的一种状态。机体的主要自然防御力量包括组织屏障（如血－脑屏障、胎盘屏障、气－血屏障）、白细胞的吞噬作用、组织修复和免疫（体液免疫、细胞免疫）等，这些防御力量是战胜疾病的主要力量。例如细菌性肺炎，如果我们体内没有白细胞的吞噬作用，只靠药物，即便是特效的抗生素，也不能治愈疾病。因为药物只是起到阻止病原菌在体内繁殖，对病原菌造成不利的影响而已。

我国传统医学讲"扶正祛邪"是很有道理的。医护人员的任务就是指导和护理患者，使其充分发挥出体内的自然防御能力，并恰当选择和运用各种治疗方法，辅助患者用所具有的自然治愈力去战胜疾病。

（二）治疗学的起源与发展

治疗学是研究治疗的起源与发展规律、治疗方法和专门技术及其分类、作用机制、适应范围及禁忌证等内容的一门学科，是临床医学科学的一个分支。它起源于原始的经验疗法，发展为现今的科学疗法，经历了漫长的发展过程。

汉语"医"的含义是治疗。如果把医学分为实用和学术两个方面，那么治疗疾病就是实用医学。人类出现在地球上的同时，实用医学也随之诞生了。

（三）临床治疗准则

临床治疗既是科学，又是艺术；既有规律，也有准则。

1. 实行革命的人道主义 我国自古就有"医乃仁术"的说法。历代医家都强调医者要有"仁爱救人"的精神，同情、关心和爱护患者，尊重患者的人格和生命价值，帮助患者解除疾病之苦。希波克拉底在其著名的《誓言》中说："无论置于何处，遇男或女，贵人及奴婢，我之唯一目的，为病家谋幸福"。这种"仁爱救人""为病谋幸福"的精神，实际上就是医学的人道主义。人命至重，贵于千金。医生不仅仅是一种职业，而是一种天职。医生的使命是治病救人。因此，医生应在救治过程中尊重患者的人格与尊严，不问尊卑贫富，一视同仁，始终保持实事求是的科学态度，团结协作，不谋私利。

2. 重视心理治疗医学模式 从最初的神灵主义医学模式开始，历经自然哲学的医学模式、机械论医学模式、生物医学模式，在实践活动中逐步完善到今天的生物心理社会医学模式，心理因素在疾病发生发展中的作用日益受到关注。世界卫生组织提出："人体健康的一半是心理健康"，可见心理治疗之重要。人的心理平衡与生理健康两者可相互影响，互为因果。因此，每个医生都要学会从精神上、心灵上为患者解除病痛，调节心理平衡，治疗效果比单纯进行生物治疗要好得多。

3. 整体、综合治疗 人是由生理－心理－社会构成的统一的整体，内、外因素是相互作用和依存的。因此，治疗方案也应该是多层次的整体治疗，包括自身治疗、家庭治疗、医院治疗和社会治疗等。疾病的发生、发展往往是多因素的，因而，治疗也常需采取多种途径综合治疗。如中医与西医，全身与局部，心理与躯体，手术与非手术，放疗与化疗，护理与治疗的配合或联合，以期获得最佳疗效和最少并发症。中医讲治病求本，标本兼治，缓则治本，这是一项重要治则。在急性期，首先要把握生命体征（血压、脉搏、呼吸、体温）及神志，其次要控制严重症状如大出血、剧烈疼痛等。在急性危急症状得到控制、病情缓解后或同时，应寻找病因加以去除，使得治疗获得根本、持久的效果。

4. 个体化治疗 人有个体差异，相同疾病于不同个体可表现各异，不同患者对同样治疗的反应与效果也并非相同。如何使每个患者的疗效最佳，副作用最小，是临床治疗的艺术所在。医生在施治时，不仅要掌握疾病和治疗的普遍规律，还应考虑每个人的个性特点。临床治疗手段、药物剂量、给药途径、疗程等均应个体化，切不可千篇一律，教条施治。

5. 最优化治疗　临床治疗应选择对人体损伤及带来的痛苦最轻，风险最小，并发症最少而效果又最好的手段或方法。如疗效大致相同，则尽可能以非手术治疗替代手术。在手术治疗中力求采取损伤轻、并发症少的方法，如经内镜治疗。选择药物治疗时，取同类药中最有效，毒副作用最小者。要避免医源性疾病的发生。还要考虑医疗费用问题，以付出最低代价而获得最高疗效为理想做到质高价廉。

6. 预防为主　我国元代朱震亨在《丹溪心法》中说："与其救疗于有疾之后，不若摄养于无疾之先；盖疾成而后药者，徒劳而已……"，"圣人不治已病治未病"。唐代孙思邈在《千金要方》中说："上医医未病之病，中医医欲病之病，下医医已病之病"。这些古训都强调了预防为主的重要性。因此，医生应防病于未然，防患于微。对复发性病变，在控制急性发作后应告知预防措施，或进行抗复发治疗。要注意的是，预防性治疗尤其使用抗生素的预防性治疗，要严格掌握适应证，以免浪费药物及发生毒副作用和耐药等不良后果。

（四）治疗方法与分类

1. 按目的分类　分为支持疗法、病因疗法、对症疗法。

2. 按手段分类　分为物理疗法、化学疗法、手术疗法、免疫疗法、心理疗法、饮食疗法、自然疗法、作业疗法、血液净化疗法、介入疗法、中医疗法。

（五）急救的基本原则与方法

1. 急救的基本原则　立即恢复和维持有效的循环和呼吸功能；处理严重症状，如脏器衰竭、创伤、出血、高热、剧痛等；保护脑、肝、肾等重要脏器的功能，防治并发症；急性危重症状得到控制、病情缓解后或同时，积极寻找病因并加以去除。

2. 急救的基本方法　包括以下几方面。

（1）**心搏骤停**　是指由各种原因（如触电、溺水、严重心脏病变、药物中毒等）引起的心脏突然终止有效收缩和排血功能，是临床上最为紧急的情况，主要表现为心音消失、呼吸停止、脉搏及血压测不到、意识丧失、抽搐、发绀、瞳孔散大及反射消失等。如不及时抢救，可以在一次发作后心搏不再恢复而死亡，也可在发作3~5分钟后自动恢复，以后又反复发作。这种情况要争分夺秒地进行现场抢救。主要方法与步骤是：①畅通呼吸道；②人工呼吸；③人工循环。

（2）**急腹症**　急腹症即是急性腹痛，是由于腹内脏器或腹外脏器的器质性病变及其功能障碍而表现出的一种严重症状，是机体的防御反应和遭受侵袭的警告信号。临床根据发病特点分为外科急腹症和内科急腹症两大类但是两者并无绝对界限。外科急腹症发病突然，腹痛剧烈，急症以手术治疗为主。内科急腹症发病较急，腹痛较重，非手术适应证或禁忌手术的以内科保守治疗为主。广义的急腹症除内、外科疾病外，还包括妇产科、儿科的一些疾病。内、外科急腹症的治疗方法和治疗手段是不同的，处理原则如下。

明确诊断的内科急腹症：镇静止痛；支持、对症治疗，去除病因；经系统治疗后不好转且加重者，考虑手术治疗。

明确诊断的外科急腹症：及时选择适宜的手术治疗方法。

诊断不明确的急腹症：严密、反复观察与检查；全面分析症状与体征；慎用药物；加强支持疗法，严防水电解质紊乱、酸碱平衡失调及休克的发生；有效控制感染。根据症状和体征确定继续保守治疗还是剖腹探查。

（3）**昏迷的处理原则**　脱水、降颅压；脑细胞营养药；氧疗；病因治疗。

（4）**高热的处理原则**　病因治疗；降温治疗（物理降温，药物降温）。

二、康复

（一）康复与康复医学的概念

1. 康复 康复原意是复权，恢复到原来应有的地位和状态。世界卫生组织的医疗康复专家委员会早在 1969 年就给康复下了一个定义：康复是指综合和协调地应用医学的、社会的、教育的和职业的措施，对患者进行训练和再训练，尽可能地使其功能恢复到最高水平。而后又在 1981 年重新将康复定义为：应用各种有用的措施以减轻残疾影响和使残疾人重返社会。

1994 年，康复专家 Hellendar 对康复的定义作了补充：康复是指应用所有的措施，以减少残疾的影响，使残疾者达到自立，有较好的生活质量，能实现其抱负，成为社会的整体。

经过数十年的发展，由于对康复的目的已达成共识，康复的目的不仅是要训练残疾人，尽可能最大限度地恢复所丧失的功能，并使其适应环境，而且也应调整残疾人周围的环境和社会条件，使残疾人做为一个整体介入最接近的环境与社会，平等地参与社会活动，即重返社会。因此，无论是残疾者本人，还是他们的家庭成员，以及所在的社区均应是康复计划的参与者。

2. 康复医学 是临床医学的一个分支，是应用医学的方法以促进病、伤、残者功能康复的医学学科。康复医学主要面向慢性患者及伤残者，强调功能上的康复，而且是强调机体功能康复，使患者不但在身体上，而且在心理上和精神上得到康复。它的着眼点不仅在于保存伤残者的生命，而且还要尽量恢复其功能，提高其生活质量，重返社会。

（二）康复的工作领域

康复是为残疾人服务的行业，为使残疾人达到全面康复，需要多方面工作来共同完成，康复的工作领域可分为四个方面。

1. 医学康复 是指应用临床医学的技术和方法为疾病康复服务的一部分，属于临床医学范畴。其目的是为改善功能，或者为以后的功能康复创造条件。

2. 教育康复 是教育学范畴的一个概念，主要指残疾人的特殊教育，不同的残疾者采用不同的教育康复内容。例如，对肢体残疾者采取普通教育，对智力残疾、视力残疾和听力残疾者采取特殊教育，对成年残疾者采取劳动技能和职业技能教育。

3. 职业康复 指残疾人需要重新就业时，对其就业能力进行评定，根据其所能从事的职业进行就业前训练，根据训练结果决定其就业方式，并协助安排合适的工作。

4. 社会康复 主要研究和协调解决残疾人经过医疗康复、教育康复和职业康复以后，重返社会时所面临的一切社会问题。具体来说，就是通过减少或消除社会上存在的不利于残疾者重返社会的种种障碍，解决残疾者重返社会所遇到的问题，建立适合于残疾者活动的无障碍设施，为残疾人提供参与社会的各种机会，依靠社会的帮助和残疾者自身的努力，推进和保障残疾者在医疗、教育、就业等方面获得与健全人同等的社会权益。

（三）康复医学的对象

由于疾病的结构谱发生了变化，加之人口老龄化所带来的老年性疾病的增加，康复医学的对象也随之发生变化。总的来说，康复医学的对象有以下几类。

1. 疾病的急性期、亚急性期及恢复期的患者 目前，疾病的急性期或恢复期的患者已逐渐成为康复医学最主要的治疗人群。对于疾病来说，越早进行康复治疗越能预防或减少功能障碍的发生，对已发生的功能障碍也有可能使其降低至最低程度；另一方面，早期康复治疗不仅可促进疾病的临床治愈、预防并发症，而且也为疾病后期的功能康复创造了条件。对急性期或恢复早期的患者进行早期康复治疗的关键在于安全性和与临床治疗的协作性。只要疾病的病理变化稳定，一般情况许可，在与临床医师充分协作的情况下，应尽早开始康复治疗。

2. 各种慢性病患者 在这类患者中，以骨关节、肌肉、神经疾病最为常见，心血管疾病次之，呼吸系统和其他系统的疾病位居其后。由于组织器官的慢性病损，不仅使慢性病患者的活动能力有不同程度的受限，而且也因长期处于"患病状态"使患者的心理负担加重而产生精神创伤。

3. 老龄人群 老龄人群在社会中所占比例日益增高，约60%的老年人患有多种老年病或慢性病，其行动或某些功能常受到不同程度的限制，老年人心梗、脑血管意外和癌症的发病率也比年轻人高，因此也是康复医学主要的研究对象之一。在老年人群中开展康复治疗，不仅可延缓机体组织、器官退变进程，还能够有效地预防残疾，提高老龄人的生存及生活质量。

4. 残疾人 残疾分为身体残疾和精神残疾，身体残疾包括运动器官、视觉器官、听觉器官、呼吸和循环等内脏器官的残疾；精神残疾包括智力迟钝和精神疾病。

（四）康复医学的基本原则

康复医学的基本原则是"功能训练，全面康复，重返社会"。

康复医学注重病伤残引起的功能障碍，以恢复人体的基本功能活动为主。重视功能障碍的评估，并针对患者存在的功能障碍或缺陷采用多种方法，有针对性地进行功能训练。

康复医学是把患者作为一个整体来研究，注重人体的整体综合能力的康复，不仅强调使患者在身体功能方面的恢复，而且也强调在心理、职业及社会等方面的全面康复。

（五）康复医学的内容

康复医学涉及医学、生物工程、心理、教育及社会等多个学科，其内容主要包括康复预防、康复评定和康复治疗三个部分。

1. 康复预防 分为三级，即在三个不同层次上来预防伤残或功能障碍的发生。一级预防：预防能导致病损的各种损伤、疾病、发育缺陷、精神创伤等的发生。二级预防：是指早期发现及治疗已发生的病损，防止转为失能。三级预防：当在轻度的失能或缺损发生后要积极进行矫治，以避免发生永久及严重的残障。

2. 康复评定 是康复治疗的基础，相当于临床医学的临床诊断部分。根据评定的结果，制订或修改治疗计划，并对康复疗效做出客观的评价。康复评定至少在治疗前、治疗中、治疗后各进行一次，其目的是：了解功能障碍的部位、性质、范围、严重程度、发展趋势；为制定康复治疗计划提供客观依据；动态观察功能障碍的发展变化，评定康复治疗结果，根据治疗后的功能障碍状况，调整治疗方案；评估预后、判断转归；开发新的更有效的康复治疗手段。

康复评定内容主要有以下几个方面。

（1）运动功能评定 如肌力测定、关节活动范围的测定、步态分析、偏瘫运动功能评定等。

（2）神经电生理学测定 如肌电图检查、诱发电位测定、神经传导速度测定等。

（3）心肺功能检查及评定 包括心电图、心功能分级运动试验、肺功能测定等。

（4）医学心理学测定 如精神状态、心理和行为表现、认知和感知功能测定等。

（5）代谢及有氧活动能力测定 如应用功率车或活动平板检查来测定运动的做功量、能量消耗、最大吸氧量以及代谢当量的测定等。

（6）语言及言语交流能力测定 特别是对失语症的检查等。

（7）日常生活能力和功能独立性评定 日常生活能力包括基本的日常生活活动能力和功能性日常生活活动能力的评定。

（8）生活质量及就业能力检查和鉴定。

3. 康复治疗 在康复临床实施过程中，可将康复治疗划分为早期康复治疗、后期康复治疗、巩固期康复治疗以及支持期康复治疗几个层次。

（1）早期康复治疗 指在住院期间，在伤后、病后或术后及早采取的康复治疗。康复治疗可防止功能障碍的发生和发展，预防继发性损害，如压疮、关节挛缩、骨质疏松、心理障碍等。

（2）后期康复治疗　在疾病、损伤或手术后，针对功能或形态上的缺陷以及残疾等，进行矫正性、增强性的功能治疗和训练，以及进行恢复日常生活活动能力的训练。康复治疗可在病房或门诊进行。

（3）巩固期康复治疗　在前期康复治疗的基础上，继续进行康复治疗，巩固已取得的康复治疗结果，争取进一步改善功能，从医疗康复阶段逐步过渡到全面康复阶段。

（4）支持期康复治疗　在康复机构指导下，在患者所在的社区或家庭中继续进行康复治疗，保持已取得的康复成果，力争最后全面康复，提高生活及生存质量。

（六）康复医学疗效评价方法

康复医学面对的是日常生活能力或就业能力部分或完全丧失的患者，对此很难用痊愈、基本痊愈的标准来衡量。可采用下述评定方法。

1 级：完全独立，即所有活动均能规范地、安全地在合理的时间内完成，不需他人帮助，也不需要辅助设备、药物或用品。

2 级：有条件的独立，即虽活动均能独立完成，但需要应用辅助设备或药物；或许需要更多的时间；或有安全方面的顾虑。

3 级：需要不接触身体的辅助，即患者基本上能独立，但为了进行活动，需由另一个人参与监护、提示或指导；或需有人帮助患者准备或传递必要的用品，但帮助者与患者没有身体上的接触。

4 级：需要小量的接触身体的辅助，即患者所需的帮助不多于轻度，患者能付出 3/4 以上的努力。

5 级：需要中度的努力，即患者所需的帮助超出轻度，患者自己所付出的努力为 1/2 ~ 3/4。

6 级：需要大量的辅助，即经过康复治疗训练，患者功能仍难以独立，在所有活动中，患者自己所付出的努力仅为 1/4 或不到 1/2。

7 级：完全依赖，即患者的一切活动几乎完全依赖他人，付出的努力不到 1/4。

第四节　预防与保健

一、预防

我国早在《易经》里就提出"君子以思患而预防之"，《黄帝内经》中提出"圣人不治已病，治未病"。西方医学之父希波克拉底认为"知道是什么样的人患病，比知道这个人患的什么病更重要"。这些哲学观构成了预防医学的思想基础。

（一）什么是预防医学

预防医学是医学的一门应用学科，它以个体和确定的群体为对象，目的是保护、促进和维护健康，预防疾病、失能和早逝。它要求医生除了掌握基础医学和临床医学的常用知识和技能外，还应树立预防为主的思想，学会如何了解健康和疾病问题在人群的分布情况，分析物质、社会环境和人的行为及生物遗传因素对人群健康和疾病作用的规律，找出对人群健康影响的主要致病因素，以制定防治对策。预防医学遵循预防为主的思想，运用基础科学、临床医学、医学统计学、流行病学、环境卫生学、社会和行为学，以及卫生管理学的理论和方法来探讨社会环境和人的行为及生物遗传因素对人群健康和疾病作用规律，分析这些主要指标因素对人群健康的影响，制定防治对策；并通过公共卫生措施，达到促进健康和预防疾病的目的。

（二）疾病的三级预防

1. 第一级预防　又称病因预防，是在疾病未发生时针对致病因素采取的措施。加强对病因的研究，减少对危险因素的接触，是一级预防的根本。在第一级预防中，如果在疾病的因子还没有进入环境之前就采取预防性措施，则称为根本性预防。例如，从国家角度以法令的形式，颁发了一系列的法律或条例，预防有害健康的因素进入国民的生活环境。

（1）针对环境的预防措施改善生产环境以防止职业性危害，保护社区生活环境，消除和控制对空气、水、土壤、食物的污染，加强对社区公共场所环境卫生的监督和管理，严格执行卫生法规和卫生标准。利用各种媒体开展的公共健康教育，提高公众健康意识和自控能力，防止疾病因素危害公众的健康等。

（2）针对人群的措施计划免疫（经常性和应急性）、婚前检查、儿童保健、老年保健、健康教育等。

（3）针对个体的措施健康咨询、心理辅导、健康危害因素评价、监督执行卫生法规及环境卫生标准。

2. 第二级预防　也称临床前期预防，即在疾病的临床前期通过采取早期发现、早期诊断、早期治疗的"三早"预防措施，以控制疾病的发展和恶化。早期发现疾病可通过普查、筛检、定期健康检查、高危人群重点项目检查及设立专科门诊等。达到"三早"的根本办法是宣传，提高医务人员诊断水平和建立社会性高灵敏而可靠的疾病监测系统。对于某些有可能逆转、停止或延缓发展的疾病，则早期检测和预防性体格检查更为重要。对于传染病，除了"三早"，尚需做到疫情早报告及患者早隔离，即"五早"。

3. 第三级预防　也称临床预防，即对已患某些病者，采取及时有效的治疗措施，终止疾病的发展，防止病情恶化，预防并发症和伤残；对已丧失劳动能力或残疾者，主要促使功能恢复、心理康复，进行家庭护理指导，使患者尽量恢复生活和劳动能力，对无法施治的患者采取临终关怀等。

不同类型疾病，有不同的三级预防策略。任何疾病或多数疾病，无论其致病因子是否明确，都应强调第一级预防。如大骨节病、克山病等，病因尚未肯定，但综合性的第一级预防还是有效的。又如肿瘤更需要第一级和第二级预防。有些疾病，病因明确而且是人为的，如职业因素所致疾病、医源性疾病，采取第一级预防，较易见效。有些疾病的病因是多因素的，则要按其特点，通过筛检、及早诊断和治疗，预后较好，如心脑血管疾病、代谢性疾病，除针对其危险因素，致力于第一级预防外，还应兼顾第二和第三级预防。而对那些病因和危险因素都不明，又难以觉察预料的疾病，只有施行第三级预防这一途径（表3-1）。

对许多传染病来讲，针对个体的预防同时也是针对公众的群体预防。如个体的免疫接种达到一定的人群比例后，就可以保护整个人群。传染病的早发现、早隔离和早治疗，阻止其向人群的传播，也是集体预防的措施。有些危险因素的控制既可能是第一级预防，也是第二、三级预防。如高血压的控制，就高血压本身来讲，是第三级预防，但对脑卒中和冠心病来讲，是第一级预防。

表3-1　三级预防

疾病阶段	预防的级别	采取的措施
无疾病期		
无已知的危险因素	第一级预防	采取健康促进和健康保护措施，如改变不健康的生活方式，环境保护的立法等
疾病的易感性	第一级预防	特殊的保护措施，包括营养添加剂使用、免疫接种、职业性和交通安全措施等
临床前期		
临床期	第二级预防	疾病的早发现、早诊断和早治疗
早期治疗	第三级预防	失能限制：通过药或手术限制疾病的进一步损害
后期治疗	第三级预防	康复：包括功能和心理康复

（三）临床医生开展疾病预防的重要性

随着医学模式的转变，人们越来越认识到医生仅有临床医学知识和技能远远不能适应社会发展的需要。在临床中的疾病预防工作是要医疗卫生人员找出疾病发生的原因，从而采取措施控制疾病的发生。这比等疾病发生甚至发展到晚期再提供治疗更重要。

在疾病的预防方面，临床医生具有特殊优势。

（1）患者对医生的建议有较大的依从性，容易听从医生的劝告。调查表明，很多患者的戒烟、戒酒及一些检查，就是在医生的建议下做出的。

（2）医生在治疗过程中可了解到患者健康状况的变化和行为改变的情况并及时提出针对性的建议。例如，为预防高血压，建议患者不吸烟、不酗酒、低盐低脂饮食、适当运动、保持理想体重等。同时让患者定期测量血压，及时发现和治疗。

（3）医生通过对个休患者的诊治和病例的积累，应用流行病学的方法，进行流行疾病的调研，利于研究疾病病因，指导人群采取积极的防治措施。

⊕ 知识链接

我国居民疾病谱正在发生变化。一方面，慢性非传染性疾病已成为影响我国居民健康的主要疾病；另一方面，肝炎、结核病、艾滋病等重大传染病防控形势仍然严峻。继续加强重大传染病防控，努力控制和降低流行水平。

1990～2017年，中国居民脑卒中死亡率下降了33.5%，慢阻肺死亡率降低68.6%。此外，死亡率下降超过50%的疾病有下呼吸道感染、新生儿疾病等。但与此同时，缺血性心脏病死亡增加了20.6%，肺癌死亡率增加了12%。脑卒中、缺血性心脏病和慢性阻塞性肺疾病是导致过早死亡的前三位杀手，其次是肺癌、道路交通意外伤害、新生儿死亡等。

我国在减少多种疾病负担和伤残方面取得了很大的进展，这有赖于经济增长、教育水平提高以及传染性疾病国家防控计划的实行。

二、保健

20世纪70年代初，世界卫生组织对全球卫生状况的调查结果显示：各国之间、各国内部不同人群之间的健康状况存在较大差异，国家、地区及城乡间的卫生资源分配不合理，大多数卫生资源集中在发达地区和城市，基本卫生服务资源明显不足。由此，世界卫生组织提出了"人人享有卫生保健"全球战略目标。

（一）人人享有卫生保健的含义和全球总目标

1. 含义 人人享有卫生保健不是指医护人员将为世界上每一个人治愈全部疾病，也不是不再有人生病或残疾。它是指人们必须在生活和工作场所能保持健康；能运用比现在更好的办法去预防疾病，减少不可避免的疾病和伤残导致的痛苦，健康地进入成年和老年并安然地告别人世；公平地分配一切卫生资源，使所有的个人和家庭能在可接受和提供的范围内通过充分参与，享受到基本的卫生保健服务。

2. 目标 使全体人民增加期望寿命和提高生活质量；在国家之间和国家内部促进健康公平；使全体人民得到可持续发展的卫生系统提供的服务。

（二）初级卫生保健

初级卫生保健又称基层卫生保健，是一种基本的卫生保健，它依靠切实可行、学术上可靠、又受社会欢迎的方法和技术，是社区的个人和家庭普遍能够享有的，其费用也是社区或国家能够负担得起的。它是国家卫生系统和整个社会经济发展的组成部分，是国家卫生系统的中心职能和主要环节。

我国对初级卫生保健的定义表述为：初级卫生保健是最基本的、人人都能得到的、体现社会平等权利的、人民群众和政府都能负担得起的基本卫生保健服务。

初级卫生保健的核心是人人公平享有，手段是适宜技术和基本药物，筹资是以公共财政为主，受益对象是社会全体成员。

（三）社区卫生服务

我国在世界卫生组织提出"2000 年人人享有卫生保健"的战略目标时就给予了承诺，并在农村地区全面启动了初级卫生保健工作。20 世纪 90 年代中期，我国为在城市地区落实"人人享有卫生保健"的战略及初级卫生保健的工作内容，在卫生改革中提出了在城市实施社区卫生服务的策略。

社区卫生服务是在政府领导、社区参与、上级卫生机构指导下，以基层卫生机构为主体，全科医师为骨干，合理使用社区资源和适宜技术，以人的健康为中心、以家庭为单位、以社区为范围、以需求为导向，以妇女、儿童、老年人、慢性患者、残疾人及低收入人群等为重点，以解决社区主要卫生问题、满足基本卫生服务需求为目的，融预防、医疗、保健、康复、健康教育、计划生育技术服务等为一体的，有效、经济、方便、综合、连续的基层卫生服务。它是城市卫生工作的重要组成部分，是实现人人享有初级卫生保健目标的基础环节。

社区卫生服务的工作内容包括基本医疗服务和基本公共卫生服务两类。基本医疗服务主要是社区常见病、多发病的诊疗、护理和诊断明确的慢性病治疗、管理；社区现场的应急救护；康复医疗服务等。基本公共卫生服务包括了健康教育、预防、保健等主要的社区预防服务工作。

社区卫生服务作为基层卫生服务的主要实现形式，有其特有的服务理念和发展模式，主要特点是：以健康为中心的保健服务；以家庭为单位的服务；以社区为范围的服务；以社区居民需求为导向的持续性服务；提供综合性服务；充分利用社区内各种资源，提供协调性服务；提供第一线的可及性服务；在社区成员积极参与下的团队式服务。

（李秀秀）

书网融合……

本章小结　　　　题库

第四章　医学模式

在漫长的医学发展历史进程中，人类社会对医学本质的认识方式以及处理健康相关问题的方法手段，都有着明显的时代"烙印"。正是在这种具有时代特征的哲学思维的影响下，人们不自觉地形成了特定历史阶段的疾病观、健康观和医学观，用来指导对医学现象的解释和对医学行为的评价判定。作为医学科学和卫生事业领域的重要概念，从对医学本质、发展规律、思路方法的高度理论概括出发，医学模式被看作是整个医学科学领域的"灵魂"，它既是关于医学思维的哲学反映，对医学活动起着价值判断作用，又是关于医学实践的行为准则，对医学实践起着指导和激励的作用，同时还是医学发展的风向坐标，对医学发展起着指引和限定作用。

第一节　概　述

从本质上说，医学是以治疗和预防疾病、提高机体健康为目的。要想更加深入地分析和表达医学与疾病和健康之间的关系，为医学理论研究和临床实践操作提供指导思想，就必须从医学观和方法论上，对医学的属性、职能、结构和发展规律进行总体归纳，并进一步指导医学实践活动。

一、医学模式的概念

在西方学术界，模式通常被理解为经验与理论之间的知识系统，是指从重复出现的事件中总结和抽象出的事物之间的一般原理和普遍规律。最初在自然科学领域主要用来表达数理逻辑关系，后来逐渐延伸到人文社会科学领域，经常被总结成具有概括性的语言，用于分析和阐明事物之间的本质关系。由于它高度概括了事物之间隐藏的规律关系，表现形式上既可以是图像、图案的，也可以是数字、抽象的，甚至有时就是一种思维的方式，因此也有学者把其表述为再现现实的理论简化形式。对于这种理解，具体分析可以包括三个含义：一是模式来源于现实，是对现实的抽象概括；二是模式是一种理论，不是简单的方法、方案或计划；三是模式是简化的形式，是对理论的高度概括和总结，并以简单的形式表现，便于人们了解和操作。

具体到医学模式，则是指一定历史时期，在医学科学发展过程和医疗实践过程中形成的、符合当时哲学思想的医学观，是关于当时医学理论和思想的总体概括，能够深刻地影响和反映人们认识处理健康和疾病的思维方式。

　　一般来说，由于医学包括认识和实践两个方面，医学模式也相应地会涵盖医学认知和医学行为两个层面。其中，前者是指一定历史时期人们对医学自身的认识，即医学认识论（即医学观）；后者则是指一定历史时期人们的医学实践活动的行为范式，即医学方法论。从医学认识论的角度，医学模式是看不见、摸不着的，属于并非客观存在的事物，而只是对健康观和疾病观的一种高度哲学概括，是一种特定的观念形态。但作为思想和行为的出发点，它却能真真切切地体现在医学实践活动的各个环节。具体过程就是一旦人们基于一定医学模式形成特定的思维方式，就会不自觉地运用这种观念模式来组织他们的经验和知识，去分析认识医学问题，去指挥引导医学实践活动，从而体现为医学模式在方法论方面的作用，进而影响到医学教育、医学研究、医学管理和医学著作等方方面面。

二、医学模式的特点

　　1. 医学模式产生的社会性　人类文明的进程，同时也是人类世界观、方法论、探索自然的手段不断发展与创新的过程。这些发展和变化必然会反映和辐射到医学领域，从而影响医学模式的产生和演进。尤其是自然科学和社会科学每一重要进展，几乎都会在医学认识观和医学方法论中得到体现。可以说，医学模式的产生演变，与人类的社会发展、科学进步如影随形，息息相关。

　　2. 医学模式存在的普遍性　医学模式是人们对客观医学事物的主观反映，同时也是客观存在的哲学概念，具有很强的普遍性。它具体表现为不以人的意志为转移，且普遍存在于人的思想中。对于人类社会中的每一个个体而言，不论特定的医学社会关系是否发生，也不论其所具备的医学思维是否反映于医学实践中，只要他对医学现象存在一定的认识，就可以认为他具备一定的医学观。

　　3. 医学模式作用的广泛性　理论对实践的指导和影响是广泛的、无所不在的。医学模式是在医学发展到一定时期而形成的对医学科学的高度认识和历史性地概括与总结。这种概括和总结一旦形成，即形成了系统的医学理论，从而就会对医学实践及与健康和疾病相关的行为产生深刻影响。医学模式作用的广泛性，在现代医学模式中表现的尤其突出。现代医学模式所涉及的医学研究对象，不再仅仅局限于重视个体健康与疾病的传统思维，更多的是在医学发展、医学教育、卫生政策、医疗事业发展方向等宏观领域发挥指导性作用。进而也使得现代医学发展呈现出高综合、高分化齐头并进的"双向"发展态势。

　　4. 医学模式发展的动态性　医学模式不是一成不变的，而是动态、渐进式发展的。这种渐进规律与人类文明的进程和医学科学的发展是一致的。社会生产力的不断进步，政治文化背景的演化变迁，科技水平和哲学思想的迅猛发展，都是医学模式的转变与演进的动力。新的医学模式是在旧的医学模式发展到一定程度，产生的新飞跃和大突破，是一个由量变到质变的过程。同时，这也是不断扬弃和提高的过程，大体上可以归纳为"医学实践—医学模式建立—医学再实践—新的医学模式建立"的动态程式。而医学模式恰恰是在这样的反复循环、螺旋上升中，完成动态演变和不断发展的。

第二节　医学模式的演变

　　随着工农业发展和科学技术水平提高，人类对健康和疾病的认识和思考也发生了相应的改变，至今为止曾先后经历了原始医学、经验医学、实验医学和现代医学（或称整体医学）等四个阶段。作为以医学为观察研究对象的自然观和方法论，医学模式与一定时代的社会历史条件、人类科学技术和哲学思想认识的整体水平相适应，也相应地完成了一系列的演进。正是由于医学模式的发展变革，推动了医学的进步和发展。甚至在某种意义上可以说，医学模式的演进史就是贯穿医学发展史的主线。

一、神灵主义医学模式

神灵主义医学模式是原始医学发展的产物。在远古时代和原始社会，由于人类认识自然的能力非常有限，对于日月星辰、风火雷震、生老病死等自然生命现象不能做出合理解释，却在梦境中的影响下，臆测发生在自然界和生命中的这些现象是被某些超自然的力量（如神灵）所主宰掌握。因此，古人常认为神灵不仅可以操控自然，而且可以主宰人的灵魂与肉体。在这种思想指导下，人们一旦有了健康问题，会自然想到神，认为疾病是得罪了天神而遭受的报应。为了免除疾病困扰，除"秉承神的意旨"服用一些生产生活中偶然发现的、具有药效的、有限的几种动植物和矿物来祛病外，远古时代的人们主要还是通过求神、占卜等手段，乞求神灵的宽恕和庇护，以达到治疗的目的。久而久之，形成了专门为人治病的职业——巫医（或术士）。医学与原始宗教、图腾崇拜的密不可分，就形成了最早的疾病观和健康观，进而也就产生了神灵主义医学模式。

需要指出的是，尽管神灵主义医学模式在今天来看极不科学，是愚昧落后甚至可笑的，但它却对医学发展有着长期的影响。直到科学日益昌明的现在，仍然不时会有它的"空间"和"市场"。作为医学工作者，对待这种陈腐的、反科学的医学观，既要认识到它的危害，同时更要自觉地摒弃和抵制。

⊕ **知识链接**

巫医

巫医具有两重身份，既能交通鬼神，又兼及医药。远古时期巫医治病造成一种巫术气氛，对患者有安慰、精神支持的心理作用，同时借用一定的药物或技术性治疗疾病。其中，对于骨折、创伤、传染病等纯器质性疾病，历史上根本找不到巫医们曾治愈过的任何确凿例证，但对于纯心理性疾病或胃溃疡、痛经、偏头痛等心理与器质因素相掺杂的疾病，类似现在的心理疗法，巫医常能收到一定疗效。可真正的危险在于，巫医们有可能利用暗示，成功减轻患者的痛苦，但事实上并没有彻底治愈，结果常常会错过最佳治疗时机。因此，巫医的双重性（对医药的应用与阻碍）决定了其对医药学发展的功过参半。

二、自然哲学医学模式

随着人类社会进步和对自然认识的加深，人们逐渐认识到人体的物质基础和疾病的客观属性，并开始尝试用自然原因解释疾病的发生，摸索采用药物和其他手段来治疗疾病的途径。自然哲学医学模式就是在人类对自然有了一定理性认识的基础上，对健康和疾病有了初步思考和探索的基础上形成的。它用朴素辩证的自然哲学思想，把健康、疾病问题与人类生活的自然社会环境联系起来，逐渐形成了应用自然现象的客观存在和发展规律来认识、观察、思考、实践的医学观和方法论。

大约在公元前4世纪，受古希腊日益兴盛的自然哲学思想影响，古希腊"医学之父"希波拉底在《人与自然》一书中否认疾病是受神灵惩罚而引起的，并提出了"四体液学说"。他认为水、火、土、气是自然界的万物之源，与人体之源的黏液、血液、黑胆汁和黄胆汁相对应，人的健康与疾病正是由这四种体液的数量和比例的变化所决定的，认为引起体液失衡的原因与先天、环境、营养失调有关。并由此提出人体内的"自然愈合力"是体液平衡的决定因素，进而指出疾病是一个自然演变的过程，症状是身体对疾病的本能反应，医生的主要职责是帮助患者恢复固有的"自然愈合力"。在希波拉底"四体液学说"的基础上，古希腊医学形成了米利都学派的医学体液学派，以后又发展为德漠克利等原子论的医学固体学派，初步建立了人体是由体液或躯体结构组合的一个整体的认识。这些自然哲学的思想和理论，为西方近现代医学科学的进步发挥了重要的启蒙作用。

几乎与此同时代，世界东方的我国古代中医学基础理论——阴阳与五行学说，也是基于对自然认识的一种朴素自然哲学思想。阴阳理论认为，自然界的一切属性莫非两种，非阳即阴，人体是阴阳的平衡体。五行学说则认为"金、木、水、火、土"五种元素相生相克，相互作用，相互制约，在正常人体达到一种平衡，任何一个元素增多或缺失，都会造成平衡失调而引起疾病。中医学还把自然界的风、寒、暑、湿、燥、火称做"六淫"，认为是疾病发生的外因；把人的喜、怒、忧、思、悲、恐、惊称为"七情"，认为是疾病发生的内因。而疾病的发生就是阴阳失衡与内因外因共同作用的结果。

在自然哲学医学模式中，希波拉底的"四体液学说"和中医学"阴阳与五行学说"是最具有代表性的、最能体现自然哲学和朴素辩证唯物主义思想的医学观。与神灵主义医学模式相比，它们均在一定程度上反映了当时社会生产力和科学技术的进步，其朴素唯物主义的思想基础也都对后世医学的发展产生了深远的影响。比如，时至今日，"阴阳与五行学说"仍在医疗实践中被作为中医学的经典理论而体现出辩证施治和整体医疗的特点，受到西方乃至全球医学界的重视和研究。但自然哲学医学模式既没有进一步从人体结构和功能研究出发去认识健康与疾病问题，更不可能从研究人的社会属性为出发点来探讨健康与疾病的发生变化规律，其所提供的只能是笼统的、模糊的观点，理论阐述也只能是总体的说明，带有明显的时代烙印和历史局限性，因而也就不能摆脱被更进步的医学模式所替代的命运。

三、机械论医学模式

到了 15 世纪，欧洲兴起的文艺复兴运动和宗教改革运动，促进了资本主义生产方式的萌芽与发展，在给人类思想带来了空前解放的同时，也为实验医学的产生创造了必要的物质条件。在这个时期，各种哲学思想百花齐放、争鲜斗艳，但其中占据主导地位的哲学思想是人文主义。它在揭穿宗教思想和神灵主义虚伪面目的同时，积极倡导了人性解放，大声呼唤了个人自由。正是在思想大解放的大环境中，诞生了以英国自然科学家和哲学家培根（France Bacon，1561—1626）为代表人物的机械唯物主义哲学思想。培根认为，新时代的哲学必须建立在科学观察和实验的基础上，体现出归纳、实验和实用的特点。他把医学任务概括为"保持健康、治疗疾病和延长寿命"，主张医生应放弃一切庸俗的观点，面向大自然。也正是在他的提倡下，解剖学和病理解剖学开始启蒙。另一个对当时医学发展产生重要影响的人，是法国哲学家笛卡儿（R. Descartes，1596—1650）。他在《动物与机械》一书中提出，动物和人体是具备各种功能的精密机器，所有的生理功能都可以解释为物质微粒运动和由心脏产生的热运动。他把心脏比做制热机，肺脏比做冷却机，神经、肌肉和肌腱运动比做引擎和发条，用机械原理解释人体的功能。在机械唯物主义思想的影响下，法国医生拉美特利（Lamettrie，1709—1751）于 18 世纪发表了代表作《人是机器》，奠定了医学机械论的理论基础。从此，人类对医学的探究进入了实验科学和机械理论时代。

机械论医学模式对医学发展的作用显而易见。它有力驳斥了神灵主义医学观，从更加微观的角度对人体进行了科学探讨，促进了解剖学、生理学和病理解剖学的发展，对现代医学的发展起了不可磨灭的作用。但它的局限性同样明显，简单的把人比做机器，忽视了生命现象中极其复杂的过程，忽视了人的生物和社会生物属性。

四、生物医学模式

人类进入 19 世纪，欧洲的技术革命和产业革命促进人类物质文明极大进步，带动了自然科学的蓬勃发展。作为自然科学发展的"前沿阵地"，生物医学更是取得了突飞猛进的进展。19 世纪 40 年代，欧洲霍乱、伤寒的大流行，促使了人类对细菌学的开创性研究，奠定了疾病细菌学病因理论。德国病理学家魏尔啸（R. Virchow，1821—1902）细胞病理学说的创立，使人们对疾病的认识进入了细胞水平。

与此同时，一些基础医学特别是免疫学、病理学、生物化学、组织胚胎学、分子生物学等生命科学相继问世，为解决医学领域的重大难题提供了必要的技术支撑和科学依据，推动了整个医学由经验医学、实验医学走向现代医学。人们对机体变化、生命现象以及健康与疾病的认识更加科学，生物医学模式应运而生。这种模式认为每一种疾病都可以并且必须在器官、细胞和生物大分子水平上找到可测量的形态和化学变化，都可以确定出生物或理化的特定原因，从而找到相应的生物治疗手段。医学的目的就是通过精密的技术测量这些变化，解释患者的症状和体征，并且找到治疗的手段，达到恢复健康的目的。

生物医学模式对医学科学特别是现代医学的影响，深远而广阔。从 18 世纪中叶法国著名科学家巴斯德（L. Pasteur, 1822—1895）系统研究细菌学算起，人们开始认识特异性病原体，渐渐形成了单因单果的疾病与病因关系模式，推动了特异性诊断和治疗的发展，促进了对人体生理活动及疾病的定量研究。其对医学进步的最大贡献在于疾病控制和预防，特别是对于感染性疾病，比如外科学普遍应用了消毒灭菌术，大大降低了术后感染率；抗生素的发明有效控制了感染性疾病的发生。人们运用杀菌灭虫、预防接种和抗生素三大法宝，战胜了急性传染病和寄生虫病。正是生物医学模式对于医疗卫生实践的指导，使得人类取得了第一次卫生革命的胜利。生物医学模式的另外一个突出贡献是促进了生物医学科学的全方位发展，形成了纵向深入的一大批学科领域并横向相互联系和渗透，形成了一个巨大的医学网络体系。到 20 世纪中叶，医学以分子生物学为"龙头"，已形成一个有 50 多个门类、数百个分支学科的庞大学科体系，拥有坚实的生物科学基础和丰富的技术资料，在阐明疾病机制和创造新的治疗手段方面获得了惊人的成就。可以说，没有生物医学就没有现代医学。

但是，生物医学模式在医学认识论和方法论上同机械论医学模式相类似，同样强调实验医学手段，只重视生物理化因素对人体生理病理变化的主导；忽视人的社会性，忽略人的生活环境、思想、心理等健康相关因素的影响，这是生物医学模式的致命缺陷。

⊕ **知识链接**

鹅颈烧瓶实验

微生物是来自食品和溶液中的无生命物质，许多生命是自然产生的，就像破布可闷出小老鼠、腐草生萤等古老传说，直至 19 世纪中叶仍被广泛认可。在对发酵过程的研究中，受达尔文《物种起源》的启示，巴斯德猜想腐烂物上出现的微生物也存在于空气中。他设计了一个实验，分别在有一个弯曲长管与外界空气相通的鹅颈瓶（巴斯德烧瓶）和直颈瓶里面放上肉汁，然后用火加热。结果放在曲颈瓶里煮过的肉汁，由于不再和空气中的细菌接触，经过 4 年还没有腐败，但另一放在直颈瓶的肉汁，很快就腐败变质并有大量微生物出现。实验得到了令人信服的结论：腐败物质中的微生物是来自空气中的微生物。从此，人们知道伤口腐烂和疾病传染都是细菌在作怪，消毒与预防的方法在医界盛行起来。鹅颈烧瓶实验也导致巴斯德创造了一种有效的灭菌方法——巴氏灭菌法。

第三节　现代医学模式的转变

进入现代社会，社会生产力水平不断进步，科技水平迅猛发展，物质生活极大丰富。人类在享受文明成果的同时，人口的高速增长，生产生活社会化日益频繁，带来了一系列的社会问题，如生态平衡失调、环境污染、生活节奏加快、生活方式的不规律改变等。人类疾病谱发生重大改变，慢性非传染性疾病开始严重地威胁着人类健康。尤其是强烈社会竞争带来精神紧张，导致神经官能症、溃疡病、高血压及心脏疾病明显增多，现代文明带来的"负面效应"明显。对这些疾病的发病机制和流行特征进行研究后发现，致病因素有相当一部分可用自然、生物因素去解释，但更多的是与社会、心理因素有关。进一步研究发现，社会、心理因素可以单独致病，也可作为诱因间接致病，如果消除了这些社会、心理因素的影响，则可显著降低相关疾病的发生率。而这恰恰是生物医学模式所不能认识和解决的。这就要求现代医学事业发展，必须从一个新的水平和高度来研究疾病和健康问题，现代医学模式的转变应运而生。

一、生物医学模式的局限性

1. 认识论的局限——一维的思维方式　生物医学模式对于心理因素、社会因素对人体健康的影响和在疾病中的作用，并非完全排斥，亦非没有探究，只是把它们摆到了忽略不计的次要位置来认识，而过分强调了人的生物属性，习惯用纯生物学的眼光来认识人。这种在认识观层面上对人的心理精神和社会因素的忽视，无形中降低了"人"的地位，造成了"人"肉体和精神的背离。同时，只重视人在自然属性与生物属性方向的共性，忽视人与其他生物、个体之间的差别，单纯沿着"人"自然生物属性的方向，去认识健康疾病的发生发展状况及其转归过程，并仅仅以此作为诊治疾病的根本依据，从而体现出生物医学模式思维方式的单向性，即总体上只有一个维度——生物的视角。

2. 研究方法的局限——实验分析为主的研究　由于生物医学模式是在机械论医学模式的基础上形成的，不可避免地受到了与其同步发展的机械力学和机械论哲学的巨大影响，使它一开始便具有实验医学的特征。把健康与疾病、生理和病理、诊断与防治，分别归入人体各部位层次的分析方法，成为该模式指导下医学理论和临床实践获得进展的主要研究手段。既然认为所有疾病的起因和进展，可以用实验的方法对生物学变量进行精确测定，那么对于那些理化因素和生物因素引起的疾病，用生物医学模式去分析当然完全适用。但当用这种观点去解释心因性疾病、功能性疾病或某些精神类疾病时，就会显得无能为力。比如，以现代的科技水平不但尚难以全面、精确测量生物化学方面的变量改变，更不必说将主观的社会心理因素细化和量化了。

3. 理论体系的局限——社会医学理论滞后　生物医学理论体系进展极不平衡，基础学科研究比应用学科研究的历史要更早、发展要更快。运用生物医学模式实验分析方法，建立发展起来的解剖学、生理学、病理学、遗传学、免疫学、微生物学、药理学、生物化学、分子生物学等基础学科，数量庞大、门类齐全、构造严密、交叉渗透，是生物医学模式的理论主体。与此相比，医学应用学科的进展则要缓慢、迟滞的多。尤其是诸如社会生理学、社会病理学、社会卫生学、社会治疗学、医学社会学、心身医学、精神病学、医学心理学等社会医学相关学科，因大多属于应用系统论分析方法建立起来的，难以用实验的方法进行分析和检验，故无论在数量多寡，或是相关理论的严密性、清晰性乃至相互之间的协调性方面，远不像生命科学系列的理论那样系统、全面。这种理论建树上的严重失衡，反映到医学实践中便不可避免地造成：由生物因素或自然因素引起的"单因单果"疾病，治疗手段丰富、治愈率也高得多；而那些主要由心理和社会因素导致的"单因多果"或"多因多果"疾病，则不但缺乏有效手段，且治愈率也往往不尽人意。

4. 医学实践的局限——重治轻防　由于生物医学模式的健康观是"无病"，因此医学的首要任务就是治疗，而非预防。这种医学模式指导下的医学实践，虽然也包含了一定的预防因素在内，但预防医学并没有被放在突出的位置加以认识和对待。沿用"医学是治疗艺术""头痛医头，脚痛医足""兵来将挡，水来土掩"等一些习惯性思维来处理健康问题，而没有将关注点放在那些影响健康的社会因素上，渐渐地使得医学发展失去了平衡，以至于治疗手段越来越丰富，可是病却越治越多，症状越来越复杂。从对人的健康和生命真正负责的角度来看，预防优先于治疗，是"防患于未然"的主动策略。而治疗仅仅是"亡羊补牢"的补救措施，应从属于预防。

需要指出的是，中国传统医学中强调喜、怒、忧、思、悲、恐、惊这"七情"是疾病发生的内因，在一定程度上考虑了心理因素，与西方生物医学模式相比对疾病的认识更具全面性。同时，中国传统医学中也十分强调"治未病"，可以认为是一种朴素的"预防"思维。

二、现代医学模式的产生背景

1. 疾病谱和死因谱的改变 　随着社会经济文化发展、医疗卫生事业进步以及人口数量、结构的变化，人类疾病谱和死因谱发生了重大变化。世界卫生组织（WHO）2021 年《世界卫生统计》报告指出全球非传染性疾病死亡人数占比从 2000 年的 60.8% 增加到 2019 年的 73.6%。我国城乡居民在 20 世纪 50~60 年代，疾病死因排前四位的分别是呼吸道感染、急性传染病、结核病和消化系统疾病。20 世纪末期，感染性疾病由原来的死因排序第一位下降到第十位之后，占据死因前四位的疾病变为恶性肿瘤、脑血管病、心脏病和呼吸系统疾病。这种态势到 2018 年第六次全国卫生服务调查时得到了进一步的强化。特别是心血管疾病、营养内分泌疾病等慢性非传染性疾病在城乡居民患病率中呈现一致性的较高增长（表 4 - 1、表 4 - 2）。而最新的《健康管理蓝皮书：中国健康管理与健康产业发展报告（2021）》的数据指出我国因慢性病导致的死亡占总死亡的 88.5%，其中心脑血管病、癌症、慢性呼吸系统疾病死亡比例为 80.7%。慢性病已成为我国居民主要健康危险因素，由此造成的疾病与经济负担越来越重。

这些慢性非传染性疾病的发生除与理化和生物因素有关外，人的心理紧张、吸烟、环境污染、行为习惯等人类行为更是密切相关。但这些致病因素不像生物医学模式那样呈简单明了的直线或平面关系，而是更多地会表现为立体化、多态性的特点。在疾病谱、死因谱发生改变的前提下，现代医学急需把发展任务从主要控制传染性疾病转移到慢性非传染性疾病上来。而实现这个转移，需要有更科学、更先进的认识论和方法论作为指导。从生物、心理、社会多角度出发来制定防治策略，极大促进了生物医学模式向生物 - 心理 - 社会医学模式转变。

表 4 - 1　2020 年我国居民主要疾病死亡率及构成

位次	疾病名称	城市居民		疾病名称	农村居民	
		死亡率（1/10 万）	构成（%）		死亡率（1/10 万）	构成（%）
1	恶性肿瘤	161.40	25.43	心脏病	171.36	24.47
2	心脏病	155.86	24.56	脑血管疾病	164.77	23.53
3	脑血管疾病	135.18	21.30	恶性肿瘤	161.85	23.00
4	呼吸系统疾病	55.36	8.72	呼吸系统疾病	63.64	9.09
5	损伤及中毒	35.87	5.65	损伤及中毒	50.93	7.27
合计			85.66			88.17

表 4 - 2　前六次全国卫生服务调查（1993—2018）居民疾病系统别两周患病率（‰）

疾病分类	城市						农村					
	2018 年	2013 年	2008 年	2003 年	1998 年	1993 年	2018	2013	2008	2003	1998	1993
循环系统	168.0	144.2	91.7	45.2	38.1	25.9	139.3	90.7	35.6	17.2	10.1	6.1
呼吸系统	68.8	42.4	40.5	42.4	74.7	72	80.9	40.2	50.4	56.1	67.6	62.4
消化系统	31.4	14.1	20.6	17.7	25.8	27.7	40.8	15.8	28.5	22.3	21.5	21.9
肌肉骨骼	30.3	15.2	21.1	16.3	13.2	12.5	44.0	17.7	26.4	14.2	10.1	8.5
内分泌营养	53.6	41.5	17.8	7.7	5.4	3.4	28.7	15.9	3.7	1.6	1.0	0.6
泌尿、生殖	9.6	5.6	5.7	4.4	4.7	5.3	11.1	4.9	6.9	5.5	4.0	4.1
损伤中毒	3.4	3.9	4.4	4	4.5	4.7	4.8	4.5	6.0	6.3	4.6	4.2

续表

疾病分类	城市						农村					
	2018 年	2013 年	2008 年	2003 年	1998 年	1993 年	2018	2013 年	2008 年	2003 年	1998 年	1993 年
神经系统	7.2	3.0	3.1	3.4	3.0	3.8	6.5	2.5	3.5	3.5	3.2	3.3
皮肤	6.6	2.1	2.7	1.7	3.3	5.0	6.5	2.0	3.1	2.0	2.8	3.1
传染病	1.4	0.9	1.7	1.8	3.2	4.6	1.2	1.0	2.2	2.7	3.7	5.7

2. 医学社会化打破"禁锢"的发展趋势　随着文明进步和社会发展，作为承担国民卫生保健责任的社会公共事业，医学的社会功能从原来的"消除身体疾病，保障个体健康"逐渐扩大到"促进社会经济，建设精神文明，保障基本人权，维护社会稳定"。这一职能的转变赋予了医学事业的社会保障功能新内涵，也促使医学和社会其他子系统之间的联系日益密切。特别是人类社会活动的迅速扩大，公共卫生和社会保健问题变得日益突出，人类与疾病的斗争也渐渐突破个人或独立系统活动的局限，成为整个社会关注的问题，"人人享有健康""健康权是基本人权"等思想为全人类所普遍接受。此外，生态环境日益恶化带来的健康问题，全球性急性传染病的共同防护，更使得医学社会化的趋势进一步加强。这种趋势迫切需要突破生物医学模式的局限，形成人类共同参与的社会健康工程，实现健康改善与社会进步的双向促进。

3. 医学与自然、社会、人文科学的交叉融合　现代科学技术手段的层出不穷，使得人们认识健康与疾病能够摆脱对个体经验的过分依赖，医学与自然、社会、人文等相关学科的渗透融合，也为现代医学模式转变提供了相应的认识基础。自然科学、人文科学、社会科学等不同领域的交流协作，强化了学科间的交叉互补，促使人们打破生物医学模式的惯性思维和保守倾向，迅速摆脱掉经验思维和实验思维的束缚，形成了从整体视角观察、考虑和处理问题的思维方式。多层次、多视角的立体网络知识结构，则进一步引发了医学界对生物、心理、社会因素参与医学认识的综合思考。

4. 人类对健康需求的日益提高　医学发展的历史进程表明，人类对健康的认识和评价从来都是一个动态的、不断改进的过程。尤其是随着生产生活水平的提高，在对健康认识逐渐深入的同时，人们的保健需求体现出一定的阶段性特点。人们已经不再满足于"有病治病"，而是提出了"提高生命质量，延长寿命，保持身心的完好状态"的更高目标。受此影响，医学的服务范围逐渐由治疗服务扩大到预防服务，由生理服务扩大到心理服务，由院内服务扩大到院外服务，由技术服务扩大到社会服务。人们的健康需求日益多样化的今天，全面满足社会对医疗卫生工作提出的各种要求，成为了促进医学模式转变的一个重要推动力。

三、生物－心理－社会医学模式

进入 20 世纪 50 年代，医学迅速朝着高度综合与高度分化两个方向发展，医学科学作为一个纵横交错的立体网络架构，日益清晰地显示出来。特别是系统论的出现，奠定了整体研究人体与环境、人体与心理、人体与社会之间相互作用联系的理论辩证基础。把人作为完整的、兼具自然和社会属性的研究客体来认识，从生物学、心理学、社会学三个不同层次来综合探究人群的健康与疾病问题，成为了观察、分析、思考和处理医学问题的必然趋势。

与生物医学模式不同，生物－心理－社会医学模式是一种系统论和整体观的医学模式，它要求医学把人看成是一个多层次的、完整的连续体，也就是在健康和疾病问题上，要同时考虑生物、心理和行为以及社会各种因素的综合作用。这种医学模式最早是由美国纽约州罗切斯特大学内科学教授恩格尔（George L. Engel）于 1977 年提出来的。他在《科学》杂志发表的题为《需要新的医学模式——对生物医学的挑战》的论文中，对这一新医学模式作了充分地开创性分析和说明，并指出"生物医学模式逐渐演变为生物－心理－社会医学模式是医学发展的必然"。随后，他的观点迅速在全世界引起极大反响，获得了全球医学界的广泛认同，奠定了生物－心理－社会医学模式在现代医学发展中的主导地位。

生物－心理－社会医学模式对现代医学及医疗实践的贡献主要包括：第一，在肯定生物医学价值的同时，把人类医学思维模式从传统的生物医学思维模式中解放出来，促进了人类以综合思维的方式多层次、多方位、立体化地探索生命现象，掌握疾病变化规律，正确处理医学难题；第二，拓展了医学研究的思路，将社会科学与自然科学有机融合，促使人们更多的从社会、心理因素出发研究和解决医学问题，解决了现代医学认识条件和水平下对健康和疾病的科学认识；第三，解决了在疾病预防控制上的社会、心理预防问题，改变了生物医学模式指导下对抗性、针对性防治的策略，建立了"预防为主，防治结合"的医学思想，把疾病防治的重点从单纯的生物防治转移到生物、社会、心理综合防治的方向上来。

总之，生物医学模式向生物－心理－社会医学模式转变是现代医学发展的必然趋势，这是由医学模式动态性特征所决定的。深入了解现代医学模式转变，不但有助于医学工作者更客观的认识医学模式的动态性，更能有效推动医学思维方式的革新，深刻把握生物－心理－社会医学模式的内涵，从而建立起符合时代发展需求的现代医学观和方法论。

第四节　现代医学模式特征

现代医学模式是在对旧有医学模式的批判与扬弃基础之上，随医学科学发展对医学本质的进一步思考探讨，具有特定时代的观念先进性和现实指导性。从本质上看，医学模式转变并非单纯的替代，而是一个完善超越的过程。相对生物医学模式，生物－心理－社会医学模式指导思想更加先进，理论体系更加完整，可以更好认识疾病与健康本质问题，是能更有效指导现代医学实践的医学观和方法论。现代医学模式具有以下本质特征。

一、多维度、多视角的认识论

现代医学模式认为，处于社会系统中的人，不是一般意义上的"自然人"，更不是由器官和组织拼凑的"机器人"，而是具有各种复杂心理和社会活动的"社会人"。因为许多疾病并不单纯是由理化因素引起的，而很可能是源于有害的心理或社会因素。生物－心理－社会医学模式在肯定生物因素作用的同时，也肯定了心理和社会因素在医学中的应有地位，改变了生物医学模式指导下将生物因素作为影响健康唯一因素的理念。强调在生物、心理、社会三维坐标系里，既把人的心理活动纳入视野，又把健康和疾病放在社会系统中去观察研究，从而促发人们从多个视角去考量医学相关问题。

二、基于系统思维的方法论

现代医学模式除继续深化了生物医学模式的既有研究方法，在研究生命和医学现象的科学实践中，又引入了由辩证唯物法与现代科学技术相结合形成的系统论思想。在现代的生物－心理－社会医学模式中，疾病和健康并非孤立存在，而是整个社会系统中的一个子系统。除了要研究由器官、组织、细胞、生物大分子、基因等要素组成的生物系统外，还要研究生物系统外存在的社会大系统的各组成要素以及它们之间的联系。当疾病和健康成为"生物－心理－社会"复杂大系统的中心研究对象时，系统论的思维方式就取代了形而上学的思维模式，成为了这个时代指导医疗实践的核心思想。

三、三维立体的健康观

生物－心理－社会医学模式指导下的健康观，摒弃了"无病即健康"的观点，也不再局限于"能发挥社会功能就是健康"，而是从一种三维立体的角度，同时追求生理健康、心理健康和社会幸福的完美状态。从生物角度看，健康是身体器官、组织、结构和功能正常状态；从心理和精神角度观察，健康是良好的自控能力，对外界事物正确的反应和判断，内心达到平衡状态；从社会学的角度衡量，健康是良好的社会适应力，科学的工作、生活行为和习惯，满意的社会人际关系和具备处理应急事件的能力。现代医学观念把健康与疾病作为相对的关系来认识，认为健康与疾病是连续统一体，此消彼长动态变化。在二者之间，又可以划分两个特殊状态——亚健康状态和亚临床状态。前者是指机体无明显疾病，但呈现活力降低、适应力减退的生理状态，又称为"第三状态"或"灰色状态"；后者是指机体受到损害，功能发生紊乱，但具备防御、适应、代偿生理性反应的状态，又称"无症状疾病"。生物－心理－社会医学模式所倡导的健康观，从医学生物学、心理学和社会学的角度对健康的概念进行了多方位的诠释，是科学的、积极的、全面的健康观。

四、基于可持续发展的医学观

医学的可持续发展要求医学既满足当前需求，还不能损害后代利益。这就要求医学必须具备以下三个条件：必须是社会供得起和经济可支撑的，必须公平、公正和高效，必须体现以人为本。生物－心理－社会医学模式正是基于对医学的这种可持续发展要求而产生的医学观。它认为，医学的发展水平应该与社会经济的发展水平相适应，要考虑个人和社会的承受能力；人不分种族、性别、贫富都有获得医疗服务的权利，要满足全体人民的基本需求；应该尊重人的选择和尊严，对医学的使用应当由社会和个体共同做出合理负责的选择。

五、丰富完整的医学目的

作为体现医学模式内涵的重要标识，医学目的与医学模式本质上是一致的。且随着医学模式演进，医学目的也不断变化。比如，在古代医学和经验医学时代，"减轻痛苦和挽救生命"是当时的主要医学目的；进入实验医学时代，医学则以"治病救人，延长生命，解除痛苦和疾苦"为主要目的；到了现代医学时代，医学目的进一步延伸和丰富，包括了四个层次：预防疾病和损伤，促进和维持健康；解除由病灾引起的疼痛和疾苦；照料和治愈有病的人，照料那些不能治愈的人；避免早死，追求安乐死。正是在生物－心理－社会医学模式理论的指导下，为解决各种医疗保健问题才提出了这样丰富完整的现代医学目的。

六、社会因素主导的医学观

现代医学研究的不断深入，越来越多地发现社会因素对人群健康和疾病的决定性影响作用，类似于社会地位、教育背景、生活水平、居住环境、消费理念等都会对健康有重要的影响。20世纪80年代，按照环境、遗传、行为与生活方式及医疗卫生服务等因素对美国前10位死因进行分类统计，结果表明由社会因素可以解释死亡原因的77%。社会因素对人群健康和疾病的决定性影响更加明显。比如，一方面是诸如糖尿病、心脑血管病、肥胖症、高脂血症等"富贵病"困扰着发达国家和新兴工业化国家，而另一方面由于严重饥荒而导致的营养不良和死亡，则成为盘踞在贫困欠发达国家儿童头上挥之不去的"魔咒"。再比如，一些烈性传染病近几年来"死灰复燃"的态势，曾流行于世界33个国家的SARS，几乎每年都会在东南亚发生的"禽流感"，以及近年来在全球范围内流行的COVID-19等等。这些医学课题的解决，单纯靠药物和医疗服务远远不够，而进行积极的社会防治则更有效、更可靠、更经济。

七、致病因素多元化的疾病观

在20世纪下半叶，医学界关于健康影响因素的研究与成果有很多，其中较有影响的是布鲁姆

（Blum）的环境健康医学模式与拉隆达（Lalonde）和德威尔（Dever）的综合健康医学模式。1974 年布鲁姆认为，环境因素特别是社会环境因素对人的健康、精神和体质发育有重要影响，并提出了包括环境、遗传、行为与生活方式及医疗卫生服务等四个因素的环境健康医学模式。为更加广泛地说明疾病发生的原因，拉隆达和德威尔在环境健康医学模式的研究成果基础上，进一步对卫生服务和政策对健康的影响做了观察，提出了卫生服务和政策分析相结合的综合健康医学模式，系统论述了疾病流行病和社会学相关的医学模式，用来指导卫生事业发展，并作为制定卫生政策的依据。2008 年世界卫生组织基于多元致病因素对全球主要死因进行归类，结果显示 50% 的死亡是由行为生活方式因素引起的，其余则分别为环境因素占 30%、生物遗传因素占 10%、医疗卫生服务因素占 10%。

八、人与生态和谐相处的医学观

在生物 - 心理 - 社会医学模式的"催化"下，如今世界上又产生了一种更为超前的医学观——大生态医学观。它认为疾病的本质是人的身体、精神、心理状态与生存环境的适应失调造成的健康不良状态，因此特别强调人的精神状态要实现与包括自然生态、社会生态和微生物生态在内的生存环境之间的和谐适应与良性互动，并由此提出了"优化生存环境，辅以防治"的全新医学指导思想。这种思维模式彻底摆脱了传统医学模式对健康与疾病的片面认识，从而以一种全新的角度，将健康与疾病放在整个自然生态体的坐标上，进行全方位的考察和审视，从更高境界、更高层次对疾病和生命进行理性的价值评判。这使人类对健康和疾病的认识得以建立在更为主动、理性的根基之上，为医学更好地驾驭疾病、控制疾病提供了一种全新的理论认识。作为在医学不断深入探讨过程中形成的一个新思考，大生态医学观在理论体系上与生物 - 心理 - 社会医学模式一脉相承，无疑是有先进性和积极意义的。

第五节　现代医学模式与临床医学

现代医学模式的完善有效扩展了医学内涵，扩大临床医学的目的为"预防疾病和损伤，促进和维护健康；治疗和治愈疾病；减缓由疾病带来的不适和痛苦；预防过早死亡，提高生命质量"。临床医学工作的范围因此完成了从"出生到死亡"扩展为"生前到死后"的变化，从对患者的治疗扩展到对疾病的预防和健康危险因素的干预。临床医学的任务也从以治病为主，逐步转向治病以及维护和增强健康、提高人的生命质量的全面服务。生物 - 心理 - 社会医学模式的出现对临床医学思维、临床医疗实践和临床医学教育产生了重要影响，并对临床医学各领域的变革提供了重要的理论基础。

一、现代医学模式对临床医学思维的影响

（一）临床医生角色内涵转变

现代医学模式要求医生要积极适应角色改变，摒弃过去单纯的疾病治疗者角色，力争成为包含以下角色内涵的"五星级医生"，其角色内涵如下。

（1）卫生保健提供者（care provider）。

（2）决策者（decision maker）。

（3）健康教育者（health educator）。

（4）社区领导者（community leader）。

（5）服务管理者（service manager）。

（二）临床疾病诊断和疾病治疗

1. 临床诊断思维　传统的诊断手段依靠生物学变量及其可测量的实验室和各种辅助检查。生物 -

心理－社会医学模式在发展上述检查的基础上，通过对人类心理和行为进行新的测量值检查，以及将各方面的指标进行综合分析，从而明确疾病的生物学和社会心理学内容，以便为患者提供客观的生物－心理－社会方面的实验室依据，为从药物、心理和行为上治疗并指导患者提供了重要依据。

2. 临床治疗思维　生物医学模式指导下的疾病治疗是主要用药物或手术手段来消除疾病。生物－心理－社会医学模式对传统治疗概念及其内涵进行了拓展，现代医学模式中的治疗是以提高人的生活质量为主，最重要的特点是多样化选择。对患者的治疗，在不同阶段需求不同，按照病情缓急依次为保住生命、防止残疾、减轻痛苦、根治疾病、健与美等。另外，医学科学飞速发展，一种疾病有多种治疗方法，患者和家属可以依据自己的愿望及经济承受能力等，选择自己认为满意且切实可行的治疗手段。生物－心理－社会医学模式指导下的治疗的另一个特征是，沟通成为治疗的手段，特别强调患者的积极参与。此外，医学模式的转变引起了治疗模式的变化，其中社会治疗作为一种"无形"的治疗，对许多疾病的防治意义重大，比如碘缺乏病、乙型肝炎、性病、吸毒等客观存在的社会问题带来的疾病，以及如心脑血管疾病、恶性肿瘤、糖尿病等"现代文明病"的行为治疗也多属于社会治疗范畴。当然，社会治疗还包括建立健全有效的医疗法规。

（三）临床医学服务内容

现代医学模式对临床医学服务内容的影响可以概括为"四个转变"。

1. 从治疗疾病为主转变为维护健康为主　现代医学认为，医学服务的最佳效果是达到患者、医生和社会三方都满意。这就需要医务人员把关注对象自觉地从以疾病为中心，转移到以健康为中心上来。以健康为中心，就是"以人为本"，就是要把患者作为社会结构的组成部分，了解个体的特征，充分考虑其生理、心理和社会需求，尊重患者的尊严和权利，选择科学合理、全面优化及个体化的治疗方案。

2. 从单纯医疗型转变为医疗、预防、保健复合型　随着社会经济发展，人们的人生观、价值观发生了变化，对于医学的要求已经不满足于有病求医，而是把目光转移到促进健康、延长寿命、提高生活质量上来。现代医学模式正是顺应了这样一个转变，把预防和保健置于优先于医疗发展的战略位置，从而使医学服务的形式从生物医学模式的医疗型转变到医疗、预防、保健复合型。

3. 从个体转向群体　现代医学模式认为医学的最终目标是实现群体生理、心理、社会健康。人的健康不是孤立的，而是与家庭、社区、社会等更大的系统紧密相连的。医学服务必须要立足患者、着眼家庭、面对社区、开展全方位的服务，在人群疾病治疗和预防以及医疗服务提供上，进行系统总体地了解和安排，才能有助于实现医学的最终目标。

4. 从生物防治转变为生理、心理、社会综合防治　现代医学模式赋予了预防医学新的任务。这个任务已经不再局限于针对个体的单系统的生物防治，而是要求从生理、心理、社会综合防治的高度，来维护群体的健康利益。医学服务在以预防为导向的服务模式指导下，越来越多地在患者教育、早期诊断、健康危险因素评价、人群健康筛查与群防群治等方面发挥作用。

二、现代医学模式对临床医学实践的影响

现代医学模式对临床医学实践的影响又可以归纳为"四个扩大"。

1. 从治疗服务扩大到预防与康复服务　疾病谱和死亡谱变化及人群健康需求的多样化，决定了治疗服务扩大的必然趋势。疾病影响因素的多元化，要求医学必须树立"未雨绸缪"的超前意识，采取综合性的预防保健措施，把疾病的发生扼杀在萌芽状态。预防是治疗的积极措施，也是治疗艺术的最高境界。此外，在疾病诊治后，如何有效地帮助患者更好、更快地康复，有效避免或延缓疾病再次复发的康复指导服务在一些与生活方式密切相关的慢性非传染性疾病中尤其具有重要的意义。

2. 从生理服务扩大到心理服务　现代医学认为，心理服务同生理服务一样是健康服务考量的必不

可少的方面。造成心理紧张的事件如离婚、丧偶、失业等，均有可能成为心源性疾病的重要因素；而许多心理服务，如咨询、安慰、调适等，则会对健康产生积极作用。因此，现代医学模式在强调生理服务的基础上，更加重视心理服务。

3. 从院内服务扩大到院外服务 随着现代医学模式和健康服务模式的转变，作为医疗卫生服务主体的医院，其服务越来越多地显示出主动性，服务领域也呈现扩大化的趋势。医院服务场所超越了医院的狭小空间而进入家庭、社区和社会，从而形成系统的服务体系。这个体系以医院为依托，患者为中心，家庭为单位，社区为范围，提供着全面、综合、连续、人性化的健康服务，并且越来越显示出在现代社会中的活力和优越性。

4. 从技术服务扩大到社会服务 在现代医学模式的框架下，单纯的技术服务已不能满足广大人民群众日益增长的健康需求。医学社会化和社会医学化的结果，就是产生了日益丰富多样化地社会服务需求。需求催生了供给，越来越多的社会服务诸如老年保健指导、心理咨询和行为指导、饮食指导、文体活动和消费指导等项目，在现代社会中被越来越多的人所重视和接受，受到大众的广泛推崇。

⊕ **知识链接**

临床医学实现向现代医学模式的转变，难在何处？

自 20 世纪 70 年代提出"生物 – 心理 – 社会医学模式"以来，医学界对现代医学模式的转变进行了广泛的讨论和深入研究，广大临床医务人员普遍认识到的确有必要用现代医学模式的观点来认识和处理疾病。但理论观念上的创新、接受与临床实践中的保守，形成了鲜明反差。虽然"生物 – 心理 – 社会医学模式"的理论列入了教科书，社会、心理因素在疾病发生转归中的作用也被人们所承认，但医疗实践活动中"从生物学角度认识疾病，将患者看作生物体"的作法仍相当普遍地存在，从生物医学模式向现代医学模式的转变并未实质性发生。

困难主要来自以下几个方面：由于生物医学经过长期发育成长，形成了比较完整的医学思想体系和体制框架，并渗透到临床、预防、公共卫生、医学科研和医学教育诸多方面，受唯科学主义影响的临床医务人员迷恋于生物医学模式的科学性，难以跳出其视野；由于目前医院技术结构框架和科室设置是适应生物医学需要而形成的，所有临床医务人员也都分别归入以生物医学为基础划分的不同科室中，临床实践落实诊断治疗和社会干预，需要各科室乃至基层医疗、预防部门共同配合；由于临床心理学还处于发展阶段，对患者或医生来讲都未形成足够的信任和信心，单纯用生物医学技术对付疾病仍然是大部分临床医务人员的行医准则。

三、临床实践导引下的现代医学模式的演进

临床实践是医学应用的主战场，同时也是医学模式转变的重要驱动力。现代医学模式在临床需求的牵引下也在不断演进，随着医学学科的内部融合与外部交叉发展，与各种理念相适应出现了不同的"狭义的医学模式"。

1. 人工智能 + 医疗、医械 2022 年 8 月科技部等六部门联合发布《关于加快场景创新以人工智能高水平应用促进经济高质量发展的指导意见》的通知，提出在医疗领域要积极探索医疗影像智能辅助诊断、临床诊疗辅助决策支持、医用机器人、互联网医院、智能医疗设备管理、智慧医院、智能公共卫生服务等场景。

2. 精准医学（precision medicine initiative, PMI） 是以个体化医疗为基础、随着基因组测序技术快速发展以及生物信息与大数据科学的整合应用而发展起来的新型医学概念与医疗模式。这一概念由美

国医学界在 2011 年首次提出，包含精确、准时、共享、个体化四个要素。

3. 整合医学（holistic integrative medicine，HIM） 是指从人的整体出发，将医学各领域最先进的理论知识和临床各专科最有效的实践经验分别加以有机整合，并根据社会、环境、心理的现实进行修正、调整，使之成为更加适合人体健康和疾病诊疗的新的医学体系。现代的整体医学是基于复杂性科学的理念和方法，将古代传统医学的整体观念与现代科学的实证方法有机结合的全新的医学体系。

4. 转化医学（translational medicine） 是将基础医学研究和临床治疗连接起来的一种新的思维方式。建立在基因组遗传学、组学芯片等基础上的生物信息学，同系统医学理论与自动化通讯技术之间的互动密切，加快了科学研究向工程应用转变的产业化过程，应用于医药学也将导致基础与临床之间的距离迅速缩短。

5. 循证医学（evidence – based medicine，EBM） 意为"遵循证据的医学"，又称实证医学。是一种医学诊疗方法，强调应用完善设计与执行的研究（证据）将决策最佳化。

临床需求的牵引下各种狭义医学模式的并存与迭代，印证了现代医学模式仍在不断完善和发展，也必然会推动医学的不断进步。

四、现代医学模式对临床医学教育的影响

医学社会功能的发挥需要依靠医学工作者，医学工作者的培养依靠的是医学教育。在现代医学模式下，医学社会功能的拓展，人群健康需求的提高，医学与相关学科的交叉渗透，医疗服务的转变，健康服务的扩大，都对医疗卫生服务的主体——医学工作者提出了新的更高要求，从而医学教育也面临着新的更大挑战。医学教育必须充分考虑这些客观实际的影响，转变教育观念，改革教学体制，实施全面素质教育，以适应现代医学模式的转变，培养合格的临床医学人员，最终实现医学教育目标。现代医学模式对医学教育的影响主要体现在以下几个方面。

（一）对医学教育观念的影响

目前，虽然现代医学模式指导下的医学教育思想观念已经深入人心，但生物医学模式主导思维并未完全消除。基础课程学习阶段，医学生看到的只是独立的、无生物特性的组织器官和标本等；临床实习中，医学生把患者作为单纯的实习对象或"活标本"。这样的教育使得医学生从基础学习阶段，就对具有人格的"人"的概念没有正确认识。在这种实验的、非人格化倾向的教育感染下，医学生必然致力于追求生物医学科学知识、理论和技能，而忽视医学的伦理、社会和审美价值。

现代医学模式作为一种认识论对医学教育改革发展具有重要意义和深远影响。医学教育要自觉地适应这个转变的要求，树立现代疾病观、健康观和治疗观，坚持整体性、动态性和社会性原则，全面准确地把握人体健康与疾病的本质，摒弃医学教育中的纯科学技术主义、纯理性教育和非人格化教育等陈旧观念。在医学教育观念上，必须树立五种思想：一是拓宽专业口径，增强学生社会适应力；二是实施全面素质教育，培养高素质、技能型人才；三是以学生为教学主体，增强学生创新能力；四是因材施教，促进个性健康发展；五是探索"教学、科研、服务"三位一体的人才培养途径。

（二）对医学教育体系的影响

我国现行的医学教育体系格局单一，传统的"先基础，后临床，再实习"三部曲，客观上加剧了临床工作者理论与实践的分割脱节。从医学院校毕业后，除少数考取硕博士继续深造外，大部分医学生几乎没有再继续接受系统医学教育的机会。

现代医学模式对于医学教育改革发展非常重要的一大影响就是倡导医学教育终身化。实施医学教育的主体由过去主要依靠正规医学院校教育，逐渐扩大到了毕业后教育和继续医学教育，使得医学教育的

分类布局发生了显著变化。在给院校基础医学教育之外的毕业后教育和继续医学教育提供更加广阔发展空间的同时，对在职医学教育质量也提出了更高要求。只有把院校医学教育、毕业后教育和继续医学教育有机结合起来，一方面通过加强住院医师专业培训制度化、规范化的工作，使毕业后教育成为医学生毕业后都必须接受的一种医学正规教育制度，以便为其日后从事专业临床工作做准备；另一方面，把"拓展临床医学人员知识技能结构，提高整体素质"作为培养教育的主要任务，通过广泛开展继续教育，使医学工作者能够结合自身个性化特点，不断更新知识内容，丰富知识结构，强化临床思维能力，提高业务技术水平。

目前，我国医学教育体系改革持续推进，已初步建立完善了由在校医学教育培养、毕业后医学教育、继续医学教育组成的高等医学教育体系。同时，基于深化医改和医学教育改革的要求，又出台了临床医学专业学位研究生教育与住院医师规范化培训"双轨合一"的政策。这已然成为我国医学教育改革的重要内容，也是我国与世界医学接轨的必行之路。但医学教育适应现代医学模式的转变，是一项长期的复杂的系统工程，需要医疗服务、医学教育等部门的共同努力。所有医学工作者都要抱着对社会高度负责的态度，在辩证唯物主义世界观、方法论的指导下，努力学习、虚心接受现代医学模式的教育观念，建立新型立体的临床医学人才知识结构，更好地适应现代医学观点和思维方式的深刻变化。

（三）对医学教学方式的影响

由于目前大部分教师本身所接受的是以生物医学模式为主导的医学教育，受到传统思维定势的影响，他们对系统论、信息论、控制论理解不深、贯彻不力，使其自身医学思维仍然被生物医学模式所统治，显示出根深蒂固的形而上学。教学方法上，偏重传授知识，不注重培养学生获取知识的有效手段，课堂讲授也过于强调系统完整，很少给学生留有思维的余地。再加上，我国医学院校大多仍按生物医学模式框架来设置课程和教学内容，一些通用教材对典型身心疾病的阐述，仍然没有把心理、社会因素的讨论置于思考范围之内。即使新增设了一些医学人文社会科学课程，但与临床专业课程尚缺乏协调统一。此种环境之下，医学生建立片面的医学观，就不足为奇了。

现代医学模式促进了医学教育从教学计划、培养目标、教学大纲、课程设置、教学内容诸多方面的全方位改革。在培养目标上，现代医学模式对临床医学人才的合格标准提出了新要求。它认为合格的医学人才，应该是全面素质型人才。既会做技术诊断，也要会做社会诊断，既会开药物处方，又会开社会处方。同时，还应该能全面了解预防医学内容，掌握增进健康、提高生命质量的服务方法，了解卫生与社会发展的关系。在教学内容上，现代医学模式要求，改变过去医学生完全把精力放在生物医学课程上的落后现象，增加人文社科教育，加大自然、人文、社科类课程的比重，使医学生的知识结构更加合理，丰富医学思辨能力。国外发达国家医学院校在这方面的尝试非常具有借鉴意义，如英国将医学心理学、社会医学、行为医学、伦理学等列为必修课，日本要求医学生必须修满60多学分的人文社科类课程。通过相关课程的增设，现代医学模式的思想观念得以渗透到各学科课程的具体内容中，贯穿于教学过程的各个环节。

（四）对医学院校教师、医学教学内容与方法的影响

当今社会科学技术的进步日新月异，学科不断交叉、融合的背景下，不断有新的研究颠覆人们的传统认知，与之相对，教材的更新则略显滞后，对于医学来讲也是如此。例如，做为现代医学产生与发展的奠基学科——解剖学，未被发现的人体部分已经十分少见。然而，在2020年荷兰癌症研究所的科学家在探查头部、颈部或脑部癌症放疗后的唾液腺损伤时，在管状体上方（是咽喉后面的鼻咽部）发现了一组从未被描述和记录过的颈部唾液腺，并将其命名为"管状腺"（tubarial gland）。如何将这些最新的研究进展及时准确地传递给学生，就对教师自身的知识更新以及教学内容的及时调整提出了更高的要

求。同时，各种教学手段的发展在丰富教学方法选择的同时也对传统的课堂教学提出了很大的挑战。对教师的要求也不仅仅是专业过硬，而是在此基础上还要求具有尽快掌握和应用相应先进教学手段的能力。

（许言午）

书网融合……

本章小结　　　　题库

第五章　临床医学人才的知识结构

PPT

📖 学习目标

　　1. 掌握　知识结构的定义及其三大构成要素（知识数量、知识种类和知识层次），不同医学模式下临床医学人才知识结构的类型差别。

　　2. 熟悉　发展型知识结构，临床医学人才所应具备的知识结构体系的内容、特点及构建过程。

　　3. 了解　构建合理知识结构对于临床医学人才的意义，使医学生能从医学模式转变的高度，加深对临床医学人才培养方式、培养内容的认识。

⇨ 案例引导

追寻铅中毒的元凶

　　案例　2022 年 7 月，患者，男，因腹痛、乏力、活动障碍等症状到医院就诊。经检查，发现患者为铅中毒，可病源却无法确定。医生问询病史得知，患者平日习惯用锡壶饮酒。医生请患者取来锡壶，并往其中倒入患者平时饮用的酒静置 1 天后送检，结果酒中检出铅含量超标。这是因为市面上锡壶并非纯锡打造，其中含有金属铅成分。在后续治疗中，患者经驱铅、护肝、抗氧自由基、改善贫血等治疗，病情有了明显好转。

　　讨论　从以上案例中，我们得到什么启示？

第一节　知识结构

　　知识是人们在改造客观世界与主观世界的实践中获得的认识和经验的总和。知识，从本质特征上看，它不仅具有推动社会发展、人类进步的力量，而且具有塑造、改变知识汲取者个人主观世界的力量。当然，就知识汲取者个体而言，要使知识具有塑造、改变主观世界的力量，并在实践中表现出较强的创造功能，还必须考虑其知识构成问题。因为合理的知识结构是成才的资本。人才的成长，并不仅仅在于掌握知识数量的多少，更重要的是要看其所建立的知识结构是否合理。它的构成合理度犹如金刚石与石墨的结构组成一样，虽然金刚石与石墨的化学成分相同，但由于其结构不同，所以它们构成物的坚硬程度有天壤之别。既然知识结构如此重要，那么何谓知识结构？

一、知识结构的定义

　　知识是客观事物及其客观规律反映的结果，是高层次的系统化的信息。知识可以分为陈述性知识和程序性知识。陈述性知识是指人们具有的关于世界"是什么"的知识，包括各种事实、概念、原则、和理论等；程序性知识是关于如何做的知识，包括如何从事并完成各种活动的技能。知识结构是外部世界在人头脑中的内化和存储状况，它是客观世界经过求知者的信息加工而在头脑中形成的多要素、多层次的综合体，是对学习者大脑中各种知识的相互比例、相互关系，以及他们所构成的整体功能的描述。

特定知识的质与量，只有在与之相联系的特定知识结构中才能实现其价值；脱离了相应的知识结构，任何知识都成为孤立的、零散的观念形态，从而丧失其现实意义。因此，所谓知识结构，就是指为了某种目的需要，按一定的组合方式和比例关系所建构的，由各类知识所组成的具有开放、动态、通用和多层次特点的知识构架。它是社会普通个体经过专门学习培训后，所拥有的知识体系的构成情况与结合方式。

在人才培养的漫长过程中，知识的积累是我们成才的基础和必要条件，但它绝不是衡量人才的唯一标准。衡量现代人才的一个重要支撑点是知识的储备，但是这个储备不是简简单单数量上的积累，还包括知识结构的合理构建。拥有良好知识结构，人才会有更大的进步空间，能够进一步学习知识、理解知识、应用知识，才能够担任现代社会各个职业岗位。特别是在社会分工越来越细、专业化水平越来越高的今天，只有拥有合理的知识结构，并且擅于将自己所学到的各类知识科学、有机地组合起来，才能更好地满足当今社会发展需要，也更容易为竞争激烈的职场所青睐。

当然，行业岗位不同，对人才知识结构的要求也不同，但合理的知识结构大都具备以下共同特点。首先，知识结构必须具有整体性。从哲学上来讲，世界上一切事物都是有机的整体，知识结构也不例外，它的组成部分之间，都有一定的相关性，既相互依赖，又相互制约。如果知识结构只有数量的优势，而没有相互协调、配合融通，就很难产生知识结构的整体优势。其次，强调知识结构的异动性。知识结构本身就是发展变化的，绝不应当处于僵化状态，而应当是随着社会的发展不断进行自我调节的动态结构。在社会不发达的阶段，知识结构相对而言较为简单，但随着人类进步和社会发展，为适应科技发展知识更新、研究探索新的课题和领域、职业和工作变动等因素的需要，人们必须及时对知识结构进行调整、充实、提高，以更好地跟上飞速发展的时代步伐。第三，还要重视知识结构的有序性。序是事物的结构形式，指事物或系统组成诸要素之间的相互联系。知识结构的有序性是动态的、变化的有序，是与上面讲到的异动性密不可分的，知识结构的组成要素在发展变化中应呈现出稳定性、规则性、重复性和相互的因果关联性等特征。合理知识结构的建立，必须从低到高、从核心到外围的有序层次。从低到高，是在纵向联系中划分出基础层次、中间层次和最高层次，从基础知识到专业技术知识，直至前沿科技知识，由浅入深的积累，并逐步提高。没有基础层次，较高层次就会成为空中楼阁，缺少了高层次，则显示不出水平。从核心到外围，是指在核心知识确立的情况下，在横向联系中将那些与核心知识有关的知识紧密地联系在一起，构成一个合理的知识结构，突出核心知识的中心作用。否则，知识结构容易杂乱无章、主次不分，难以发挥知识结构的整体作用。

二、知识结构的构成要素

知识结构一般包括知识数量、知识种类和知识层次三个构成要素。从认知心理学的角度看，三个要素虽然在知识构建过程中承担的功能各有不同，但会对人才成长同时发挥重要作用。

（一）知识数量

自 20 世纪 60 年代以来，随着新型电子计算机的出现，以及其与通信技术的迅速结合，极大地提高了人类信息传递、储存的质量和速度。人类实现了历史上的第五次信息变革，这次信息革命的完成，使人类进入了一个崭新的时代——信息时代。作为信息时代的一个重要的特征就是：人类的知识量在急剧的增加。信息学的相关统计资料表明，人类的知识在 19 世纪大约每隔 50 年增加一倍；20 世纪初每 30 年增加一倍；20 世纪 50 年代每 10 年就增加一倍；20 世纪 70 年代每 5 年就增加一倍；现在大约每隔一年就增加一倍。人类认识的化合物种类，1880 年大约只有 1200 种，1950 年为 100 万种，现在已经超过 400 万种……在这个现有知识每年以 10% 速度更新的时代，人们用一个十分贴切的词来形容——知识大爆炸时代。

生活在信息时代的我们，都希望掌握较多数量的知识。依据瑞士心理学家皮亚杰的观点：学习的实质就是个体通过同化和顺应来实现与环境的平衡，正因为这点，我们已有的知识的数量决定了我们对事物理解的速度、深度以及准确度等。我们只有掌握一定数量的知识才可能进行学习和工作，所以说，知识的数量是构成知识结构最基本、最不可或缺的要素之一。

我们知道，知识的数量十分巨大，并且这些知识还处在不断的更新之中。这些知识按照内部的远近关系可以划分为不同的种类，同样，知识种类的数量也是十分庞大的。知识的数量是知识种类形成的基础，没有"量"作为基础就不会形成"种"的较高一级的层次。反过来，不同的知识种类依据知识的内部联系的远近、强弱所形成，"种类"的存在使得庞杂的知识更有条理、有序。而且知识储备量越大，越容易触类旁通，整个思维结构扩大了，也就越有利于提高对问题的分析判断，越有利于提高解决问题所需收集信息的质量、速度和准确程度。

（二）知识种类

知识从数量上讲十分庞大，而按照知识内部远近关系划分出的知识种类也非常丰富。国内有的学者主张将知识分为自然科学知识、社会科学知识和思维科学知识，也有的主张将知识分为自然科学知识、社会科学知识、数学、技术科学知识、工程技术和哲学六类。但不管怎么划分，面对如此丰富的知识种类，社会中的每个个体都不可能掌握所有的知识，只能根据自己的兴趣和专业来选择不同种类的知识，从而形成自己的独特知识结构。

不同的知识主体所形成的知识种类也是有差异的，这种差异的结果规定着人的思维结构的性质和功能倾向，我们无论如何也不会认为一位数学家和一位哲学家具有相同的知识种类。例如在古代，同样的一个马蹄印，农夫见了想到的是秋天到了，该秋收了，而士兵见了想到的是要打仗了。可见，知识的种类在很大程度上决定了我们的思维方式。知识种类的多样性决定我们的思维方式多种多样，看待问题的方式存在差异，解决问题的方法不尽相同。

鉴于目前，科学领域出现的"宏观上越来越结合、微观上越来越细化"的发展趋势，越来越多不同种类的知识相互交叉、作用和发展愈发普遍，很多的边缘学科和新的知识不断涌现，我们不难得出这样的结论：新的知识种类是在原有的知识种类的基础上形成和发展起来的，知识种类的存在不但使得知识更加有序，而且也促进了知识的数量和种类的发展，正在进一步丰富我们认识世界和解决问题的方法和手段。

（三）知识层次

知识结构中，各种知识根据其反映客观世界的深度不同进行不同等级的划分，叫做知识层次。知识层次呈现为金字塔结构。其中，位于最底层是基础层次，它是指我们每个个体都必备的基础知识和基础理论知识，这个层次的知识包括一般的自然科学知识、社会科学知识和哲学知识。它在个体知识结构中占有十分重要的地位，这个层次的知识总量越大，知识的增长速度越快。伴随着科技的发展，我们需要不断接受新知识、发展知识，适应新事物、新信息，这些都要立足于雄厚的基础知识。位于金字塔中层的即为中间层次，它是指从事某项事业所必备的专业知识。金字塔的塔尖为知识的最高层次，它是指关于该项事业的最前沿的知识。三个知识层次密不可分，基础层次是中间层次的基础，中间层次又是高级层次的基础。

一般情况下，知识层次与我们反映客观世界的深度是成正比的。知识层次越高，对客体的认识越深刻，产生的信息加工模式的层次越高。由较高层次的知识结构和信息加工模式构成的思维结构，其层次也比较高。衡量也就是说，一个合理的知识结构要求具备广泛而又扎实的基础知识，精深熟练的专业技术知识，先进而又新鲜的前沿知识。一个人的认知水平，是由知识层次是否完善、各部分构成比例是否合理来决定的。层次完善，"塔"越高说明知识程度越高，人们对事物的理解力、判断力越深刻、越准确，所以知识层次的高低代表一个人的认识能力，决定着人的认识深度。

综上可知，知识结构一般由三个要素构成：知识数量、知识种类和知识层次。知识数量，是知识结构构成最基本的要素，没有一定量的知识就无从谈及知识的种类和层次，乃至知识结构。知识种类，使数量庞大的知识分类清晰明了，便于人们学习和研究。知识层次，体现出了一个人知识结构发展和完善的程度。知识层次既能体现知识数量，又能体现知识种类，所以说三个要素不是孤立的，是密不可分的。从数量上看，随着知识层次从低到高，知识数量由多变少，知识种类也是如此，甚至大部分的知识种类是不能上升到最高知识层次的。此外，需要明确指出的是，一个知识结构是由多种要素构成的，但知识数量、种类和层次是知识结构的最基本要素，它们从不同的侧面规定了知识结构的功能，也就是说，这三者的优劣直接决定着知识结构系统的功能。因此，三者缺少任何一个都不能称其为合理的知识结构。

⊕ 知识链接

国内知识结构模式研究

国内关于知识结构模式研究较多，但主要有如下三种。

第一种，蛛网式知识结构。该模式认为专业的学科知识属于"核心"部分，其他学科按照与专业学科之间的远近关系如蜘蛛网般层状排列，构成"外围"部分。第二种，"三层次"知识结构。该模式将知识结构看成一个金字塔，处于最高层次的是专业知识，处于第二层次的是相关学科的知识，处于最底层的是一般的社会科学和自然科学知识。这是国内较为认可的一种知识结构理论。第三，飞机式知识结构。该模式认为，知识结构形似"飞机"：机头为宏观理论，机身为实践经验，机尾是微观理论，两翼是自然科学知识和人文知识。这种理论分清了主次轻重，主张宏观知识与微观知识在实践基础上的有机结合。

第二节　不同医学模式下的临床医学人才知识结构

医学起源是一个漫长的历史过程，受到众多因素的影响，过去的医史学家们对此提出了各自不同的见解，诸如医源于神、医源于圣、医源于巫等等，都各有所据。医学是人类生存和发展的后备手，但是在人类的发展上，医学的表现并不是那么尽如人意。先是有了古代医学的蒙昧，后来才有中世纪到现代的医学发现。在人类认识自身生命和抗争疾病的医学发展历史长河中，曾先后经历了神灵主义医学模式、自然哲学医学模式、机械论医学模式、生物医学模式、生物心理社会模式等的过程转变。总体上说，按照知识结构的数量、种类和层次三大构成要素的结合状况，可以把不同医学模式下的临床医学人才知识结构划分为操作型、适用型和发展型三种具体类型。

一、操作型知识结构的临床医学人才

在神灵主义医学模式、自然哲学医学模式处于主流的漫长医学发展阶段，认识世界所需获得的各种信息几乎完全依靠人体眼、耳、口、鼻、手等感觉器官，思维方式上也主要依靠从现象观察向本质演绎过渡的方法，经验积累和知识发现都极其缓慢，而又具有自发的、朴素的特点。临床治疗效果的好坏主要依赖于医生个人的经验积累和口耳相传的医学传承，很少进行有目的实验。即使有一些实验，也常由于实验手段的粗糙和方法的不足，很难达到系统完善的程度，很难得出经得起科学推敲的可靠结果，只能在依靠敏锐识别力去捕捉临床结果细微差别的基础上，借助丰富的想象力和思辨性的猜测来弥补对机体生理病理具体运行机制认识上的不足，从而依靠临床实践效果去追寻医疗行为发挥效力的原因。

这一时期，不利于医学知识传播和统一医学理论体系形成的因素主要表现在三点。第一，知识信息传递方法手段受限，人们难以及时交流临床经验，传递医学研究成果，很多经验自生自灭，知识积累和更新的速度极为缓慢。第二，由于缺乏防腐标本、显微镜等可视化教学工具以及可重复性高的客观实验测试手段，传授临床经验往往只能心领神会，要靠顿悟，从而一定程度上降低了医学知识的可传授性。第三，医学教育制度的不健全、分工的不精细，以个人自学和师徒相承为主的医学知识构建，进一步增加了知识传授的差异性。真是由于这三个原因，导致此阶段临床医师的知识结构大多体现为操作型知识结构的特点：以经验、一般常识和思辨的思维方法作为主要知识种类，知识数量不够饱满，知识层次不完整，尤其是高层次的知识处于空白状态。

由于这种知识结构中经验是最基本的要素，因此特别强调临床医生的主观能动性和灵活性，要求在临证时善于随机应变。同时，由于缺乏完整科学体系和必要物质手段的支撑，只能用历史、天文、地理等一般性常识尽力进行弥补。即使体现到临床实践中，经常会应用一定的哲学、逻辑等意识形态领域的辩证方法来进行思维方式指导，却难以摆脱其固有的朴素性、原始性。随着实践经验不断积累、医疗认识不断增加，具有操作型知识结构的医学人才有一定的适应能力和整体性思辨习惯，但缺乏足够高度和力度的知识结构基本框架的支撑，对医学领域的新知识、新技能的兴趣却常难以转化为专业问题上的深入研究，达到应有的高度。在认识和处理临床问题时，缺乏建立在实验基础上的系统理论，往往只能进行片面性猜测，易受流行错误思潮困扰甚至迷信超自然力量也在所难免。比如，中国魏晋南北朝服石之风、西方早期滥用放血疗法就均属此类。

⊕ 知识链接

欧洲中世纪恐怖的医疗方法

西方传统医学的根基可以追溯到希波克拉底的体液学说，他认为人的身体是由四种不同的体液组成的：血液、黏液、黄胆汁和绿胆汁。根据体液学说，人生病一定是体内这四种液体失衡。所以当时医者认为，只要将多余的体液释放出来患者就可康复，采用具体的办法就是：放血、催吐、灌肠。1685 年，英王查理二世患轻度中风，御医们按照流程，依次给予国王放血 800 毫升、催吐、灌肠五天。最后，查理二世不堪折腾一命呜呼。直到 1840 年，法国医生皮埃尔·路易通过对 2000 名患者的临床观察发现，放血非但不能治病，反而提高了患者的死亡率，经过逐步的研究，西方医学界才逐渐接受了这一事实。中世纪西方的恐怖医疗才逐渐退出历史的舞台。

二、适用型知识结构的临床医学人才

从文艺复兴时代开始，用实验、归纳和数学方法对自然进行研究的思潮逐渐成为人类新的共识。在医学领域，把人看作一个纯自然的生物实体，认为每种疾病都必然可以在器官、细胞或分子上找到可测量的形态学或化学改变，都可以确定出生物的或理化的特定原因，都应该能找到相应的治疗方法手段，是机械论医学模式和生物医学模式的共同思想基础。

被马克思称为"英国唯物主义和整个现代实验科学的真正始祖"的杰出的英国自然科学家、哲学家培根，于 1620 年在其代表作《新工具》中提出"用实验方法研究自然"，认为只有观察和实验才是真正的科学方法。将人体或疾病从所在的具体环境中剥离出来，以一个纯粹的自然实体角度进行有目的、有计划、精确地定量观察，并通过对各种实验条件的不断调整，研究实验因素之间的各种对应关系，探寻其中存在的变化趋势和运行规律，成为这一时期医学研究和临床实践的主要思路。其中，在物质工具基础上，物理、化学、机械、电子等科学领域的飞速发展以及相关知识的迅速普及之下，显微镜、血压计、听诊器甚至是 X 线等一批至今仍广泛使用的医疗必备器械被先后发明，从而使临床医师对诸如血压正常与异常、药物有效与致毒剂量等反映机体变化的数值，进行客观准确测度成为可能；在思维逻辑方法上，以还原论和归纳法为基础，将人体分解为不同的系统、器官、细胞和分子，利用机械的、物理的、化学的方法来解释研究人体形态和功能变化，并逐渐形成了解剖、组织、胚胎、生理、生化、病理、遗传、免疫等组成的生命科学理论体系和相应的独特研究工具方法；在知识传播应用上，社会分工更加明确，不但基础研究和临床服务形成了各自独立的活动范围，即使临床医师内部分工也日益精细，每个人都将注意力集中到自己的专业领域，全力向专业纵深进军，并乐观地认为医学科学精确化将最终解决所有的健康与疾病问题，而很少关注心理社会等因素的影响。

这一时期医学教育体系逐渐成熟，传统师徒相传的医学教育方式逐渐被高等医学院校教育所替代，并先后出现了"以学科为基础的学习（DBL）""以器官为基础的学习（OSBL）""以问题为基础的学习（PBL）"等三种主要的课程体系设置方式。按照基础、临床两阶段划分的院校课程教育，从根本上保证了临床医学人才培养对于系统深厚医学基础知识的要求，临床诊断治疗所需方法技能也普遍会在医学生见习实习阶段得到严格训练，从而构建起了适用型的临床医学人才知识结构。相较于操作型临床医学人才知识结构，拥有适用型知识结构的临床医师掌握的知识种类不算很多，但其拥有知识的数量和功能非常集中指向于现代医学科学理论体系内部，且各种知识之间关联程度高、联系密切，尤其是在知识深度和层次分布上比较合理，非常适于工业化时代社会高度分工所需的某一领域、某一专业甚至是某一问题专家型人才的需要。但适用型知识结构的临床人才缺点也非常明显：一是知识面狭窄，主要集中于生物医学相关领域，对医学专业知识尤其是所从事专业方向的知识同化能力强、吸收掌握快，但对于人类健康相关的环境学、气象学等一般自然科学，以及社会学、心理学、行为学、哲学等人文社会科学知识学习掌握相对欠缺，深入研究专业创新性问题时则易受自身知识种类范围限制；二是思维方式单一，主要基于还原论思想侧重运用线性关系看待人类健康和疾病，寄希望于通过微观化、精细化的科学技术手段，找出影响机体运行过程中最微小、最特异的生物学变化，完全用还原方法片面机械地分析错综复杂的疾病现象，忽视系统整体、多元发散的思维方式作用。

迄今为止，我们培养的临床医学人才大都具有明显的适用型知识结构特点，甚至未来具有此类型知识结构的临床医学人才，仍会在医疗体系的某些层次领域发挥重要作用。随着新的医学模式的出现和逐渐确立，社会医疗服务要求我们对临床医学人才的知识结构进行重新设计与优化，从而将以适用型知识结构人才为主体的人才库结构转型为以发展型知识结构人才为主体的人才库结构。

⊕ **知识链接**

中美高等医学院校教学模式对比

美国哈佛医学院课程体系由之前的"器官－系统"模式向"功能学"模式进行转化，侧重以功能学为核心的多学科教学。俄亥俄州立大学和浙江大学医学课程体系以"器官－系统"模式为主。而北京协和医学院八年制教学模式以"基础课程－临床课程－临床实习"模式为主。浙江大学医学八年制课程则更注重完整的公共课程和医学预科教育，即"4＋4"模式。众多国内医学高等院校更侧重于基础医学课程和临床医学课程的循序化教学模式。部分医学高校在传统医学教育模式基础上，开展"器官－系统"为主体的教学方式，这与美国哈佛医学院在1985年实行的"新途径"教学模式具有很多相似点。美国自2015年开始的新一轮医学教育改革，在教学模式上进行了比较深入的改变，相比之下国内医学教学模式自身创新程度不够，缺乏更深层次的教育改革。

三、发展型知识结构的临床医学人才

随着第一次卫生革命带来的疾病谱和死因谱发生转变，人们对健康的需求已经不再局限于"没有疾病"。高品质健康生活的追求面前，过去屡屡奏效的"聚焦特异生物因素进行针对性治疗"，却常常在应对人类健康新的主要威胁——慢性非传染性疾病时显得一筹莫展。有鉴于此，1977 年美国罗彻斯特大学精神病学和内科教授恩格尔提出以生物－心理－社会医学模式重新理解人类健康与疾病，并应将其看作是一个从原子、分子、细胞、组织、系统到个体、家庭、社区、社会，相互联系、互为因果、协同制约的立体化网络系统问题。而医学认识手段进入分子时代之后，大量医学研究也表明除生物因素之外，社会因素、心理因素可能对健康有着更为重要的影响。

建立发展型知识结构，正是从生物－心理－社会医学模式出发对临床医学人才提出的新要求。它不仅要求临床医生的知识容量大、知识种类多，还要掌握与医学相关的数学、物理学、化学、生物学、行为科学和人文社会科学等基础知识和科学方法，要掌握生命各阶段的系统的医学形态功能学基础知识，要掌握内外妇儿等临床医学知识以及所重点从事的临床专科知识，与操作型、适用型知识结构更重要的区别在于思维方式从经验思维、实验分析思维，过渡到多视角、多层次、网络化的系统思维。以这种思维方式为主要特点的发展型知识结构，改变了过分依赖个体经验、专业细化而容易产生的保守倾向和惯性思维，强调医学学科不仅在内部要实现基础医学知识、临床医学知识、预防医学知识的互补融合，还要在医学学科外部积极把现代自然科学和人文社会科学的理论技术带入医学领域，实现学科间知识的交叉发展。具有发展型知识结构的临床医学人才，其最大优势就是能凭借其知识结构众多学科交叉融合的优势，从生物、心理、社会等多个角度系统地审视临床实践中遇到的人类健康与疾病问题，进而为深入医学专业前沿领域开展自主创新研究，充实高层次知识打下了良好基础。

进入 21 世纪后，具有发展型知识结构的临床医学人才，其知识结构体系的具体构成应该包括什么？对此，国际医学教育组织（IIME）、美国医学院协会（AAMC）、英国医学总会（GMC）等国内外医学教育组织以对医学生/医生能力要求的形式，曾先后提出了各自对临床医学人才知识结构的看法。2003 年3 月，世界医学教育联合会（World Federation for Medical Education，WFME）在丹麦哥本哈根召开的"医学教育的全球标准：为了更好的保健服务"世界大会上，颁布了涵盖本科医学教育、毕业后（研究生）医学教育、继续职业发展等医学教育发展三个阶段的国际教育标准，提出临床医学人才根据所处阶段的不同而在知识结构培养上应有所侧重，但至少都要涵盖基础生物医学科学、临床科学、行为和社会科学以及医学伦理学等几大部分。

⊕ **知识链接**

世界医学教育联合会与医学教育国际标准

世界医学教育联合会（WFME）从 1984 年开始实行一项"医学教育重新定向的国际合作计划"，在此过程中，WFME 完成了三项标志性工作。1988 年发表了《爱丁堡宣言》，提出包括"努力把我们的临床医生培养成教育家"在内的 12 条倡议；1993 年《世界医学教育峰会的建议》又提出了五星级医生"卫生保健提供者、决策者、健康教育者、社区领导者、服务管理者"培养的目标。1997 年 9 月（维也纳）"世界第 25 届医学教育大会暨欧洲年会"等国际医学学术界均把医生能力培养作为重点课题，强调"从技能到能力"的转变。最终到 2003 年 3 月，在丹麦哥本哈根召开的"医学教育的全球标准：为了更好的保健服务"世界大会上，正式颁布了涵盖医学教育连续统一体的三个阶段：本科医学教育、研究生（毕业后）医学教育和继续职业发展的国际标准。

2008 年 9 月，教育部和原卫生部以 WHO、世界医学教育联合会（WFME）、国际医学教育组织（IIME）等制定的标准为参考，结合我国医学事业发展实际，也制定出了我国的《本科医学教育标准——临床医学专业（试行）》，并对我国本科临床医学专业毕业生的知识目标、课程安排作了具体要求。

综合以上分析，我们认为具有发展型知识结构的临床医学人才其知识结构体系至少应包括以下内容。

1. 自然科学知识　自然科学知识包括数学、物理、化学、生命科学和信息科学等学科。广博的自然科学知识，能为医学专业基础理论、基本知识、基本技能的掌握和能力的培养奠定坚实的基础。由于科学技术的发展，几乎整个自然科学学科都和医学直接或间接地发生联系。一方面，今天的医学发展已延伸到分子水平，医学科学中众多理论模型、实验假设，都来源于自然科学蓬勃发展基础之上。缺少现代水平的自然科学知识作基础支撑，深入理解、熟练掌握日益繁复的基础、预防、临床等医学知识无从谈起。另一方面，医学史上许多突破性进展，都是数学、物理、化学、计算机技术等自然科学与医学结合的产物。比如，像已日渐成为生物医学理论核心的分子生物学，其自身理论发展和技术转化运用不但大大提高了人们对许多疾病的认识，还广泛开辟了治疗各种疾病的新途径和预防诊断的新方法，而这都要依靠物理、化学、计算机技术与多种医学科学交叉渗透。

2. 医学科学知识　作为发展型临床医学人才的核心知识构成，医学科学知识至少要囊括基础医学知识、临床医学知识和预防医学知识三个方面的内容。其中，基础医学知识是指包括人体解剖学、组织学和胚胎学、生理学、生物化学、微生物学、寄生虫学、免疫学、病理学、病理生理学、药理学等在内的生物医学知识，自医学从经验直观的医学过渡到实验医学开始，其所研究的关于人体健康与疾病的本质及其规律，就已经为其他所有应用医学所遵循，成为了每个医学生未来理解学习、应用临床医学知识的重要基础。临床医学知识是医学科学中研究疾病的诊断、治疗和预防的各种专业知识的总称，通常包括诊断学、内科学（包括传染病学、神经病学、精神病学）、外科学、妇产科学、儿科学、眼科学、耳鼻咽喉科学、口腔医学、皮肤性病学、麻醉学、急诊医学、康复医学、老年医学、中医学、全科医学、循证医学等专科知识，以及病史采集、体格检查、辅助检查、诊断与鉴别诊断、制定和执行诊疗计划、临床操作、临床思维、急诊处理、沟通技能等临床能力，其重点在于疾病的诊断与治疗，非常强调实践性，属于临床医学人才的核心知识，是决定未来能否独立执业的关键；临床医学人才学习预防医学知识，主要目的在于培养预防战略和公共卫生意识，掌握一定的群体保健的知识和技能，因此通常要求涵盖流行病学、卫生统计学、健康教育、初级卫生保健以及劳动卫生与职业病学、卫生毒理学、环境卫生学、营养与食品卫生学、儿少卫生学、妇幼保健学等有关内容，尤其是预防医学以人群健康问题为研究对象，非常有助于临床医学人才提高对健康和疾病的认识。

3. 人文社会科学知识　人文社会科学知识是适应医学模式从"生物医学模式"向"生物－心理－社会医学模式"转变的需要。广博的人文社会科学知识有利于临床医生素质的提高，有利于临床医生对专业知识和技能的掌握，有利于临床医生创新精神的培养，有利于医学社会化的需要。具备了包括心理学、社会医学、医学社会学、医学伦理学、卫生经济学、卫生法学、卫生事业管理等在内的人文社会科学知识，临床医学人才就可以在化解医患矛盾时拥有关爱患者的人文情怀，在确定临床优先目标时更加审慎理性，在开展医学研究时具备批判性思维及遵循伦理规范，也才能更好地适应医学科学的发展和医疗卫生服务需求。

此外，临床医生还要掌握外语、计算机等知识并提升应用能力，能够利用现代信息技术研究医学问题，获取医学新知识与相关信息，为医学实践服务。

第三节　临床医学人才知识结构的建构

21世纪的现代医学正在经历一个前所未有的科学化过程，大量其他专业的理论、知识、技术如洪水般涌入，医学领域的变化日新月异，呈现出既高度分化又相互渗透、既高度综合又纵横交叉的发展趋势。面对培养适应生物－心理－社会医学模式发展临床医学人才的迫切要求，必须系统总结发展型知识结构在内容、性质、系统和存在状态等方面的特点，采取针对性措施构建更加合理的临床医学人才知识结构。

一、发展型知识结构的特点

1. 知识结构内容上的多学科综合　所谓多学科知识的综合，就是要求临床医学人才的知识结构不能只是单纯的生物医学知识系统，而是要具有以医学科学知识为主体并包括各种自然科学知识、社会人文科学知识所组成的综合系统。对临床医学人才知识结构的这一要求是当代医学科学的综合发展趋势和新技术革命的特点所决定的。当代医学科学的综合发展，一方面表现为医学科学内部各学科的融合渗透，另一方面表现为医学与各自然科学、社会人文科学的交叉发展。这为人们从多层次、多角度揭示人类健康与疾病的各种规律，提供了重要的科学理论、方法以及新的技术手段，使全面解决人类健康和疾病的各种问题成为可能。同时，大量研究也清楚地表明，要解决医学科学中的重大问题，不是医学一门科学所能完成的，而必须依靠多种学科的力量。此外，在当前出现的新技术革命中，一个显著的特点是新技术的创立是多种新知识、多种新技术的组合，是多学科协作的结果，带有极强的综合性。正是发展型知识结构的内容上具有的多学科知识综合特点，使临床医学人才有了广阔的视野和较强的应变能力，能够善于提出和解决临床实践中遇到的各种新问题。

2. 知识结构性质上的广泛社会性　临床医学人才发展型知识结构的这一特点，是由当代医学发展从生物医学模式向生物－心理－社会医学模式转变的重要趋势决定的。传统的生物医学模式曾经对医学发展产生了巨大的推动作用，但其内在缺陷也对医学的发展产生了一定的消极影响。主要是忽视社会因素、心理因素对人体健康和疾病的影响，从而在根本上偏离了作为医学研究对象的"人"的完整性，即偏离人的自然属性和社会属性的统一。当代医学发展不断地从宏观和微观、纵向和横向等多方面揭示出人体与环境、人体与心理、人体与社会等因素之间相互关系、相互作用的辩证性质。事实表明要把握整个医学科学本身发展的规律，要全面认识健康和疾病的本质，必须注意社会、心理等因素对健康和疾病的影响，也就是说必须立足于生物－心理－社会医学模式。近年来，社会医学、心身医学、环境医学、行为医学等学科的产生，正反映了人们开始从新的医学模式来研究医学问题。医学的这一发展趋势扩大了医学与社会的联系，同时表明社会对医学要求的显著提高。这就使得临床医学人才的知识结构不仅要具有"自然性"，而且具有较广泛的"社会性"，这样才能更好地适应当代医学的发展，更有利于对人类健康和疾病本质的理解和把握。

3. 知识结构系统上的有机联系　临床医学人才的知识结构既不是各种知识的堆积，也不是百科全书式的平面组合，而是医学科学、自然科学、人文科学等多种科学知识有机联系的结构系统。科学知识结构的理论告诉我们，知识和知识结构是两个既相联系又相区别的概念。知识是人们在自然和社会的实践中积累经验的概括和总结，知识结构则是由各种知识有机联系而构成的整体系统。显然，知识是知识结构建立的基础和前提，没有一定的知识，当然谈不上知识结构的建立。但也并不是有了知识就等于建立起了知识结构。要建立起知识结构，特别是发展型知识结构，必须具有将各种知识有机联系起来形成系统的能力。建国以来我们先后培养出来的几百万临床医学科学工作者，具有丰富知识的不在少数，但在医学上有突出贡献者为数并不多。分析其原因当然是多方面的，但许多临床医生没有使自己各种丰富的知识有机联系起来形成"结构"，却是重要原因。当代医学科学综合发展的事实也表明，一个临床医学工作者要有所作为，不仅要有广博的知识，而且要有运用广博知识的能力。只有将各种知识有机联系形成系统，发现各种知识之间的新联系，才能使各种知识由"死"变"活"，发挥出更大的功能。否则，杂乱无章的知识堆积或是百科全书式的平面知识组合，很难做到有效地驾驭运用知识。

4. 知识结构存在状态上的动态更新　对临床医学知识结构的这一要求，是指发展型知识结构不是固定不变的封闭系统，而是不断更新的开放系统。医学科学同其他科学一样，一方面发展速度越来越快，另一方面知识更新周期不断缩短。据统计，知识更新周期现在同 20 世纪 50 年代相比，已由 15 年缩短为现在的 5 ~ 10 年，并且随着医学领域科学技术的发展和新技术革命的兴起，这种情况将愈加突出。事实表明，固定不变的知识结构很难适应医学科学迅速发展和医学知识更新周期不断缩短的现状，这样的知识结构跟不上医学发展的前进步伐，很难进行开创性工作，就只能跟在别人后面爬行，做一些修修补补的工作。发展型知识结构就是要强调不断更新的动态性，改变临床医生接受高等教育的"一次性"为"终身教育"，不断进行知识更新，避免知识老化。

二、发展型知识结构建构过程

发展型知识结构的建构并非一朝一夕能够完成。虽然在临床医学人才不同的学习工作阶段，知识结构建构的重点可能有所差异，但从接受医学院校高等教育开始，到毕业后医学教育乃至继续教育的整个职业生涯过程中，只有不断地进行知识结构的汲取、补充、更新、重建，才能跟上社会进步和医学发展的步伐。

1. 夯实基础知识　俗话说，基础不牢，地动山摇。牢固的基础知识是知识结构不断优化发展的动力来源和重要支撑。在接受高等医学教育最初的几年里，扎扎实实把以医学知识为核心的各种基础自然科学知识、适量的行为科学和人文社会科学知识准确熟练地掌握下来，能够为未来建构更宽视野、更高层次的知识结构筑牢基础。但也绝不能认为夯实基础知识，只是接受医学院校教育时期的任务。基础知识本身不是可以一次构建完成的，既要依据医学学习早期知识面狭窄、融会贯通能力弱的实际，针对性强地打牢基础，又要在日后临床实际工作中，留心医学科学、自然科学、人文社会科学知识的逐渐普及应用，注意不断进行基础知识的补充和发展。同时，我们提倡基础知识视野要宽广，并非没有一个基本界限，并非越宽越好。毕竟一个人的时间精力有限，最好限定在能为临床医学人才职业发展服务的范围之内，要做到"专"基础上的"博"，才能更有助于围绕核心知识建立牢固的知识结构基础。

2. 注重知识积累的目的性和计划性　在知识构建的过程中，不同种类、层次的知识都需要一个逐渐积累的过程，但必须具有明确的目的性和计划性。既要反对知识积累的盲目性，又不能以急功近利的实用主义态度来看待知识积累，简单地把现在是否有用作为衡量的标准。积土成山，积水成渊。虽然知识的累计必须达到一定的数量和种类，知识层次上才能更进一步，但漫无目的，东一榔头西一棒槌，积累一堆毫无联系的知识，对于临床医学人才将很难起到构建发展型知识结构的目的。而如果有了明确的目的和计划，我们的知识积累就可以围绕核心，选择取舍，更好地达到积累知识的经济性和有效性。

3. 强化知识的整体效应和系统效果　学习知识与构建知识结构有相同之处，也有不同之处。学习知识必须把整个知识体系分割成医学科学知识、自然科学知识、人文社会科学知识甚至是更为细化的部分，才便于从各个学科特点出发理解掌握；而构建知识结构则要求将学习到的知识联接为一个整体，发挥知识的整体效应。我们国内目前的医学教育更多的是重视知识的传授和学习，忽视知识掌握理解之后知识结构的构建。所培养出的医学生大多缺乏灵活运用所学知识的能力，不能做到举一反三，由此及彼，在实际工作中也就缺乏独立工作和开拓创新的能力。要想发挥知识的整体效应，其前提是能把有关知识融合为一种核心知识，并以它为主导完善知识网络的结构和功能。接下来，在核心知识的主导下，使知识按科学的内在联系及规律加以系统化，这样知识才能有效组织起来构建为合理的知识结构，进而转化为真正的认识力量去改变自然世界。特别是在医学科学内部各学科不断交叉融合的当下，知识结构的整体效应发挥不出来，就不可能实现各领域间成果的互相渗透支持，也更谈不上创新和突破了。

4. 注意做好知识结构的持续更新　50 年前人类无性繁殖还是天方夜谭，但克隆技术先后在各种各样的高低级动物身上取得了成功。可以说，自从人们对生命的认识从整体水平、细胞水平进入分子水平之后，认识工具、分析方法乃至研究对象都发生了巨大的变化。如果做不到知识结构的及时更新，别说医学技术手段上跟不上时代发展，甚至思想伦理认识的严重错误都有可能随时发生。目前，国家虽然规定临床医师每年都要自觉参加本专业领域内的继续教育，但巨大的工作压力使大多数忙于岗位工作的医学工作者，完全得不到有组织的系统学习培养。这对我国医疗卫生事业的长远发展是十分不利的。要使自己的知识结构具有不断更新的动态性，很重要的一点就是要建立"终身教育"的理念。要善于学习新东西，积极获取新的医学科学知识和其他科学技术知识，不断调整自己的知识结构，努力建立动态的知识结构，使之始终处于最优化的状态。

（何志鹏）

书网融合……

本章小结

题库

第六章　临床医学人才的能力要求

PPT

📖 学习目标

　　1. 掌握　临床医学人才应该具备的临床思辨能力、专业实践能力、社会交往能力、信息管理能力、团队合作能力和自我发展能力的基本概念。

　　2. 熟悉　医学人才应具有的上述能力要求的内涵及其相互关联，充分认识临床实践对医学人才能力发展与提升的重要性。

　　3. 了解　全球医学教育最低基本要求。

⇨ 案例引导

　　案例　"学不贯今古，识不通天人，才不近仙，心不近佛者，宁耕田织布取衣食耳，断不可作医以误世！"

　　正如明朝裴一中在《言医·序》所言，医生职业的特殊性决定了医学人才培养的特殊性，在加强学生理论水平和临床技能的同时，须着力培养学生"敬佑生命、救死扶伤、甘于奉献、大爱无疆"的医者精神。尤其在大健康时代，社会更加渴求高层次应用型医学人才。

　　行业特点对从业者能力要求极高。例如，对于医生诊治患者的职业能力而言，首先要求能够达到岗位胜任标准的医生必须具有丰富扎实的医学理论功底，能够运用这些知识判断就诊患者主诉症状的可能产生原因、病情的临床经过，并能提出适用的治疗方案等临床思辨能力；同时他还需具备娴熟的专业实践能力，如基本的临床检查技能、操作各类诊疗仪器的技能等；此外还要有一定的表达沟通能力、信息管理能力等作为支撑；而良好的岗位责任心、与相关医疗人员协调配合等能力也会影响实际的诊疗效果。在具体诊疗过程中，医生作为行为个体所具有的以上各项个体特征在任务环境的约束下，共同作用，完成医疗活动。通过对其诊疗过程结果的分析评价，可以对医生的专业能力和诊疗水平做出判断。在这一过程中，各项个体特征要素在不断的交互作用中表现出系统涌现性；也是在这一过程中，外显的系统行为——医生的观察、沟通、甄别、推理、判断等一系列诊疗行为及行为的绩效成果，体现出个体系统的功能，即医生的诊疗能力。

　　综上所述，医学人才一般应具有临床思辨能力、专业实践能力、社会交往能力、信息管理能力、团队合作能力和自我发展能力等多方面能力。

　　讨论　通过以上内容，我们得到什么启示？

第一节　临床思辨能力

　　思辨能力就是思考辨析能力。所谓思考是指分析、推理、判断等思维活动；所谓辨析是指对事物的情况、类别、事理等的辨别分析。

　　"博学之，审问之，慎思之，明辨之，笃行之"《礼记·中庸》中的这句话道出了思辨能力的精髓。临床思辨是指对疾病现象进行调查研究、分析综合、甄别评价、判断推理等过程中的一系列思维活动，由此认识疾病、判断鉴别、做出决策的一种逻辑方法，是一个不断发现问题、分析问题、解决问题并能妥善应对突发事变的抽象思维过程，涉及理论思维、经验思维、哲学思维以及批判性思维等的综合应用。较好的临床思辨能力可以将具体临床问题去伪存真、去粗取精，可以抽丝剥茧似地把真相从纷繁复杂的临床问题中剥离出来。较好的临床思辨能力亦能简化临床诊断步骤、缩短诊断时间，从而为患者提供最优化和最迅速的治疗方案。医师能否掌握规范的临床思维方法，具有一定的临床思维能力，很大程度有赖于是否经历过严格的临床思辨训练，因此医学生的实习阶段是培养临床思辨能力的重要一环，是培养独立思考、重视临床证据，克服简单草率、盲从冲动的重要阶段，也是从医学生转变为一个医生的关键过程。

一、分析问题与解决问题的能力

分析问题和解决问题的能力是对客观事物间接的、概括的反映能力。医学生学习知识、掌握知识和技能的主要目的在于解决临床上各种各样的实际问题，这些问题包括常规问题和未知问题。常规问题一般是指已经基本认识的且已有了具体解决该问题的原则和方法的问题。未知问题是既往医疗实践中尚未遇到过的新问题，这类问题中有一些可以在现有医学知识框架基础上，通过已有经验和模式加以解决，还有一些则需要通过深入的科学研究进行探索之后，方能寻求妥善的解决方案。

医生的核心工作就是发现、分析并最终解决就医者的病患问题。在临床上，首先要学会发现问题，行医之难，贵在知病。发现患者的病痛问题，是认知事物的前提，是开展诊疗、解决疾病问题的基础，发现问题比解决问题更为重要，发现问题是一种创新，是一种在扎实专业知识基础上的洞察能力。临床上分析问题的过程，就是收集患者病史及相关临床资料、确立诊断、观察疗效和判断预后的思辨过程，也是不断认识疾病、阐明疾病本质的过程。分析问题的能力实质上是一种认识能力，这种能力是融合多种专业知识经过内化后形成的一种能力。相对于分析问题能力而言，解决问题的能力是一种再造性活动能力，是认知和技能学习的自然延伸，是更高级形式的学习活动。解决问题，再造能力是经过反复练习，熟练掌握的一种技能。创造性解决问题则是问题解决的最高级表现形式。

在临床实践活动中，解决病患问题的完整程序和要素有下述几个方面。发现与预见：临床上，对患者病情觉察、预见并意识到事态"有所不同"是解决问题的前提。预见问题：将要发生和发现的问题已经存在，不但反映着对问题的意识阶段，也反映着能力水平上的差异。表现态度：对患者表现出来的问题，是积极主动、勇于担责的态度去分析、解决问题，还是消极被动、逃避应付，对诊疗结果的导向有较大的差异，这也是重要的能力指标。分析辨别：利用所学知识，对患者的病情属性、目前状态、发展趋势的全面掌握与正确思辨，是能否圆满解决问题的基础。形成诊疗方案：对患者病情综合考虑后，以患者利益最大化的原则确立诊疗方案，做出最佳决策。操控实施：在执行既定方案的过程中，要充分考虑到由于医患双方的主客观因素、治疗过程和病情发展等方面存在的不确定性，因此需要根据临床实际，动态调整治疗方案，灵活应变。结果评估：在治疗过程中，常常会有主观上认为患者问题已经解决但实际上仍存在这样或那样未解决问题的状况，所以要不时地对治疗效果进行正确的评判和反思，问题是否彻底解决？有无潜在问题？某种程度上，医学是模糊的，追求完美则永无止境。

医学生在学习过程中，要不断提升自己的分析问题、解决问题的能力，特别是有意识的培养对异常的觉察和问题的预见能力、对待问题的良好心态和坚强的意志力、处理问题的决断力和胆识、操作中的技能和应变能力、短时间内对自我和客观条件的正确评估、对问题处理结果质量的判断力等，这些基本素质是更为凸显于其他专业能力的重要部分。

二、对医学不确定性和复杂性的把控能力

医学自诞生之日起就是褒扬与贬损同在，因为我们每个人都不乏有做患者的机会，但医学是不确定

的，医学中广泛存在的不确定性（或者确定性问题），正是医学备受争议的关键所在。

一般认为，医生似乎在理论上对常见疾病的各种症状及手术指征的基本看法是一致的，但实际上不同医生习惯使用的具体方法差别极大。有学者通过对有关扁桃体摘除术的相关问题所进行的探讨，揭示即使存在一系列被公认的切除扁桃体的症状，但专科医生在日常诊疗中，对这些症状的解释方式却各不相同，以至于对于普遍而简单的扁桃体摘除术的必要性，不同医生也会有不同的评价。

就作为救助手段而言，医学必须在不确定的状况下做出应对。即使诊断不明，医生也得设法治疗，然后再去做基础研究。一方面，即便没有足够的条件，医生也得治病；另一方面，有了充分的条件，医生也不一定能保证把每个患者都治好。在治疗没有结束之前，医生都难以断言治疗成功与否。因为医学最具技术性的方面就是典型的人类活动。但任何医学（包括替代医学）都不可能因其不确定性和复杂性而违背医学基本伦理，对人类病痛袖手旁观。奢望等待"最终确定的结果"将使我们丧失整个结果。

正因为医学实践的这种不确定性，医学生们在学习中除了掌握医学知识外，也尤为注重实践经验的积累。因为书本知识关注的大多是已经确定的东西，而对于尚未确定或根本无法确定的东西却甚少提及；经验则不同，它在应对不确定性问题方面有书本难以企及的优势。虽然医学对经验的依赖广招诟病，据说这样会降低医学"科学性"的崇高地位，但医生们深知，医学实践其实是被不确定性的海洋所包围，而医疗行业之所以被称为高风险行业，正因为其极大的不确定性——因为不确定，所以高风险。几乎每一个医学工作者，都会面对医学不确定性认知的危险。成功的医者化解危险的经历，在医学史上通常会演变为神话般的传奇故事。医学生在临床学习过程中应充分了解医学的不确定性和复杂性，把应对医学不确定性和医疗风险作为从事医疗工作的一项重要能力。

一般说来，医生应对医疗风险的应变思路大致含有以下几点：辨识临床医疗可能面临的不确定性因素。建立不确定性因素表并判定其不确定性的程度，如患者的因素、医者本身的因素、当下医疗条件的因素等。确定不确定性因素与治疗效果的因果关系，建立"因果链"，对诊疗过程中的因果关系的各因素做系列假设，综合个别因素的假设形成连贯的结论，对"因果链"进行评估，分析"因果链"并按照一定规律来做临床再决策、实施对策：对不确定性因素和诊疗效果预期等进行分析并进行反馈调整。

⊕ **知识链接**

大健康

大健康是根据时代发展、社会需求与疾病谱的改变，提出的一种全局的理念。它围绕着人的衣食住行以及人的生老病死，关注各类影响健康的危险因素和误区，提倡自我健康管理，是在对生命全过程全面呵护的理念指导下提出来的。它追求的不仅是个体身体健康，还包含精神、心理、生理、社会、环境、道德等方面的完全健康。提倡的不仅有科学的健康生活，更有正确的健康消费等。它的范畴涉及各类与健康相关的信息、产品和服务，也涉及各类组织为了满足社会的健康需求所采取的行动。

三、批判性思维能力

批判性思维就是通过一定的标准评价思维，进而改善思维，是合理的、反思性的思维，既是思维技能，也是思维倾向。这种判断建立在对特定情境运用一定标准，采用循证、科学方法进行分析、评价、推理、解释和说明的基础之上。批判性思维能力有两层涵义：首先，它是一种基于充分的理性和客观事实来进行理论评估与客观评价的能力，其中包含着质疑、比较、鉴别、判断的过程，亦即通常所说的独立思考能力。在此意义上，批判性思维能力也是独立人格的基础。其次，它具有创造性和建设性的能力，能对一件事情给出更多可选择的解释，并能运用所获得的新知识来解决社会和个人问题。因此，批判性思维能力也是创造力的基础。

在医学领域中，批判性思维的特点主要包括：注重证据，如注重病史资料；考虑具体情况，如考虑环境因素对疾病的影响；应用理论或概念，如医生的医疗行为是以哪种医学模式为指导；重视方法，如医生诊断时要采用诊断性思维，做医学实验时要用科学方法等；依照标准，如高血压的标准、糖尿病血糖的界值等。由此可见，批判性思维具有创造性、批判性以及逻辑性。批判性思维重视用证据说话，重视用循证医学原理来处理各种来源信息，重视对新知识的评价与利用。

随着科学技术日新月异的发展以及知识经济、信息时代的到来，医疗保健不断面临新的挑战，临床工作中常会遇到许多复杂的新问题，医学新知识、新技术和新方法层出不穷，各类信息错综复杂，真伪混杂，要想在最快的时间内去伪存真，认识、掌握和应用最新技术知识与成果，未来的医学工作者必须具备创造性地应对多元、速变的卫生保健环境和因地制宜地进行医疗实践的能力。这就需要培养医学生不断反省、探究知识和经验的批判性思维能力。拥有和应用批判性思维是一种双向推动医学创新人才全面发展的基本条件。在拥有批判性思维技巧与技能时，还需要有强烈的敏感性，捕捉可以进行批判性思维活动的敏感点，保持对应用批判性思维的热情与积极性，反复、长期地将批判性思维内化为一种自然而然的思维品质。具有批判性思维的人，往往会保持一种积极向上的乐观的精神状态，这也将有助于解决医患矛盾，从关注人的层面适应新的医学模式要求，从而为医学事业的健康发展做出努力。

第二节　专业实践能力

马克思主义哲学认为实践能力是个体完成特定实践活动的水平和可能性。心理学将实践能力定义为：保证个体顺利运用已有知识、技能去解决实际问题所必须具备的那些生理和心理特征。教育学给实践能力下定义：就是个体解决实际问题的能力。对学生而言，主要是指学生个体吸收、整合支持性教育资源和个体教育资源，适应社会生活，解决基本实际问题，参与社会生活实践，促进自我成长，提升自我的实践主体地位的能力。

在人类实践活动领域中，解决任何一个具体问题几乎都包含有相应的专门知识和专项技能，不同职业领域所需要的专业知识技能不尽相同，专业化水平越高的领域，要求实践者具备的专业实践能力越高。所谓专业实践能力就是指保证个体顺利运用已有知识、技能去解决实际问题所必需具备的那些生理和心理特征的总和。简而言之，专业实践能力就是人们以一定的实践知识为基础和指导，解决具体情境中的实际问题的能力。医学是一门实践性非常强的学科，要求从医者必须具备过硬的专业实践能力，这种能力是从医者在临床实践中有效应用知识、经验、技能和判断解决临床实际问题水平的集中体现，是一种在临床上高质量完成以患者为中心的各项诊疗、护理等实践活动所必需的能力。根据 WHO 专家委员会和美国 NBME 对临床实践能力的分项和我国临床医学专业培养目标"技能目标"，医学生应具备的临床实践能力有：采集、书写病史的能力；体格检查的能力；诊断的能力；制订治疗计划的能力；临床实践操作的能力；语言表达能力；认知能力；临床思维能力；与患者交往技能和专业态度等，在临床实践活动中综合运用与协调操作过程中所展示出处理临床问题的全面能力。这种能力是将所学的医学专业知识转化为临床应用的重要依托，具体表现在知识应用能力和临床操作能力两个方面。

一、知识应用能力

临床实践的一个重要方面就是知识的应用能力，即临床的综合思维能力，主要是以患者为中心，应用各学科综合知识，采集病史、体格检查、实验室检查，并强调有效交流和沟通，获取第一手资料，与患者的实际情况相结合，对最佳信息和证据进行充分利用，综合判断和分析多方面的信息，对诊断进行鉴别，制定出有效、安全、合理的个性化诊疗方案，并不断进行修正和反馈，最后对思维过程进行整合和执行。

医学领域的从业者们都能扎实地掌握自身工作领域内的专项知识。值得注意的是，在解决具体临床问题时，并非所有医学专业知识都可以被实践者加以有效地提取和调用。在临床实际工作中，有一些人其实已经拥有解决某一具体临床问题需要具备的全部专业知识，但是他们还是不能将之有效应用于临床问题的解决。这就是理论与实际脱节所致，所以必须在知识应用能力的提升上下功夫。学校书本上学到的医学知识体系信息量巨大、系统完整、逻辑性强，而临床上遇到的问题五花八门、零乱复杂，这种巨大反差使得刚进入临床的医学工作者无所适从。实践证明，通过临床上解决问题是使医学工作者知识应用能力提升的重要途径。在问题解决活动中，书本知识和临床问题在相互碰撞、融合、解决的过程中不断深化、升华，这种反复的临床实践有助于实践者对医学专业知识和相关知识的理解和领悟，有助于实践者更主动、广泛、深入地激活自己的原有经验、理解分析当前的问题情境，通过积极的分析、推论活动生成新理解、新假设，而这些观念的合理性和有效性又在问题解决活动中自然地得以检验，其结果可能是对原有知识经验的丰富、充实，也可能是对原有知识经验的调整、重构。

临床实践中，知识应用能力很强的人会成为患者和同行信赖、敬佩的医学专家，这些专家总能以某种方式顺利地解决在临床上遇到的各种棘手问题和难题。这些实践认知能力强的"名医"是如何成长起来的呢？首先，名医具备与其领域或学科相关的巨大知识库；其次，实践出真知，名医的成功是无数次临床倾心实践的结果，也是其知识应用能力高水平体现的结果。没有哪位名医是靠天赋天才成就事业的，只有通过临床问题解决的反复实践，才能够使实践者从一个新手、高级初学者、胜任者、能手逐级蜕变为一个医学专家。

二、临床操作能力

临床实践的另外一个重要方面就是临床操作能力，也就是动手能力。主要是对各种临床技能的实际应用，包括各种医疗文件的书写、电子病历（EMR）和医院各类信息管理系统（HIS，LIS，PACS，RIS）的使用、手术以及各类护理、医疗技术操作等技能，这种能力可以通过在临床工作中的不断练习来提高熟练程度和操作水平。临床专项技能的形成和发展是医学工作者在反复实践的基础上实现的，它离不开实践者对于技能内在机理的琢磨和反思，它的改进和提高既没有捷径也没有止境。

医学生在进入临床前的医学基础实验教学、临床模拟教学也是提升未来临床操作能力的重要实践教学环节，这些教学实践不仅仅是培养学生基本知识和基本技能，更重要的是培养学生的创新能力和专业动手能力，培养学生严谨的科学思维，激发他们的创新潜能。从世界科技发展历史来看，几乎所有的新科技、新理论的提出都离不开科学实验，实验研究已成为科技发展的一个重要环节。美国霍普金斯大学生物系曾先后培养出多名诺贝尔奖获得者，其成功经验之一就是他们特别强调培养学生的实验操作能力，要求学生不但要懂得理论，而且一定要勤于动手、善于动手。医学生毕业后主要从事医疗实践和医学科研，如果你在大学期间没有掌握有关实验和临床模拟教学的基本操作技能，没有练好基本功，不会动手，不善于动手，将来就很难胜任临床和科研工作，轻则浪费时间、人力、物力、财力，严重的甚至由于错误操作结论的误导造成对人类健康和社会的危害。

临床上，知识应用能力和操作能力的培养是一个连续的过程，不可能一蹴而就。因为解决临床实际问题的过程是一个典型的"实践—认识—再实践—再认识"循环往复的过程。临床上大量的实践经验和知识，必须靠医学生自身在临床实践中获得和掌握，这种历练需要将临床实践和医学理论、临床思维、人文理念、科研训练、高新技术完美结合，才能不断将所学知识转化为解决临床实际问题的能力。

在培养和提升临床实践能力的学习过程中，如果只注重理论知识的学习，脱离医院、脱离患者、脱离社区，则很难成为一个名副其实的医生。

从临床操作能力培养的角度，医生早期的规范性培养尤为重要，必须意识到早临床、多临床、反复临床是一个医者缜密临床思维、娴熟临床技能的源泉，也是其成功的必由之路。

第三节　社会交往能力

社会交往，简称"社交"，是指在一定的历史条件下，个体之间相互往来，进行物质、精神交流的社会活动。简单地说就是人与人的交流，是人们运用一定的方式（工具）传递信息、交流思想的意识，以达到某种目的社会各项活动。当今时代，经济和社会环境的变化使得人与人之间的交往显得更加重要。因为我们只有不断地与各类人员进行交往和信息沟通，才能不断地丰富自己、发展自己、扩充自己。

社会交往能力是指社会个体妥善处理群体组织内外关系的能力，包括与周围环境建立广泛联系和对外部信息的吸收、转化能力，以及在此基础上正确处理各种关系和事务的能力，包括组织管理能力、表达能力及沟通交流能力等。它是每个社会成员所必备的重要社会生存能力。医疗工作是服务于人类社会和每一个社会成员的重要学科和职业，医生由于其承担着"治病救人、救死扶伤"的主体职责，因此，自然而然充当了各种医疗服务和相关社会活动中社会交往的角色交点。随着医学教育、医疗卫生领域改革的深入进行，生物 - 心理 - 社会医学模式进一步确立，医学服务的对象也在发生着由"病"到"患者"再到"人"的转变，患者所希望的医生是"专门的倾听者、仔细的观察者、敏锐的交谈者和有效的诊治者"，而不再是单纯的"医疗机器"。因此，一名合格的医生必须具备良好的社会交往能力，这种能力在一定程度上决定了医生对患者疾病信息收集的完整性，医患配合的默契度，而这些又将决定其对该患者病情诊治的把控度，再加上医生本人专业技术水平、实施中的团队协作等因素共同决定了该医疗服务的最终质量。故而，对医生来讲，良好的社会交往能力已经成为了和精湛的专业技术同样重要的一项基本职业能力。

一、组织管理能力

组织管理能力是人际关系活动能力之一，是指为了有效地实现目标，灵活地运用各种方法，把各种力量合理地组织和有效地协调起来的能力。这种能力也是医学工作者的一项重要能力。医生的组织管理者角色，体现在医生提供临床医疗服务的同时，不但需要协调与患者和服务人群之间的关系，还要协调与工作有关的各种关系。所以医学工作者要理解自身角色对医疗卫生体系的影响，学会以一位管理者的视角参与到医疗卫生服务体系的管理工作当中，包括积极参与系统性医疗卫生质量的评价和改进，有效利用卫生资源，了解医疗成本效益核算流程等多个方面。

医生是医疗卫生服务的具体执行者，在进行日常持续的医疗实践活动中，需要对医疗卫生资源进行有效合理分配，不断促进和改善医疗卫生服务的质量，在这其中他们肩负着重要的人员组织和医疗管理职责，需要具备一定的行政工作能力。在欧美发达国家中都明确地把这种组织管理职责确定为医学专业能力的核心要求。医学工作者在日常工作中的组织管理职责涉及同事协作、资源共享和组织领导，如医疗服务流程的改进、政策制定以及有效规划自身工作和职业生涯等。与此同时，还要作为专家学者、病区负责人、科室主任、医院领导或卫生系统其他工作人员能够胜任相应岗位职责，主持、参加行政事务和学术会议，制定医疗卫生相关工作计划及医疗人力资源管理等诸多方面的行政管理工作。

二、表达能力

随着新一轮医疗卫生改革的不断深入以及现代医学的快速发展，传统的医学模式已转变为"生物 - 心理 - 社会模式"，医疗服务从"以疾病为中心"转向"以患者为中心"，医疗方式也由"诊断 - 治疗型"转变为"预防 - 诊断 - 治疗 - 康复型"这些功能的变化，给医学教育提出了更高的要求，医学生必须成为既有高超医疗技术，又集人文精神、科学素养为一体的高素质人才。周继芳指出医学生必须具备四个方面的核心能力：语言交流能力、自主学习能力、问题解决能力和医学职业人格。在医学生的能力体系中，语言交流能力居于核心位置，处于基础地位，重要性不言而喻。

在医疗活动中，医生必须与患者、患者家属及相关人员进行交流，了解病情和病史，获得同事的支持和帮助。同时，随着社会的发展，许多非生物因素也会在患者的健康状态中反映出来，如经济地位、家庭关系、文化背景、个人卫生习惯等都影响着患者的健康、疾病及功能状态。因此，医生应具备良好的口头和书面表达能力，能仔细倾听，精确、简练地进行描述，掌握社交技巧，擅于与他人进行交流，这对于医疗活动的成功是极为重要的。

良好的语言表达能力不仅能够使医生更好地与患者进行沟通，而且对于减轻医患矛盾，有效减少医疗纠纷具有极其重要的现实意义。因此，对医学生语言交流能力的培养，已成为医学教育中的一项重要任务。

三、沟通交流能力

沟通是信息凭借一定符号载体，在个人或群体间从发送者到接收者进行传递，并获取理解的过程。沟通交流是社会中人与人之间的联系过程，即个体之间在共同活动中彼此传递信息、沟通思想和交流情感的过程。沟通交流能力是指个体在事实、情感、价值取向和意见观点等方面采用有效且适当的方法与对方进行沟通和交流的本领。沟通对于任何一个企业来说都是极其重要的，沟通每时每刻都在影响着组织的发展，有70%的问题是由沟通协调不利导致的，沟通与协调能力还是现代职业人士成功的必要条件，是现代社会人们必须具备的一种能力，是生存的一个条件，它对一个人的成功有着巨大的作用。

临床上，沟通交流能力是医学工作者为顺利而有效地完成医疗实践活动所必须具备的能力。临床沟通交流能力非常重要，沟通交流始终贯穿在医疗活动的整个过程当中，医学工作者通过用言语、表情、手势、行为、体态、环境等方法与患者及其相关人员进行信息和情感交流，以达到有效对患者身心疾病进行病史收集、病情解释、疾病诊治和解决相关诉求等多方面的临床目标和沟通共享。这种能力不仅是一种社会人际交往的技能，也是医学工作者职业价值观、职业态度与专业精神等的综合表现。

对医学生而言，沟通交流能力是其未来医学实践中必须掌握的基本技能，也是构建和谐医患关系的重要基础。临床上，医患沟通交流的内容主要有病情沟通、诊疗方案沟通、知情同意、权利和义务沟通、医疗费用沟通以及如医疗投诉、纠纷和意外事故等方面的特殊问题沟通等六大方面。为使这些问题在未来医疗实践中达到有效沟通，在医学教育的早期阶段，医学生就应充分重视看、听、问、说和共情等心智技能的培养，使自己学会和掌握看、听、问、说、共情的沟通技巧，并熟练地运用于医疗实践中。

⊕ **知识链接**

救死扶伤

救死扶伤，汉语成语，意思是抢救生命垂危的人，照顾受伤的人。现形容医务工作者全心全意为人民服务的精神。出自《报任少卿书》。汉·司马迁《报任少卿书》："与单于连战，十有余日，所杀过半当，虏救死扶伤不给。"

第四节　信息管理能力

医学信息管理随着计算机技术的兴起而发展，在半个多世纪的发展中渗透到医疗领域的方方面面：电子病历、生物信号分析、医学图像处理、临床支持系统、医学决策系统、医院信息管理系统、卫生信息资源等。医学信息管理为提高医疗效果、效率、效力并降低医疗支出，合理配置医疗资源作出了杰出的贡献。在西方发达国家，医学信息学作为一个独立的学科在医学教育、医疗实践以及医学研究中扮演着越来越重要的角色。相对而言，生物信息管理的贡献随着实验技术的不断进步在寻证生命现象、疾病的生物学基础方面日渐突出。进一步发展的趋势是二者的融合，即医学生物信息管理。这个新出现的领域将着重于生物信息管理在临床实践中的运用，这也将是 21 世纪医学发展的新趋势。

21 世纪是生命科学的世纪，医学信息呈几何级数增长，医学知识更新周期不断加快，医学已成为了科技领域发展进步最为迅速的学科。计算机和通讯技术的发展为医学信息的交流、分析和管理提供了高效的工具和手段，信息技术在医学领域应用日趋广泛，临床医疗和医学相关科研工作的信息化依赖程度越来越高，特别是互联网＋临床诊疗以及医学科研大数据对未来医学工作者的信息技术处理、管理能力提出了新的挑战。

信息管理能力是指有效利用信息技术和信息资源获取信息、加工处理信息以及创造和交流新信息的能力。以信息管理能力为核心的信息素养是未来医学人才综合素养的重要方面，对信息管理能力的要求是知识经济和信息迅猛发展的结果。

在医疗卫生服务领域中，任何一个卫生服务机构都要适时地收集有关患者的各种临床资料、资源利用及服务提供的数据，并将这些数据通过储存、加工转换为符合卫生服务目标的知识体系，以便于医学工作者能够迅速有效地进行医疗决策和业务管理。对于现代化的卫生保健组织，成功的信息、知识、信息系统和技术管理是保障其具有竞争优势、支持临床决策、患者管理、财务管理、绩效改善、资源规划、资源配置、重点设置、策略管理以及组织过程效率提升的关键。因此，信息管理能力将成为未来临床医疗服务、医疗管理及医学相关科研工作的重要条件和必备能力。

随着信息时代的飞速发展，面对各种各样的海量信息，人们需要有足够的能力来获取、鉴别和有效地利用信息，这也就是需要不断培养和提高一种新的素养，即信息素养。信息素养是医学工作者终身学习能力的核心构成要素，包括信息意识、信息知识、信息技能和信息道德。对于医学生来说，需要在学习中强化信息意识，学会识别信息需求，懂得完整和准确的信息获取是临床上制定明智决策的基础。熟练利用各种信息工具对不同形式、内容和来源的信息进行有效甄别和评价、批判性地综合利用信息并解决临床实际问题是不断更新自身知识结构的良好途径。

以医学信息获取、评价和利用等处理能力为核心的信息素养是今后医学人才综合素养的核心，信息素养能力将成为今后临床医疗及医学相关科研工作的重要条件和必备素养。

一、信息获取与识别能力

作为一名现代医学工作者，应具有良好的信息意识，积极认识和重视信息与信息技术在临床医疗、科研和管理等方面的作用，形成良好的信息习惯，善于捕捉、分析、判断和吸收医学领域信息知识，具备对医学信息的敏感性和洞察力。在日常工作中，能够根据自己的医疗、科研等方面信息需求，选取合适的信息源，在信息需求的基础上能系统地提出问题，识别潜在的信息源并制定成功的检索策略，熟练掌握相关数据库的检索方法和技巧，采用多种方式，从信息源中提取到自己所需要的有用信息。

当今世界，医学信息、文献更新和发展的速度之快令人叹为观止，面对这种局面，医学工作者必须熟悉互联网上常用的搜索引擎、国内外热门医学站点、医学高校、医学学术机构、网络电子期刊等信息来源，学会快速识别、评估和筛选文献，准确选取与自己专业领域相关的重要文献，能够利用现代信息技术建立起个人专业文献信息档案。一名优秀的医学工作者能够将这些最先进的医学知识与技术应用于救治患者的临床实践中，并善于广泛吸收各方面的医学最新信息，从中找出解决具体临床问题的答案。在医疗实践中具备较强的信息获取与识别的能力，可以使医学人才在有限的专业知识学习之外，获取更为广博的信息，从而能随时应用这种信息能力来提高自己的综合能力和个人竞争力。

二、信息工具使用能力

在信息时代，医学工作者必须在具备基本的医学信息知识的前提下，掌握常用信息工具的使用能力以及信息技术的应用能力。只有这样才能适应信息化社会对医疗服务不断增长的需求。

医学信息知识一般包括 3 类。基础知识，包括信息的概念、内涵、特征，医学信息源知识（如不同信息源之间的特点和适用性，如 PubMed 等医学文献数据库、教科书、参考文献、专家诊断系统、网络医学资源等）、医学信息检索工具知识、医学数据库知识（如医疗病例记录）等。现代信息技术知识，包括信息技术的原理、作用、发展等及其在医学领域的应用，以及医疗、科研中涉及的信息技术知识（医院信息系统、电子病历、现代医疗技术知识）等。外语知识，特别是熟练处理外文文献的能力以及对所查询到的外文文献的理解和利用能力。

在掌握和熟悉上述信息知识的基础上，医学工作者应该学会使用计算机的文字处理工具、浏览器和搜索引擎、电子邮件、手机 APP 等。此外，还能够熟练运用信息和通讯技术解决医疗、科研的问题。

三、信息加工与处理能力

现代医学的迅速发展和计算机、互联网及远程医学等信息技术在医学领域的广泛应用，使得临床医生的工作方式发生了极大的变化。医疗信息化的发展推动了医疗变革，这种变化要求每一位医学工作者不仅要有扎实的基本功，而且要较系统地掌握信息处理的基本知识、多媒体技术、计算机在医学上的应用、人工智能、图像处理、文献情报检索、生物信息的检测与分析等信息技术，能够通过信息技术将最新的医学知识与技术应用于医疗服务中，能够从特定的医疗目的和需求角度，结合医学专业知识对所获得的信息进行加工整理、鉴别、筛选、重组，然后以适当的方式分类存储建档，并能够根据这些信息，形成新的医学信息知识体系，以进一步提升医疗和科研水平，适应智慧医疗对个体信息化水平的要求。

由于医学的特殊性，医学工作者在信息获取、存储、加工、处理以及信息的交流使用、创造和传播的整个过程中，必须同时了解这些信息所涉及的经济、法律和社会范畴，合理、合法地获得和利用信息，也就是要具有信息道德，包括遵守医学信息行为规范、尊重患者隐私，遵守患者病历文件、知识产权利益、保密和剽窃等伦理约束。

四、创造、传递新信息的能力

创造、传递信息的能力，是指基于自己的认识、思考、意见，基于信息接受者——受众的立场，在信息处理的基础上，对信息去创造、发布与传递的能力。

信息社会是一种创新型的社会，创造信息对信息社会的发展具有重要的意义。信息社会的发展为人们提供了丰富的发布信息、传递信息的手段。例如，利用电视播放系统，特别是利用因特网，人们可以十分便利地发布、传递信息。发布、传递信息时，应根据受众的情况、特点，选择发布、传递信息的手段和形式。在传递信息时，应对信息进行适当的处理，负责任地予以发布。

医学生应该能够根据所获得整理的信息，形成新的医学信息知识体系，以便应用于医疗和科研之中，并有效地与同学、同行、教师、患者等进行沟通和交流的能力。

五、信息素养终身学习能力

对于医学生进行终身学习是时代发展的一个客观的需求，使得大量的生物电子材料、能源信息材料不断地进入到了医学界，这也为医学的科研和教学工作以及临床治疗提供了一些新的观点、新的途径和新的手段。从现如今的角度来看，人们已经置身于知识信息时代，这样能不断对自己的生活方式和学习方式进行改善更新，也能够提升自身不断获取知识和信息的能力，可以使学生更好地发现问题、分析问题和解决问题。从另一个角度来分析，现如今知识更新的速度在不断地加快。医学知识和医疗技术的更新随着科学技术进步不断地向前发展，所以科学技术的发展成果主要是能够迅速地适用于医学领域当中。过去的 100 年时间里，医学和治疗技术水平并没有明显的增长，但是现如今十年之内医学技术和相关的诊断技术可能发生翻天覆地的变化。医学工作者需要做到能在有限时间之内不断对知识进行完善，这就需要医学生在学校当中或学校之外不断地学习技能。树立终身学习的意识，并且养成终身学习的习惯，以便于满足自身的需求。

第五节　团队合作能力

美国管理学家 Stephen P. Robbins 认为：团队就是由两个或者两个以上相互作用、相互依赖的个体，为了特定目标而按照一定规则结合在一起的组织。所谓团队合作能力，是指建立在团队的基础之上，发挥团队精神互补互助以达到团队最大工作效率的能力。对于团队的成员来说，不仅要有个人能力，更需要有在不同的位置上各尽所能、与其他成员协调配合的能力。

医疗团队合作意味着团队中成员要相互依存、把自己看作实现以患者为中心的协作工作的个体，通过协作向患者提供服务而获益，清楚分享信息可以支持决策的制定、清楚何时采用团队合作可以优化为患者提供的服务。团队医疗在疾病治疗方面有着不可超越的优势。对于患者来讲，团队医疗的合作治疗能够更有效地提高复杂疾病的诊断治疗能力和效率，为患者提供全方位的护理和康复设计，并且使每位患者的治疗更加个性化。对于团队的医护人员来讲，促使他们从重视急症的观念转变为重视长期的疾病预防保健，在诊治每个患者时都能学习到新的技术，有新的突破，也使得医护人员专注于自己的专业领域。在团队里，年轻医师也能得到更好的培训和锻炼。可以看出，团队医疗让医患双方得到了共赢。早在 2010 年刊登在《新英格兰医学杂志》上的华盛顿大学和团体研究中心进行的随机对照实验就证明了医疗团队相比传统医师治疗模式，能更好地治疗抑郁症，控制血糖，降低胆固醇，更好地提高和改善患者的生活质量。

现代医学科学是以高度综合又高度分化，向宏观拓展又向微观深入的态势发展，医学领域各学科间交叉、融合已成为普遍规律，合作、协作已是大势所趋，没有一个团结向上的团队，任何个人都难以成功。现代医学的发展已使医学诊治过程变成了一个系统工程。一个疾病的诊疗，不仅是一个医生在起作用，而是一个团队在共同参与，而且这个团队的每一个体都是不可或缺的，否则临床诊疗将难以进行。单靠一个医生单枪匹马解决患者全部问题的时代已经一去不复返了。所以，临床医学工作中更讲究团队协作，更强调在集体中体现个人价值。美国住院医生医学教育认可委员会要求的六种能力之一就包括"在一个团队中工作。"对于面临着激烈竞争压力和新的疾病难题挑战的现代医学领域，迫切需要针对临床需求进行知识的组合和互补，建立高效合作的医疗团队，进一步提升整体医疗水平、改善患者护理质量、保障患者就医安全以及降低医护人员由于超负荷工作而导致的一系列问题。

当代医生应具备的核心能力之一就是团队合作。这种能力是贯穿医生职业生涯始终的基本素质。医院是集医疗、教学、科研为一体的知识密集型单位和工作平台，各部门、各岗位成员的凝心聚力、携手前行是医院发展最为重要的核心所在。在这个大团队中，每一个成员应该学会与全体医疗、护理、医技、药剂、行政管理及后勤等不同岗位的工作人员协同工作、密切配合，建立群体共识，快速适应患者需求，提升工作效率，只有这样，才能彻底融入所工作的医疗环境之中，充分施展才华，服务社会，提升自我。要形成团队合作能力，做到下述二点至关重要。

一、尊重与信任

现代医疗工作随科技发展日趋复杂，临床各学科间相互交叉、渗透，新方法、新技术不断涌现，非常需要具有不同技能的医疗人员为负有共同责任的统一目标而组成技能互补的医疗团队，以满足患者需求，保证医疗质量和提高工作效率。

因此，个体职责下的团队合作成为必然。在这种合作中，每一个成员的个性以及对其他医疗同行的相互尊重、包容、信赖和责任分担的认知是良好合作的必要元素，而成员之间的相互尊重、包容是团队合作的重要基础。尊重能为一个团队营造出和谐融洽的气氛，使团队资源形成最大程度的共享，一个没有尊重氛围的团队，成为不了一个高效工作团队。医疗工作强调团队精神，是因为团队精神能够集中体现医学工作者的基本道德修养和医疗作风。团队精神重视整体意识、全局观念，同时也尊重个人兴趣及个人特长的发挥。团队每个成员同样都具有渴望尊重的要求，也都有一种被尊重的需要，所以相互尊重没有高低之分、地位之差和资历之别，尊重只是团队成员在交往时的一种平等的态度。平等待人，相互包容，有礼有节，既尊重他人又尽量保持自我个性，这是团队合作的基础。

团队是一个相互协作的群体，它需要团队成员之间建立相互信任的关系，高效团队的一个重要特征就是团队成员之间相互信任。一种复杂的疾病需要由一个医疗团队来解决时，胜任协作的医疗专家之间会相互信任、相互认同，他们意识到自己会被提供医疗服务的患者看作是一个团队中的一名成员。因为患者健康与疾病问题的不同，所需求的医疗任务也不尽相同，团队界限通常并不固定，医疗专家会经常参与不同的治疗团队。因此，不断变化的团队成员间的相互信任非常重要，这是可持续合作的基石，没有信任，就没有合作。健康问题的复杂性界定了医疗专业团队的任务，一项任务就是一个行动、一个决定或与患者健康问题相关的医疗专家或团队提供的医疗服务。在这种服务中，相互信任是一种激励、是一种力量，专家之间越是相互信赖，他们的协作程度和水平就越高。我们应该坚信这样一个简单的理念：如果连起码的信任都做不到，那么，团队合作就是一句空话，绝没有落实到位的可能。

二、沟通与协作

一个人身在团队之中，良好的相互沟通是一种必备的能力。作为一个团队，成员间的沟通能力是保持团队有效沟通和旺盛生命力的必要条件；作为个体，要想在团队中获得成功，沟通是最基本的要求。由于医疗团队工作的对象是人，其工作性质不仅涉及经济问题，更关系到伦理道德、法律、责任等多方面的问题。因此，医疗工作容不得相互推诿和失误，其责任重大，如果工作中团队成员责任心不强、缺乏有效沟通和相互协作的共同意识，后果不堪设想。一个不善沟通、难以合作的医生，即使他医术再高，也难以成为一名好医生。

医疗团队精神的核心就是为了"以患者为中心"的共同目标而协同合作。这种精神就是大局意识、协作精神和服务精神的集中体现。这是任何一个医疗团队不可或缺的精髓，是建立在相互信任基础上的无私奉献，团队成员也因此而互补互助。随着当前医务工作的复杂性增强，医疗的需求决定了协作的范围和程度。以医疗任务、课题、项目为纽带的联合体越来越多，无论哪一种团队，其组成方式都是由团队目标来确定的。通常来说，当医疗需求复杂，并且需要几个专家提供诊疗服务时，高水平的协作就成为必需。医疗专家通过多学科专家沟通和决策程序来促进知识和专业技能的分享，从而保障患者的治疗。事实证明，这种统一领导、分散工作、规模适宜的团队组织形式显示出许多优势，如清晰的分工、明确的责任、良好的沟通、对患者需求更为快捷的反应、高效的协作等，提高了医学工作者的责任感，增进了对患者全方位服务的能力。

一个优秀医疗团队的特质是其每一个团队成员均应具备有效、恰当地参与跨专业医疗团队合作的能力，具备与其他专家有效合作、防止跨专业的冲突发生以及能够协调和解决冲突的能力。临床工作中，医疗团队内个人之间以及与团队之间往往会因为各自的观点、需求、利益或职责分工等的不同而引发矛盾冲突，这类冲突不可避免，是客观存在的。因此，在团队合作能力的基本要求中特别强调合作共享、和谐共事的重要性。实际上，适量的冲突对有效的团队管理具有重要意义。团队领导要注意在实现共同目标的前提下，倡导建设性的冲突，引导和避免破坏性的冲突，使团队成员在不断的冲突磨合中取得相互理解和支持。在未来的医学实践中，团队合作是一种永无止境的过程，我们希望每一个团队成员能够成为善于协调、勇于担责的模范，发挥集体优势，解决在医学实践中所面临的主要问题，进而提升医疗服务质量，促进自身的专业发展。

⊕ **知识链接**

关于协作的寓言

每年的九月至十一月，加拿大境内的大雁都要成群结队地往南飞行，到美国东海岸过冬。第二年的春天再飞回原地繁殖。在长达万里的航程中，他们要遭遇猎人的枪口，历经狂风暴雨、电闪雷鸣及寒流与缺水的威胁，但每一年他们都能成功往返。雁群一字排开成"V"字型时，这比孤雁单飞提升了71%的飞行能量。当每只雁振翅高飞，也为后面的队友提供了"向上之风"，这种省力的飞行模式，让每支雁最大地节省能量。当某只雁偏离队伍时他会立刻发现：单独飞行的辛苦及阻力，他会立即飞回团队，善用前面伙伴提供的"向上之风"。

如果我们如雁一般，无论在困境或顺境时都能彼此维护，互相依赖，再艰辛的路程也不惧怕遥远。在队伍中的每一支雁会发出"呱呱"的叫声，鼓励领头的雁勇往直前。生命的奖赏是在终点，而非起点。在旅程中遭尽坎坷，可能还会失败，只要团队相互鼓励，坚定信念，最终一定能够成功。

第六节　自我发展能力

自我发展能力是指一个人运用所学知识、技能，获取、利用社会资源，实现自身价值的能力；是在专业能力基础上通过强化学习与实践而形成的一种能够胜任职业岗位需求并能帮助进行职业转换、迁移的能力。具体来说，自我发展能力是专业能力在"精、深、广、博"等维度上的延伸和扩展，是伴随专业兴趣、情感、态度、认同感、承诺感、使命感、责任感等专业精神日趋发展逐步形成的，是医学工作者未来"个性化发展"的需要。

一、自主学习能力

当今医学科学飞速发展，诊断治疗技术不断创新，培养医学生必备的医学知识和专业技能与培养医学生获取知识的能力同等重要。如何培养适合自己的自主学习方法和能力，从传统的学习方法向新的学习方法过渡，这是每个医学生都必须经历的过程。

在知识急剧增长的今天，医学信息浩如烟海，医学生在有限的院校学习期间，不可能完全通晓所有的医学知识，也不可能掌握所有先进的临床技能。因此，培养医学生自主学习的能力就显得格外重要。每一个医学工作者在学习、成长的过程中，应该学会使用科学的学习方法，独立地获取新知识，不断更新自己的知识结构，这是个人获得成功和发展的最基本的一种能力。自主学习能力也是一种个人品质，自主学习者能够对自己的学习做出独立的选择和决策，能够对自己的学习做出有效的自我管理和自我调控。学习上的自立性、自为性和自律性是自主学习能力的三个特征。自主学习一般包括能够自我制定学习目标、自我选择学习策略和方法、自我确定学习时间和进度、自我选择学习材料、自我监控学习过程、自我评价学习效果等方面。

医学是一个需要从业者终身学习的职业，医学工作者为了适应迅速变化的卫生保健环境并能够可持续地进行高水平的医疗实践，终身学习就是一种必然。而上述的自主学习能力将会体现在其毕生的职业生涯之中。国际医学教育专门委员会推出的《全球医学教育最基本要求》中，也已将培养医学生终身学习能力纳入了医学本科的教育目标。终身学习要求学习者拥有持续的学习动机和倾向并能够认识到自己学习的需要，通过个人努力进行的一系列对新理念、新知识、新技术不断探索和学习的活动。

随着高新技术与信息产业的飞速发展，大量的生物、电子、材料、能源信息、计算机技术涌入医学领域，为医学科研与教学、临床诊断与治疗、疾病预防与康复提供了新的观点、途径与手段。置身于这样的知识信息时代，医学工作者唯有树立终身学习意识，将单纯的求知行为变成一种生活常态，不断更新自身的思维方式和学习方式，提高主动获取知识和信息的能力，才能适应医学事业飞速发展的需求，满足时代和社会的期望。

二、科学研究能力

科学研究是指为了增进知识包括关于人类文化和社会的知识以及利用这些知识去发明新的技术而进行的系统的创造性工作。科学研究能力是指一个人在其所从事的专业中，以科学的思维和适当的方法，对未知领域进行科学探索的能力。它是一个人专业知识深度和广度的综合体现。医学研究是以科学研究的方式对医学知识和临床问题进行探究，从而提高医学工作者在探究未知的过程中发现问题、综合分析和处理问题的实践能力和创新思维能力。

医学工作者作为研究人体生命现象和规律的工作者，其工作性质要求他们不仅要具备较强的临床诊治能力，同时还需具备一定的科研能力，熟悉医学科学研究的基本流程，能够在日常工作和学习中发现问题、提出问题，并能够针对性地独立完成课题设计、项目实施和数据的处理分析。医学科学研究工作中存在着大量的不确定性，实验结果往往与预期不相符合，所以需要研究者反复思考、应对所出现的问题，从理论探索到实践认知，寻求出合理的解决方案，再经过实践检验上升到理论高度。由此往复，不断向更高端的研究领域推进和延伸，只有通过这样的历练，才有可能使自己在医学科学领域立于不败之地。

机遇偏爱有准备的头脑，为了培养科研及创新能力，医学生在大学期间就应学会独立利用图书馆和现代信息技术研究医学问题及获取新知识与相关信息；学会运用循证医学的原理进行医学实践，完善诊疗方法；掌握相关科学实验的基本研究方法，强化自己的科研意识。在此基础上，医学工作者在随后的继续医学教育和临床诊疗实践中，还要保持勤于思考，善于发现问题，能够突破常规性思维，敢于质疑，以独特和新颖的思路分析问题，解决问题的良好习惯。在不断反复的临床实践中，重视知识形成背后的学问，在学习中感悟和体会知识形成中的科学思维和智慧，重视医学和生命科学前沿知识的交叉与融合，学会应用生命科学领域的新理论和新技术对医学问题进行深层次探索。由此获得新的医学发现、医学经验和医学研究的科学思维。

做一个好的临床医生与做科研之间并不矛盾。实际上，临床医生所从事的收集患者临床资料、做出诊断以及确定治疗方案等过程，在某种意义上就是临床研究的过程。尽管目前临床医学进展迅速，但是仍有很多问题未能解决，很多疑点未能解释，很多崭新的领域有待开拓，临床实践的需要就是医学科研的源泉。只要有科研意识、处处留心，不断发现问题、提出问题、解决问题，无疑会对临床诊疗工作具有重要的帮助，从而成长为一名医疗作风严谨、临床思维缜密的优秀医生。因此，科学研究能力或潜能是合格医生的基本素质之一。

三、创新能力

创新能力是人类特有的能力，是认识与实践能力的总和，是智能培养的最高目标。创新能力是个体的一种创造力，它从来就不是孤立地存在于个体的心理活动中，而是与每个人都具有的人格特征紧密相连的。

医学的生命力在于创新。医学人才创新能力的培养不但需要具有完备的知识结构与精湛的医疗技术、完善的人格和高尚的医德医风，还应具有应对各种未知挑战的心理素质和敢于攻克医学难关的毅力，同时创新能力还要求具有丰富的想象力和发散性思维。创新能力需要认知领域的知识、智能因素和非认知领域的动机、情感、意志、性格等因素的有机结合，共同作用，才能有效发挥。因此，具有创新能力的医学人才应该是创新知识、创新思维、创新技能和创新人格拥有者，其特征是具有博而专的知识基础、超前的创新意识、良好的创新思维品质、矢志不渝的创新精神和超强解决实际问题的能力。

医学是一门自然科学，是"研究人类生命过程以及防治疾病的科学体系"，其载体是人的生命。医学的研究对象本质上是人类的生命过程；医学课程要求医学生在依靠自己掌握的知识与经验来保护人们健康的基础上，从临床实际出发不断进行思考与探究，消除他们的疾苦。医学生赖以进行工作的基础是医学科学技术，服务对象又复杂多元化，因而医学不是一种单纯的科学技术，而是高科技与人文科学的高度结合体。医学生要满足社会的医学发展需求，在社会中实现其维护人类生命的作用，就必须让自身的技术水平与时俱进，从知识、能力、态度等方面适应医学模式，而创新意识和创新精神正是保证医学生不断进取的关键。

当今世界已进入创新的时代。医学人才创新意识和创新能力培养是现代社会向前发展的必然要求。医学人才创新能力的获得要充分注意医学生学习过程中创新精神、创新思维的培养。所谓创新思维是指在探索未知领域时，充分发挥认知的能动作用，突破固有的逻辑通道，不断以新颖方式和多维的思维转化来寻求获得新成果的思维活动。因此，在学习过程中，学生不能只是被动地接受知识，而是要独立思考，敢于提出新问题，培养批判性思维，探索未知；学生不能只是接受问题的答案，而是要独立寻找解决问题的方法。

医学人才创新能力的培养，除了具备积极进取的人生态度、较强的自主意识等个体内在的心理倾向外，更重要的是通过临床、社会等多方面的实践活动来促进医学生创造力的发展和形成。实践创造力具有独立性、综合性、新奇性和灵活性，实践活动有利于这些特性的形成。在各类医学实践中，医学生必然会碰到许多新情况、新信息和新问题，使思维处于非平衡状态，这就要求医学生必须进行创造性加工。思维的创造性加工，就是在新问题、新情况的冲击下，对旧的知识经验进行选择、重组并改造，把集中思维和发散思维、逻辑思维和非逻辑思维（形象思维、直觉思维）结合起来，从而产生新思想、新行动，使思维从旧的有序到新的无序再进入到新的有序状态。这种创新性思维过程体现出很强的综合性、新颖性和灵活性。创新思维是人的创新能力形成的核心与关键，进行创新思维培养，克服思维障碍，是提高医学生创新能力的重点。医学是一门实践性很强的科学，而实践是人创新能力形成的最基本途径。要培养出创新型人才，必须将实践作为检验创新能力水平和创新活动成果的尺度标准。

能力是一个具有多个维度的概念，在不同的学科其内涵和外延也有所不同。从职业能力角度看，能力是知识、技能和态度与具体的职位或工作情境的结合，即能力是一个人运用知识来完成一定活动的本领和技巧。由于医学行业对从业者能力要求极高，因此，医学人才的能力是其将所学知识、技能及相应态度、心理认知、个人经验等个体特征在具体医疗活动中综合运用的系统功能表现。一般来说，医学人才应具有临床思辨能力、专业实践能力、社会交往能力、信息管理能力、团队合作能力和自我发展能力等方面。

临床思辨能力是医学工作者运用医学哲学头脑服务医学对象、把控医疗风险、研究和处理医学问题起主导作用的思维能力；专业实践能力是医学人才综合能力结构的核心，是医学工作者将所学的医学专业知识转化为临床应用的重要依托；社会交往能力是医学工作者服务现代社会、建立良好的医患沟通、保障大众健康应该具备的一项基本职业能力；信息管理能力是在当今飞速发展的网络信息时代做好临床医疗服务、管理、医学相关科研工作以及自我提升的重要条件和必备能力；团队合作能力是现代医学领域学科交叉、渗透，新方法、新技术不断涌现对医学工作者的必然要求，也是为满足患者需求、保证医疗质量和提高工作效率应具备的核心能力之一；自我发展能力是医学工作者终身学习提高、不断创新、进行高水平医疗实践，胜任专业岗位需求的内在驱动力。

（于俊岩）

书网融合……

本章小结

题库

第七章 临床医学人才的素质

PPT

📝 学习目标

1. **掌握** 临床医学人才应具备的思想文化素质、职业道德素质和业务素质等。
2. **熟悉** 素质模型理论及结构。
3. **了解** 全球医学教育最低基本要求。

⇒ 案例引导

　　案例 杨叔子是中国科学院院士，他先后受聘为清华大学、浙江大学、同济大学、上海交通大学、第四军医大学等高校的教授，荣获国家级有突出贡献专家。他除了在本专业上具有很深的造诣，还是著名的教育家。他是我国人文素质教育的倡导者，他主张：高校人才要有崇高的理想和坚定的信念，志存高远，爱国敬业，敢于创业，善于创新；科学教育与人文教育相通相融，就可能使受教育者科学素质与人文教育浑成一体，培养出全面发展和主动发展的人。凭着他过硬的知识和先进的教育理念，已培养出百名博士研究生和博士后。

　　作为成功的教育者，杨叔子对学生的素质教育，在国内外产生了强烈的反响，赢得了广泛的声誉。

　　讨论 请同学们结合该案例，在学习本章内容后，思考并讨论素质教育在医学生教育中的重要作用。

第一节 关于素质的概述

　　素质是个体或群体在特定社会文化环境下，对特定社会角色的界定与认同，并具备履行某种社会角色任务的能力。素质即修养，分思想修养、文化修养、身体修养，即代表德、智、体三个方面。在不同生产力水平和社会经济、政治、文化背景下，社会对公民素质提出不同的要求。随着医学科学技术进步与人类文明的发展，社会对临床医生应该具备的素质要求也会发生变化。

一、素质的概念

　　素质是以人的先天生理为基础，经过后天教育和社会环境的影响，由知识内化而形成的相对稳定的心理特质及其素养、修养和能力的总称，是能够顺利从事某种社会活动所需要具备的基础条件和品质。人的素质一旦形成，就具有内在的相对稳定的特征。素质不能决定人的心理内容与发展水平，人的心理活动是在遗传素质与环境教育相结合中发展起来的。在传统的"四要素"素质理论中，素质包括身体素质、文化素质、思想道德素质、业务素质等。

（一）素质的生理学内涵

　　素质本来含义是指有机体与生俱来的生理解剖特点，即生理学上所说的"遗传素质"，它是人的能力发展的自然前提和基础，即身体素质（physical quality）。

身体素质是人体在新陈代谢作用下，各器官系统的工作能力。如运动素质是人体在肌肉活动中表现出来的力量、速度、耐力、协调、柔韧、灵敏度及平衡等机能；力量素质，是身体骨骼肌的收缩力量，是所有素质训练的重中之重；速度素质，是人体在单位时间内的移动距离或对外界刺激的反应能力；耐力素质，是指人体长时间进行肌肉活动和抵抗疲劳的能力；灵敏素质，是指迅速改变体位、转换动作和随机应变的能力；柔韧素质，指人体活动时各关节肌肉和韧带的弹性和伸展度。身体素质是一个人体质强弱的外在表现，是其他各种素质的重要载体。

（二）素质的社会学内涵

生物学素质是依靠生物遗传因素获得的身体素质。但作为高度社会化的个体，更重要的是靠"社会遗传"获得文化素质，其对人与社会的协调发展具有非同寻常的意义。通过教育使人由自然的生物存在升华为具有社会化属性的历史文化存在，从而具备一定的承担公民社会角色的能力，能够谋求自我价值实现、促进个体与社会协同发展，体现了素质的社会文化属性特征。

素质有助于提高人的生存能力，可扩大对自然和社会环境的适应能力，素质教育可提高教育对象的社会化程度，培养人的社会化生存能力，减少因素质低造成的生存危机。人的素质是社会生产力的重要组成部分，对促进社会发展有重要意义。当人们产生某种物质或精神需要时，高素质能力可以使这种需要得到满足，而低素质能力却做不到。

人的素质对人们的生活质量有重要影响。素质反映人们的生活态度和价值观念。拥有正确生活态度和价值观念的人，会选择合理、健康、有节制的生活方式，在满足人的正当需求的同时，自觉摒弃奢侈浪费、腐败异化的生活方式，生活舒适度和满意度相对较高，对提高人的生活质量有重要意义。

（三）素质的职业能力内涵

素质的职业能力内涵是企业或组织用来描述员工对工作岗位的核心胜任力和所需专业技能与特长的一套系统，指某种专门人才从事某一工作应该必备的基础和条件，如干部素质、教师素质、医生素质、管理素质等。

根据麦克利兰的观点，素质不仅是判断一个人能否胜任某项工作的起点，更是决定并区别绩效好坏差异的个人特征，素质是驱动员工产生优秀工作绩效的各种个性特征的集合。基于此，可以将素质分为通用素质和差别素质：有些能力素质是完成某项工作的最低标准，不会有表现较好者和表现较差者的区分，不足以区分普通员工和绩优员工的差异，称之为基础素质或门槛素质；有些素质，会依据工作绩效的好坏有不同表现层次，称之为差别能力素质。

（四）素质内涵的动态性

素质的内涵随着社会经济、政治和文化的发展必然会呈现出明显的、动态的变化。由于医学科学技术的进步与人群健康状况改善，社会对临床医学人才这一社会角色的期待也会发生明显变化。这意味着，在不同的医学科学文化发展时期，人们对生命与死亡、疾病与健康等重要概念的界定与认同随之发生了相应的变化，社会对临床医学人才的价值判断也潜移默化地发生着转移。因此，我们需要重新审视临床医学人才的素质内涵。

二、素质模型——胜任力模型

（一）素质模型的概念

1973 年，哈佛大学教授戴维·麦克利兰博士在《美国心理学家》杂志上发表一篇文章"Testing for Competency Rather Than Intelligence"（测量胜任特征而非智力）。这篇文章的发表，标志胜任素质运动的开端。麦克利兰认为：传统的智力测验、知识测验和职业性向测验并不能预测候选人在工作中一定会取得成功，从而提出素质（competency）概念。他从第一手材料直接发掘出真正影响工作业绩的个人条件和行为特征，就是能力素质，也叫胜任力。

1993 年，美国心理学家斯班瑟给出了一个较完整的"素质"定义，是指能和参照效标（即优秀的绩效或合格绩效）有因果关系、对个体在复杂工作环境下的工作行为、思考问题的方式以及最终工作绩效有某种预测能力的个体深层次心理特征。深层次特征是指个体潜在的特征能保持相当长一段时间，并能预示个体在不同情况和工作任务中的行为或思考方式；这些深层次特征包括动机、个性、自我形象、态度或价值观等，构成了素质模型（competency model）的深层次要素，而素质模型浅层要素即知识和技能。知识、技能再加上深层次特征要素，就会对个体从事某项工作的胜任力产生重要影响，即素质模型，或胜任力模型。素质模型是近年来心理学和人力资源管理中备受关注的研究热点，可以用来判断并发现导致绩效好坏差异的关键驱动因素，从而成为组织或机构人力资源管理中用以提高绩效的基点。

> ⊕ 知识链接
>
> 　　在文章"Testing for Competency Rather Than Intelligence"中，戴维·麦克里兰引用大量的研究，说明滥用智力测验来判断个人能力的不合理性，并进一步说明人们主观上认为能够决定工作成绩的一些人格、智力、价值观等方面因素，在现实中并没有表现出预期的效果。

（二）素质模型的结构

素质模型，即胜任力模型，其结构可以分为浅层要素和深层要素，浅层要素表现为容易测量的外显行为，深层要素指的是难以测量的内在心理特征。

人们常常引用"冰山"来说明能力素质的特点，这座冰山是由水面以上的部分和水面以下的部分构成的。水面以上部分代表浅层特征，如知识、技能，也叫基础性胜任力（threshold competence），是素质当中容易被观察到的行为特征。特定知识与技能只是对胜任者基础素质的要求，这些要素容易感知，但不足以预测或决定工作绩效。

处在水面之下的个人特征属于深层次胜任特征，如动机、个性、自我概念、态度或价值观、自我定位、人格特质等，统称为鉴别性胜任力（differentiating competence）特征。越是深层的内容，其对个体业绩的预测作用越强，效果越稳定。个体深层次的胜任力特征，很大程度上决定了人在特殊情况和复杂工作环境下，如何思考、怎样采取行动，尤其是对完成那些需要高度负责的复杂任务时具有重要的指导意义。企业或组织挑选员工时，越来越关注深层次胜任力比表层胜任力对工作绩效的重要影响作用，员工的深层次素质模型也越来越受到人力资源部门的关注。

素质各要素之间会产生相互影响，相对于知识、技能等浅层要素，越处于底层的潜在要素对表象部分的影响越大，潜在要素以推动或阻碍表象要素的方式，影响素质作用于行为的过程，乃至影响工作绩效。越是底层的潜在素质要素，往往对工作绩效越是发挥着决定性影响。从以上介绍可以总结如下：素质是用来帮助和推动工作完成的能力，而不仅仅是直接完成工作任务的技能；素质是对一系列行为表现的概括描述，而不是对工作技能的量化要求。

完成工作所需要的专业知识和专业技能可以通过培训获得。然而，对工作绩效起决定性影响作用的深层次潜在胜任力要素，却难以通过短期培训获得，是在后天环境和教育过程中，经长期内在修养和锻炼后，潜移默化地逐步形成。

能力素质分为基本能力素质和专业能力素质。其中基本能力素质是针对组织中所有组织成员的、基础且重要的要求，它适用于组织中所有的成员；而专业能力素质是为完成某类部门职责或岗位职责，成员应具有的综合素质。

三、临床医学人才应具备的素质

临床医学人才的成长遵循三阶段规律，即知识本位—能力本位—人格本位。临床医学人才成长的最高境界是人格的成熟。

（一）"四要素"素质理论

根据传统的"四要素"素质理论，临床医学人才应具备以下四种基本素质：一是思想道德素质，如全心全意为患者服务的思想；二是文化素质，具有丰富的人文社会科学知识；三是健康的体魄与心理素质；四是业务素质，能满足疾病诊疗、健康维护所需的合理知识结构和技能等。

（二）医学人才需要具备的素质

医学人才不同于普通人才，他们有着职业的特殊性，这就对医学人才素质提出了特殊的要求。关于医学人才应具备的素质，各领域的专家从不同的角度提出了多种见解。在国内教育界常见有两种说法：一种是把素质划分为身体素质和心理素质两大类；另一种是把素质分为思想道德素质、文化、业务素质和身体心理素质。随着社会的发展和进步，新时代医学生应该具备更多的素质，而且各种素质是相互渗透、相互联系的。

⊕ 知识链接

本科医学教育的"全球最低基本要求"

1996 年 6 月，纽约中华医学基金会（China Medical Board of New York，CMB）理事会资助成立了"国际医学教育专门委员会（Institute for International Medical Education，IIME）"。该委员会的任务就是为制定本科医学教育的"全球最低基本要求"提供指导。2001 年 11 月，IIME 正式出台《全球医学教育最低基本要求》（又称"最低标准"）文件，为各国在医学教育标准方面的互认搭建了一个国际性平台。全球医学教育最低基本要求是指世界各地医学院校培养的医生都必须具备的基本素质，包括医学知识、临床技能、职业态度、行为和职业道德、信息管理、批判性思维等。

第二节　思想文化素质

思想文化素质决定人的发展方向，是人文素质教育的灵魂，它不仅是一种信念，也是一种做人的准则，更是一种支持医学生为医学事业奋斗的强大动力。生物医学科学与信息技术的发展为医学带来新的伦理、社会和法律方面的挑战，寻求医学科学技术与人文精神之间一种平衡成为当代医学生亟需面对的问题。医学科学知识和医学人文素养对提升医疗卫生服务质量将缺一不可。需要强调医学生的敬业精神、强调医学生的人文社会科学知识，增加社会科学、卫生经济、信息管理和卫生保健系统等方面知识的了解。

一、思想素质

（一）基本的思想政治素质

马克思主义、辩证唯物主义、历史唯物主义是临床医学人才应掌握的基本理论知识，此外，还要掌握建设有中国特色社会主义理论、科学社会主义理论、树立社会主义核心价值观，并且能够运用以上相关的知识和观点，分析现实生活中重要的政治、经济和社会文化现象，认清党的基本路线和方针政策，具有高度的思想觉悟、坚定的信念、高尚的情操，热爱祖国、热爱人民，遵纪守法，自觉维护社会公德。严格遵守医疗道德规范和卫生保健工作中的各项规章制度，全心全意为人民服务，具有高尚的医德医风和救死扶伤的社会主义人道精神也是医学人才必备的基本素质。

（二）追求卓越的思想动机

2011年，Charles撰文指出，追求以循证医学为证据、基于社区实践的科学方法影响和改善公众健康的行为应被视作追求卓越的标志之一。医学生追求卓越应该从以下几方面做起。

1. 谦虚谨慎、刻苦钻研　作为一名新时代的医生，必须不断学习先进的技术和诊疗规范，紧跟国际医学的前沿和发展动态，明确医学领域的新进展和难题，才能解决实际工作中存在的问题和困难，同时只有亲身参加临床实践、参与教学活动、亲自进行科学研究，才能在医教研结合的工作实践中不断进步、不断创新、不断发展。

2. 善于学习、终身学习　医生需要对大量诊疗活动、结合理论的知识进行分析、总结，反复思考，并不断学习新知识，总结成功与失败的经验教训，将零散的、感性的经验上升为理性认识，才能丰富自身的职业素养，使自己的诊疗能力、分析问题的能力、思维能力不断提升。

3. 专业精深、知识广博　医学生不仅要学习医学专业知识，更要注重学习人文、社会、心理、伦理、法律等学科的知识，因为每个患者作为社会的一员，疾病的发生是多种因素综合作用的结果，要分析疾病的原因及影响因素，结合自己的专业理论素养、临床实践和动手能力，充分和患者沟通交流，才能更好地治疗疾病。

（三）利他性医学价值观

美国社会学家罗伯特·默顿将利他性界定为"牺牲施助者利益而有利于他人的行为"，就是个体在特定时空条件下，以牺牲自己的适应性来增加和促进另一个体适应性。医学肩负着维护人类健康的重任，尤其是世界卫生组织将健康视为人的基本权利时，更要求医学工作者必须把治病救人、维护大众的健康放在首位，决定了医学的利他性本质。利他行为受利他者的认知水平、心境和情绪状态、移情、年龄特征、性别等因素影响。因此，医学生一定要弘扬人道主义精神、认识到利他行为对患者疾病诊治的重要性，在利他医学价值观的指导下，医生会受到患者的尊重和认可，建立起医患之间良好的信任和沟通桥梁。

（四）负责、可靠、严谨、审慎的自我形象

职业责任感是当前患者对医师职业素养的首要诉求。这与2006年发表的《医生宣言》、1948年世界医学会制定的《日内瓦宣言》，以及希波克拉底誓言的精神是完全一致的。高度的职业责任感是医学专业精神的核心，也是医师职业精神建设的重点领域。可靠，是医生的基本职业素质，可靠的医生会赢得患者的信任，有利于医患的沟通和疾病的诊治。诊治过程中，严谨的医风尤为重要。态度认真负责、技术可靠、道德情操高尚、自我形象良好是现阶段对医生的基本要求。

（五）尊重、理解患者的同情心、同理心

医学乃仁学，医学研究和服务的对象是人，医学的宗旨是治病救人、增进人类健康。医学强调的是

对医疗技术和对患者的热爱，一方面用医术去接触患者的病痛，另一方面要注重对待患者的态度和方式，通过同情、关心、安慰等方式，给患者情感上的关照，关注患者及家属的心理与精神变化，做出合理的疏导与鼓励，舒缓患者的精神压力，以更好地达到治疗疾病的目的。如果说正义是社会的基础，那么由同情心产生的仁慈则是实现社会和谐的条件。如果只有正义而无仁慈心，社会只会在一种令人不愉快的状态中存在。临床医学人才应该在思想深处培养尊重患者、理解患者的同情心和同理心。

二、文化素质

现代科学既是科学，也是人文学，医学科学的发展依靠人文精神的培育和滋养，强化医学生的人文素质教育是我国医学教育发展的趋势。时代所要求的科技人才不仅要具有较高的科学素质，还要具有较高的文化素质，文化素质是临床医学人才素质教育的基石，越是科技进步，就越要重视医学生人文精神的培养。医学科学专业知识与技能学习是必要的，而人文修养和哲学理念的完善对临床医学人才的成长也具有根本性影响，而这种文化素养的培养常常需要持续终身。

（一）了解健康与疾病的社会决定性影响因素

希波克拉底说，了解一个人得了什么病并不重要，了解得病的是个什么样的人更重要。主要原因是，人类健康与疾病既受自然规律制约，又受社会环境影响。现实生活中，疾病的发生和社会环境、家庭经济生活及社会心理因素有关。这些因素影响人类健康的机制，主要是社会因素被人的感觉系统纳入，经过中枢神经系统的调节和控制，形成心理折射，产生心理反应及行为、社会适应和躯体功能的变化，躯体功能的变化可发展为疾病状态。

（二）学习哲学与人文社会科学知识

哲学是对世界基本和普遍的问题进行研究的科学，是关于世界观的理论体系。人文社会科学是人文科学与社会科学的统称。如果医生不具备哲学和人文社会科学方面的知识，就无法了解患者疾病背后的原因，如社会政治、经济、文化、行为、心理等方面的影响，在诊断和治疗过程中，就不能运用哲学的观点，给患者进行辩证的诊治、合理的生物、心理与行为生活方式指导，就难以取得好的治疗效果。

中医文化的包容性及其丰富的内涵为医学人才的人文素质教育提供了天然的沃土，祖国医学从人与自然的整体关系来考察疾病和健康的关系，在精通医学知识的同时，要有哲学、地理、天文、数学等方面的知识。在现代科学体系中，医学属于应用科学，它以自然科学为基础，但又涉及社会人文科学知识。当代医学人才应加强人文艺术修养，具备一定的哲学、历史、经济、政治、法学、文学、艺术、教育、管理学、社会学、心理学等人文社会科学方面的基本知识，对全面认识健康与疾病的本质，培养良好的医患关系等有重要意义。

第三节 职业道德素质

"医乃仁术"，自古以来，我国就倡导行医以德为本。医德是调整医务人员与患者、医务人员之间以及与社会之间关系的行为准则。它是一种职业道德，是一般社会道德在医疗卫生领域中的特殊表现。不同职业，由于担负的任务、职务的对象、工作的手段、活动的条件和应尽的责任等的不同，而形成自己所特有的道德意识、习惯传统和行为准则。医德就是从医疗卫生这一职业特点中引申出来的道德规范要求，主要调整医务人员与患者、医务人员之间以及与社会之间三方面的关系。一个缺乏职业道德的医生，即使医术再高，也不是一名好医生。对新时期临床医学人才来讲，认识医学领域的职业道德，自觉塑造自己的职业道德、严格遵守职业道德规范显得尤为重要。

一、道德与医德

（一）道德

道德是社会意识形态之一，是人们共同生活及其行为的准则和规范。可用于调节个体与个体之间，个体与社会群体之间的关系。根据历史唯物主义的观点：道德是社会上层建筑的组成部分，由经济基础决定，其内容和形式受一定社会物质条件的制约，会随着人类生活的演变而不断发展。

⊕ 知识链接

各种文化中的道德观

相较于西方文化自古希腊以来把道德视为一个独立分离的单元（哲学中的伦理学），中国古代并没有特别把道德领域（moral）跟非道德领域（amoral，异于指不道德的 immoral）切割开来，（中文道与德两字经常并用，对真善美三者亦无明显区隔）；两者之间界线模糊又经常融为一体（儒家理想的天下观即为一例，文史哲不分亦为一例，大体上是受到阴阳五行及天人合一思路的影响）。希伯来、伊斯兰和印度文化中，道德附属于宗教，并不是独立的单元；原始部落中，道德通常附属于传统习俗，亦非独立单元。

（二）医德

医德即医生的职业道德，是建立在一定的社会关系和经济基础之上的社会意识形态，反映从业者的职业态度和价值观。为加强教育、提高医德水平，国家卫生部曾于 1988 年 12 月 15 日颁发了《医务人员医德规范及实施办法》，强调医德医风是医生从业的基本要求。20 世纪 90 年代，我国医疗卫生改革过程中出现了医德发展新态势，为促进临床医学健康发展，加强医疗工作中的精神文明建设，提高医疗服务水平，1996 年 9 月中国科学院、中国工程院 28 位院士，联名倡议并制定了《临床医师公约》。2002 年，内科医学会美国委员会、美国医师基金会、欧洲内科医学基金会合作出台了《新千年法规》，具体内容为三个基本原则和十个职业操守。

三个基本原则是：把患者利益放在首位的原则；患者自主性原则；社会公正的原则。

十个职业操守是：致力于专业能力；对患者忠实；对患者的信息保密；和患者保持恰当的关系；致力于改善医疗护理质量；致力于使越来越多的人能够受惠于医疗服务；公平分配有限的医疗卫生资源；学习科学知识；通过管理利益冲突维护信任；致力于专业责任。

医德是在医务人员执业活动过程中应该遵循的行为规范和道德准则，可以对医疗活动协调进行，对促进公民健康权利的实现发挥应有的作用。白求恩曾经说，医德不是医生之间职业上的陈规陋习，而是医学界与人民之间的基本道德和正义准则。作为医务人员，我们要尊重患者的医疗需求、尊重患者的人格、尊重患者的权利，无论患者的职位高低与贫富贵贱都一律平等对待，医疗行为自始至终要保持认真、规范。

二、医德的内涵

医德，通常被用来指医生对待患者的态度、从医者的职业道德。孙思邈在《千金要方》中说："人命至重，贵于千金，一方济之，德逾于此。"他提出"大医精诚""智圆行方"的原则，成为医务工作者坚守的行为总则。医德的内涵包括以下要素。

（一）要有爱心

爱心是医德的核心，也就是要以人为本，以患者为中心，医学不仅是科学、更是人学，要让医学回到人本身；病人不是病，而是人，是有自己生活经历和心理体验的个体。医疗卫生服务的质量价值核心在于以人为本。医务工作者应该树立全心全意为患者服务的思想，把自己的全部身心投入到医学事业中，把解除患者疾苦、维护和促进健康、帮助患者解除疑惑、帮助患者消除焦虑和抑郁的情绪等，作为自己的崇高使命。以患者为中心的理念贯穿到实际工作中就要求转变观念：从思想上充分理解和尊重患者，医患沟通中做到态度和蔼、服务热情，开展诊疗活动时尽可能选择质优价廉、符合患者需要的服务。充分发挥患者的主观能动性、调动其意志和信念，增强抵抗疾病的决心。

（二）要有进取心

进取心不仅要求医技精湛、精益求精，更要求有勇于探索、创造性的解决问题的精神。医学研究的是人类健康与疾病问题，这是一个充满很多不确定性和未知的领域。如果医生由于技术不精，1%的诊治失误就意味着患者要承担100%的后果与痛苦。医学是一个充满极大挑战性和风险性的领域。所以，医生应该努力钻研业务，掌握精湛的医疗技术，同时要发挥主观能动性，及时总结，创造性地开展工作，及时应对未知的挑战。如新型冠状肺炎的突发，给医务工作者提出了很大的挑战。

（三）要有责任心

古人云：不为良相，当为良医。意为在能力所及的范围内，积极想办法解决患者的病痛。这就要求淡泊名利、廉洁行医。社会上脆弱和边缘化人群往往过多地承受健康问题。医疗行业服务于"健康"——这一人类生存与发展的第一需要时，不可避免地会遇到自身利益和服务对象权益之间的矛盾，而且这种矛盾在医疗服务领域具有相当大的普遍性。鉴于医疗服务的这种特殊性，世界卫生组织总干事陈冯富珍呼吁："世界需要全球卫生卫士，需要我们捍卫价值观，保护和维护健康，包括健康权"。作为健康的守护神，许多优秀的医务工作者主动将"淡泊名利、廉洁行医"作为自己的从医格言，自觉加强职业道德修养，在工作中任劳任怨、不求回报、服务大众健康。医生有责任为患者保守秘密、保护患者隐私，在诊疗活动中也要言语谨慎，尽可能减少谈论隐私给患者或家属产生不必要的心理压力和伤害。

⊕ 知识链接

医学生誓言

健康所系、性命相托！当我步入神圣医学学府的时刻，谨庄严宣誓：我志愿献身医学，热爱祖国，忠于人民，恪守医德，尊师守纪，刻苦钻研，孜孜不倦，精益求精，全面发展。

我决心竭尽全力除人类之病痛，助健康之完美，维护医术的圣洁和荣誉。救死扶伤，不辞艰辛，执着追求，为祖国医药卫生事业的发展和人类身心健康奋斗终生！

第四节　业务素质

业务素质指从事业务的人员在完成业务活动的过程中所具备的综合能力体现，良好的业务素养，可以促成业务交往与客户情感往来。对于医学来说，医生是医疗行业的核心资源，这就要求医生在完成诊疗活动中具有良好的综合能力。

一、身心健康

随着患者数量的增加，医生对患者的诊疗不再单纯是脑力劳动，还是一项体力劳动，医学生必须具有强健的身体、健康的心理。医学院校的大学生由于课程专业性强、分科细，学习要求严格，要增强心理调适能力和社会适应能力，进而积极面对学习、生活中的各种困难，成长为具有创新精神和实践能力的高素质医学人才，实现自身的价值。

二、德才兼备，以德为主

万事德先行，我国著名外科专家裘法祖院士曾讲："德不近佛者不可以为医，才不近仙者不可以为医"。他把医生的道德水准与佛性相比拟，把医生应该具备的医疗技术与仙术相并论。可见高尚的医德和精湛的医技同样重要，是好医生需要同时具备的重要业务素质。德与才相比较而言，医德更是医生的灵魂，是医疗行为的向导；而医技是能力，是提供服务的工具。德是才的统帅；才是德的辅助。

（一）准确把握医德的核心

1. 敬畏生命　医生面对生老病死问题，首先是"敬畏生命"。生命属于每一个人，每个人的生命只有一次；医生要敬畏患者、敬畏医学，医学是一个充满复杂性、不确定性和危险性的行业，在敬畏态度的引领下，需要身心健康、刻苦钻研、博学多才、灵活思辨地应用医学技术为患者服务。

2. 尊重患者　尽管医学需要用准确无误、精益求精的医疗技术去照顾患者的生理、病理、心理需要，但医学并不是纯粹的自然科学，纯自然科学观念将不可避免地导致医生忽略患者作为社会的一面而存在，会使医疗工作陷入非人性化的技术至上主义。实际上，医生需要认同"以患者为中心"的服务理念，做到尊重患者及其家属，让他们对医疗处置做到知情同意并保护患者隐私。遵循"安全""及时""有效""公平""高效"的工作原则提供服务。

3. 关心自己的身心健康　未来的医生将逐渐发展为能够照顾患者生理、心理和社会适应三个维度的健康。医生自己要有健康良好的身心状态。面对复杂的医疗需要、复杂的诊疗活动和复杂的医疗环境，医生要保证自己身体健康、心情开朗、心态积极。要正直、诚实、勇于承担责任、尊重事实、承认不足，不断培养团队合作精神，同时与患者之间要建立和谐、轻松、愉悦的医患关系。

（二）全面认识必备的业务知识与技能

1. 医学专业知识与技能　不论是门诊还是住院病房，医生始终是诊疗方案的主要制订者和决策者。医生的知识、技术、心理、能力直接关系到疾病的疗效。一位好医生需要全面掌握医学专业理论知识，包括基础医学、临床医学、预防医学，具备熟练的临床技能，具有良好的身心状态，能综合分析疾病、认真对待患者。

2. 非医学专业知识与技能　一个好医生不仅拥有过硬的临床技术，更懂得如何与患者进行沟通和交往。好医生能耐心地解答患者或家属的问题和疑虑，不断地给予鼓励和支持。因此，医生的沟通能力、领导能力同样会直接影响疾病疗效和服务质量。人际交往与沟通能力表现在以下四个方面。①倾听能力：耐心倾听、细心引导患者对病情的讲述。②学会换位思考：充分地理解、尊重患者。③患者沟通：注重沟通的时间、内容、形式。④选择合适的专业沟通内容与方法。一个好医生是一个好的教育者，通过专业解答让患者和家属知道问题所在、问题根源以及问题严重性，争取患者的理解、支持与配合。

三、系统思维，循证治疗

医学研究内容包括人体结构与功能，人体器官、细胞的生理和病理现象。但随着专业知识的深入发展，有时会出现唯器官论、唯细胞论、唯基因论。因此，在医学的研究和实践中要有整体观念，避免盲人摸象的片面结论。随着诊疗活动的专业化，临床出现内、外、妇、儿等的分科，各科医师局限于自己的专业，而不能系统地分析疾病。所以，做一个好医生，需要深刻理解疾病病因、病理、诊断、防治方法等，建立对疾病诊治的系统思维模式，从局部与整体、内因和外因、宏观与微观等多角度进行学习、研究与分析，全面、系统地把握人类健康与疾病的规律。

（一）系统思维

人的生命现象极其复杂，往往遵循系统演变的规律。面对复杂的健康与疾病问题，正确的临床思维非常重要，它是临床医生透过现象看本质，揭示疾病本质及发展规律的过程。对医学生进行系统思维训练无疑是一种正确的理性思维模式。大多数教学医院普遍重视对医学生的临床技能训练，但在临床思维培养方面却是相对薄弱的环节。

系统思维是现代科学思维的重要方法之一。我国医学界从 20 世纪 70 年代开始进行这方面的探索。系统思维与传统的还原论和线性因果关系的临床思维不同，把生命看作一个系统，从整体与局部、系统要素与系统结构的角度，把握整体功能演变过程。所谓整体包含三点含义：一是系统内部要素的不可分性，把各个组成部分分割开，系统也就无法存在了；二是系统内部任何一个要素的改变，都会引起其他要素的变化；三是整体功能大于部分功能之和。临床医学生在各科轮转实习时，要注意培养系统的思维方式，防止用有限的单一专科知识来分析临床复杂的病情。同时还应学会利用内外环境的系统思维方式，通过选择和改变环境来控制和治疗疾病。系统思维与传统中医思维有着极高的契合性，因而系统思维更多受到中医学者的关注。

（二）循证医学

循证医学（evidenced – based medicine，EBM）已成为现代医学研究的主流思想和模式。是指所有的临床诊疗活动中，慎重、准确、明智地应用当前所能获得的最好的研究证据，同时结合医生个人的专业技能和临床经验，考虑患者的价值与愿望，将三者完美地结合制定出患者个体化的治疗方案。循证医学并不是一门独立的学科，而是"唯物主义""实事求是"思想在医学实践中的体现，是现代医学人才应该具备的一种理念。

四、批判性思维与创新发展

批判性思维（critical thinking）是一种基于充分的理性和客观事实而进行理论评估与客观评价的能力与意愿，它不为感性和无事实根据的传闻所左右。批判性思维没有学科边界，任何涉及智力或想象的主题都可从批判性思维的视角来审查，是医学生的重要素质之一，是医生解决实际问题的必备能力。由于医学实践性极强，并存在很大的不确定性及未知性，故要求学生必须具备批判性思维能力，才能在临床中恰当地应用已有的知识和信息，正确、合理地解决临床问题。医学作为一门科学，历经了古代经验医学的奠基阶段和实验医学的初期发展阶段，20 世纪以来开始进入现代医学的发展阶段。医学的发展突飞猛进，但是仍然有很多的问题尚未解决，这就要求医生和医学生具有终身学习的能力和准备，不断汲取新的养料，结合自己的临床实践，发现新的课题，解决实际工作中的诊治难题。

（常建兰）

书网融合……

本章小结

题库

第八章　医生角色与患者角色

PPT

📖 学习目标

1. **掌握**　医生角色与患者角色的概念以及特征。
2. **熟悉**　作为医生，如何更好地协调医患关系，促进社会关系的稳定。
3. **了解**　人际关系和社会角色的概念及其文化差异。

⇨ **案例引导**

　　案例　一组研究人员进行了下述的专门研究，旨在检验医院情境下服从的情况。一名护士（被试）接到一位不相识的医生打来的电话，医生指示她指导患者服药，以便在他到来之前能够见效。他随后会去病房签药方。医生开出一剂叫做阿斯土汀的药20毫克，阿斯土汀药瓶上的标签却标明常规量为5毫克，并警告说最大剂量不得超过10毫克。当医生的做法不合乎医护实践的规范时，护士会根据一位陌生人打来的电话让患者服用超额剂量的药物吗？当12位护士面对这个难题时，10个人说：她们不会服从。然而，护士们做的却又是另一回事了，就像先前那个我们熟知的故事。当身临其境时，几乎所有护士都服从了。22人中有21人让患者服了药（实际上是一种无害物质），直到一名参与研究的药剂师阻止她们。

　　讨论　该如何看待案例中突显的问题？

第一节　概　述

一、社会角色理论

　　在西方，"角色"一词来自于拉丁文的"*persona*"，是演员在戏台上扮演角色所戴的特殊面罩，它表现剧中人物的身份，与我国京剧的脸谱有异曲同工之处。20世纪80年代，当美国心理学家米德（Mead）将其引入学术领域时，常用其来描述处于不同人际关系中的人们，因为各自所处的社会位置而需要扮演不同的社会角色（social role）。

　　前苏联社会心理学家布耶娃（1968）认为，对角色进行社会心理学分析应当把角色行为的主观方面与客观社会关系密切联系起来，社会角色是指个人在社会系统与其所在的社会位置相关联的符合社会要求的一套行为模式。它也可以这样理解，即个体被社会群体所赋予的身份及该身份所能发挥的作用。总而言之，每个社会角色都代表着与其有关的社会标准，该标准都决定着个体在社会中的责任和行为。例如，一位医生，就应该以救死扶伤为己任，秉着以解决患者病痛为核心的行事准则。每个人在生活中都扮演自己应该扮演的角色，这不仅意味着占有特定社会位置的人所完成的行为，同时也意味着社会、他人对占有这个位置的人所持有的期望。因此，社会角色是社会职能，归根到底决定于个体在社会关系系统中所处的地位。

　　社会的发展推进了职业分类，对于特定的职业和角色，人们会根据其社会功能而赋予不同的社会期望（social expectation）。对于医生和患者的角色分析，应该基于各自的社会诉求，以及对方所应承担的社会责任和社会义务。因为不同的社会角色，在各自的情感、态度、认知、行为方面，会有不同的表现。理解医生角色和患者角色的内涵，应该紧密联系医疗人际关系理论，医患关系的定义脱胎于社会心理学的"社会角色"理论。社会心理学家勒温（Lewin）的"场论"（psychological life space）可用来定义医患之间的社会角色关系，因为人际关系、群体决策、舆论、气氛等群体心理动力场都是影响医患双方认知、情感、态度、行为差异的重要因素。

二、医患角色源于医患关系

（一）医患关系的本质

医学研究与服务对象是人，是人的生命和健康。医学存在的前提是对人生命的敬畏与关爱。在临床医学职业活动中，存在着医务人员与患者之间的关系。在这种关系中，涉及医疗活动的各方面人的关系互动，我们称之为医患关系或医患人际关系（interpersonal relationship）。著名医史学家西格里斯曾经说过："每一个医学行动始终涉及两类当事人：医师和病员，或者更广泛地说，医学团体和社会，医学无非是这两群人之间多方面的关系"。

（二）医患角色关系及其类型

在西方医学社会领域，就针对医患关系的分类理论在 20 世纪中叶就已提出。帕森斯（Parsons）在《社会系统》中明确提出采用社会角色来解释患者行为的观点，而基于疾病的严重程度、技术的社会要求和伦理要求，萨斯（Szasz）和荷伦德（Hollender）对帕森斯的理论进行了补充，将医患角色的关系被分为三种模式："主动－被动型"模式、"指导－合作型"模式、"共同参与型"模式。

1. "主动－被动型"模式 "主动－被动型"模式（active－passive mode）模式是一种单向作用的模式，而不是医患之间相互作用的。其特征是"医生为患者做什么"，医生是完全主动的一方，患者处于被动地接受医疗活动。医患双方属于显著的心理差位关系，医生的权威不会被患者所怀疑，患者一般不会提及任何异议。这种模式是医生处于主动的主导地位，常用于手术、麻醉、抗感染等治疗技术，也用于休克、昏迷、某些精神疾病、智力严重低下等严重疾病。因此，医生必须具有高度的责任心，采取损伤最小、收益最大、最好的诊疗手段，这样才符合医生良好的职业道德。

2. "指导－合作型"模式 "指导－合作型"模式（guidance－cooperation mode）是指医方指导而患方配合的有限度地合作过渡模式。其特征是"医生告诉患者做什么"，医患双方在医疗活动中都是主动的。在这个模式中，医生是主角，患者是配角。由于患者处在并不严重但又确实患病需要治疗的情境下，同时神志清醒，有正常的感知能力、情感、意志和行为尚处于正常范围，只是由于疼痛或有其他不适的症状，处于忧郁和苦恼之中，此时主动寻求医疗帮助，而且乐于合作。该模式主要适用于急症、危重患者，手术前、手术后患者及少年儿童患者等。因此，需要医生有高度的工作责任感，良好的医患沟通技巧，指导患者更好地配合治疗。

3. "共同参与型"模式 "共同参与型"模式（mutual participation mode）是以平等关系为基础的医患关系模式。其特征是"医生帮助患者自我恢复"，医患双方的关系建立在平等地位上，有近似的同等权利，双方均为主动地进行着双方都满意的诊疗、康复活动，彼此相互依存。在这一模式下，医患双方有近似的同等权利，从事于双方都满意的活动。在临床实践中强调医生和患者都处于平等的地位，是一种同志或朋友般相互依存、相互需要和相互作用的民主的关系，都具有治好疾病的共同愿望和要求，医生和患者均为主动，彼此相互依存，作为伙伴在一起工作，致力于双方都感到满意的活动。这种模式适用于慢性疾病的患者，如慢性期、康复期、门诊和家庭病床的患者。因此，医护人员和患者在智力上、受教育程度和一般经验方面都具有一定的相似性，这样在诊疗过程中运用"共同参与"的可能性就越大、越适合、越需要。

西方社会的医疗职业化过程中，通过医学教育也形成了行业团体的伦理准则，界定了医生对患者的态度以及医生在道德上所负有的义务与责任。对医生态度和价值观的期望影响最深远的是古希腊伯里克利时代的医师、欧洲医学奠基人希波克拉底。"希波克拉底宣言"一度被作为医生执业誓言。对医生所秉承的价值理念规定是"尽余之能力与判断力所及，遵守为病家谋利益之信条，并检束一切堕落和害人行为，不得将危害药品给与他人，并不作该项之指导；无论至于何处，遇男女贵贱，我之唯一目的，为病家谋幸福，并检点吾身，不作各种害人及恶劣行为等"。而在1948年瑞士日内瓦世界医学学会第二届大会之后，《日内瓦宣言》成为受到全世界认可的医生职业态度与价值观。

⊕ 知识链接

日内瓦宣言

经过世界医学学会的修正，2006年《日内瓦宣言》被确定为："当我成为医学界的一员，我郑重的保证自己要奉献一切为人类服务；我将会给予我的师长应有的尊敬和感谢；我将会凭着我的良心和尊严从事我的职业；我的患者的健康应是我最先考虑的；我将尊重所寄托给我的秘密，即使是在患者死去之后；我将会尽我的全部力量，维护医学的荣誉和高尚的传统；我的同僚将会是我的兄弟姐妹；我将不容许年龄、疾病或残疾、信仰、民族、性别、国籍、政见、人种、性取向、社会地位或其他因素的考虑介于我的职责和我的患者之间；我将会保持对人类生命的最大尊重；我将不会用我的医学知识去违反人权和公民自由，即使受到威胁；我郑重地做出这些承诺，自主的和以我的人格保证"。

三、医患角色特征的文化差异

在医患关系问题上，我们不仅要汲取西方的经典理论所奠定的科学基础，同时也要认同文化的广泛影响。尤其是在医学发展过程中，医学的科学化对医患的影响较为深刻。在西方，医生的思维过程形成了对疾病的科学认知的过程，通过模式化的工作程序不断地反复印证科学认知的可重复性。然而，这种偏向于机械的过程和患者体会往往与医院冰冷的设备、仪器相联结，脱离了最初医生与患者直接接触和对话的关系模式。当各种检查报告被医生所获得的时候，患者将面临着一张负有法律效力的医学文书。使得呈现在我们眼前的界定是，医疗技术服务不过是一项专业性很强的，可以通过购买得到的商业服务。

然而，中国社会与西方文化有着截然不同的关系定义和社会角色。在中国人的观念中，"人际关系"是区别于西方社会的最明显的表现。在东方文化下，人际关系主要根据关系各方的身份形式来分类。依据费孝通先生的"差序格局"，关系越靠近亲缘的核心，其内容越是具有肯定性情感的、合作的、亲密的；越是远离亲缘核心，便越具有否定性、越少合作、越疏淡。因此，中国人的人际关系内涵是由情感的充分肯定到充分否定的转变所决定的。这种"进了一家门便是一家人"的逻辑，必然导致拉关系、攀人缘、结人情、做面子等促进了"关系"从无到有的各种办法和方式的产生和通行。在医患关系中，最常见的是"经熟人介绍的就诊"。但与之相反，在西方文化中，人际关系主要根据关系的内容进行分类，如竞争关系、交换关系、依恋与吸引关系、说服与被说服关系、选择比较与被选择比较关系、合作关系等等。这导致在遇到人际之间的矛盾时，医患之间习惯于采取"事理"的是非判断，而非"伦常"的是非判断，注意的是事件本身，"对事而不对人"。这种相对理性的人际关系模式无形之中避免了很多复杂的医患纠纷。但在中国，一方面，人们相信，只有"关系"进入到被请托医生的视野之内，才可能求取最佳的医疗方案。如果假设医生的"能力"和"水平"没有问题，那么在中国患者眼里，这个"仁术"并不当然的普惠的落实到他（或她）的身上，而一定是在建立了"关系"之后，在"术"之前才会有"仁"。

虽然这些结论不能全面覆盖医患关系中的所有问题，但至少提醒我们，需要理解为什么医生的一些行为在一种文化下导致或关联着特定结果，而在另一文化中却导致或关联着另一结果。

我国研究者还发现，患者在医疗行为上有明显的"关系取向"，医生接受并认可"关系就医"。对于患者来说，"关系就医"的目的总体来说就是为了获得护理和更好的诊疗效果。然而，从医生的角度来说，对关系患者当然会提供一定程度的关照。但是，医患双方在"照顾"这一概念上的理解不同。医生认为对关系患者的照顾主要集中在"优先"和"沟通"方面。而患者在诊治疾病过程中关注、希望得到方方面面的照顾。因此，医患双方在"关系就医"取向下对看病治疗过程中的许多问题的看法存在偏差和矛盾。比如"检查过多过细""省略某些应该进行的检查"和"减少用药"都是不规范治疗的表现，与"治疗更规范"相悖，患者明显在关系对治疗方案的效果影响方面存在认识上的矛盾。另一方面，在实际医疗服务过程中，"检查过多过细""省略某些应该进行的检查"和"减少用药"主要体现的是人情世故方面的关照，而不是技术方面的问题。再者，患者所认为的关系对治疗方案的影响更主要的体现是人性化服务和特殊照顾方面的影响。

第二节　医生角色

虽然医患间的沟通和医患关系是医患双方的事务，但医学本身的特殊性决定了其主导方面在于医务人员。因此，探讨医生在医患互动中所扮演的角色，是把握医患关系的重要途径。帕森斯指出，在患病个人没有能力履行正常的责任和完成普通生活中的行为时，医生起着社会控制力量的作用。在面对病患时，医生的责任就是尽量医治患者，使得患者康复，能够重回正常的社会生活中去。然而，受到生物－心理－社会医学模式的影响，在"系统论"和"控制论"思想和理论的介入下，医生的角色从唯生物因素的"生物医学二元论"（biomedical dualism）下的"专家角色"逐步过渡到注重生物－心理－社会健康的整体论下的"伙伴角色"；当人们的健康水平和健康意识逐步提高，民众观念、文化和政治观念产生种种变化之后，医生还需要承担起"服务者"的角色，医生和患者的相对地位也产生了一些改变。越来越多的人意识到"以患者为中心、以团队为基础"的医学人才培养模式成为新时期医学教育的复兴之道。

一、医生角色特征

French 和 Raven 认为权力有五种来源，即奖赏权（reward power）、强制权（coercive power）、合法权（legitimate power）、参照权（referent power）和专家权（expert power）。医生和患者的关系在很多方面与这种分类相契合。如果患者谨遵医嘱，认真配合治疗，会获得医生的肯定和称赞。正如帕森斯所言，通过对患者角色的认可，控制患者非常重视的奖励，以增加医生的权威和患者对其的依赖性；医生通过行医的过程，付出技术和劳动，患者对医生进行口头上的褒扬，这是"奖赏权"的范畴；在良好的社会文化环境和医患关系中，医生是作为"悬壶济世""治病救人"的高尚形象存在于患者心目中的，患者对医生的信任、尊重来源于"参照权"。而医生作为医学专家所具有的专业技术、专业知识、专业信息，则是对患者产生影响，让患者信任、依从医生的另一种权力来源，即"专家权"。

在一般的社会情景下，人们服从权威的原因有两个：规范性的影响和信息源的影响。人们希望别人喜欢自己（规范的影响），并且希望自己的主张是对的（信息的影响）。首先，人们倾向于做别人做的事或者别人要求自己做的事情，从而使自己能被社会接受和承认。其次，如果在一个模糊的情境下，人们会相信其他人关于适当和正确行为方式的暗示，更会可能按照专家或者可靠的消息传达者告诉他们的方法做事情。在承担医生角色时，如果专家权力足够大，那么很容易利用自己的权威去影响患者的服从性。

医生权威往往是双刃剑，对权威的顺从实际上是人们固有习惯的一部分，这些习惯是人们从小在不同的环境中习得的，这就是绝对服从权威。如果权威的要求是合理的，并且值得服从，那么这一推论是利于社会的。但是这一规则很容易被过度使用，患者由于情景因素和专业知识的缺乏会盲目服从医生的权威，即仅仅因为权威的地位而服从医生，此时患者无法判断医生的要求和命令是否合理。因此，在医患关系中，就需要医生的自律与完善的监督体制来防患权力的滥用。

与医生的专家权力相对应，使得医生必须扮演好学者角色。与奖赏权和参照权相对应，医生必须扮演好团队合作者角色。

1. 学者角色　作为合格的临床医生，医生的专家权力来源于良好的职业素质、娴熟的临床技能和较高的科研水平。医学科研和临床工作的联系在于：一个好的临床医生需要细致入微地观察疾病的发生、发展规律，患者病情的变化和对治疗的反应，这些科学思路与科研工作的要求和逻辑相一致，而通过科学化的临床工作所获得的信息能够为医学科研提供研究课题、研究素材等基础，更好地促进医学科研的发展；而科学研究者所具有的严谨思维、科学方法有助于将浩如烟海的临床资料纳入系统化管理，全面地收集信息，使得临床工作游刃有余、有的放矢，促进临床工作者透过现象把握本质。临床医生只有掌握了相应的科学研究知识，才会知道哪些临床资料是有价值的。从某种意义上说，临床医生所从事的诊断、治疗过程，就是临床研究过程。

为了扮演好学者角色，临床医生需要培养科研意识、科研思维、掌握基本的科研方法；培养创新意识，转变思维模式；还要塑造创新人格；敢于质疑，培养批判精神。

2. 团队合作者角色　由于现代医疗团队不仅包括一组同专业的人员在一起紧密地工作，还包括在不同领域有着不同专业和技能的医疗团队。更进一步地，医生还需要与患者、患者家属、健康专家、护士和医疗辅助人员等进行有效的协作，从而为患者提供优质医疗和服务。所以，医生需要扮演好团队合作者的角色。

在团队中，医生可能是领导者，也可能不是。但在一个采用合作模式的医疗团队中，医生需要先确认团队中的成员在不同环境下与自己的关系，然后才能有效利用团队中的成员们在相互作用、制约过程中形成的"团体动力"，发挥团队的效能和集体的动力，利用集体优势解决医学难题。在此过程中，医生一方面通过与其他医学专家的相互交往，发挥自身的优势，学习他人的长处。另一方面，与患者及其家属也可以建立相互信任的积极关系，从而发展奖赏权和参照权。

3. 治疗者角色　事实上，现代西方国家对医生"专家"（professionalism）角色的强调并不仅仅局限于医生的专业知识（expertise）、技能竞争性（technical competencies）和伦理常识（ethics）。医生更多地通过"治疗者"的角色艺术性地发挥作用，治疗者角色包含价值观、服务承诺、使命和建立适宜治疗关系的能力等许多有意义的方面，即使这些维度的内容与认知能力并未紧密挂钩。

4. 健康促进者角色　健康促进者（health advocator），是指医生有责任利用他们的专长和影响力去提高个人、团体和整个人群的健康水平。当扮演这个角色时，医生通过健康教育制度、促进健康的公共政策、健康服务系统等途径，去确认和减少健康危险因素（而不仅仅是病因），以维护和改善健康、提高人类生命质量。这是体现"生物－心理－社会－环境大医学模式"医生角色先进性的方面。

为了有效承担这一角色，医生不仅需要掌握健康教育和健康促进的基本理论和方法，如社会医学、行为医学、心理学、社会学、教育学等，还需要具体健康教育的规划设计、执行和评价的能力。当然，还需要具备开阔的眼界以能深切体会到这一角色的"功在千秋、利泽万代"的深刻意义。

5. 管理者角色　医生的管理者角色包括两个方面。第一，指医生在负责医疗工作的同时，参与相应的行政管理和人力资源管理工作（如担任科室主任、医院领导等），承担卫生服务管理者的角色，在医院的不同层级中承担资源生产、筹资和财务管理等工作，控制医疗卫生质量、合理分配医疗卫生资源。第二，主要指"以患者需要为导向"，采用系统、科学、循证的方法进行问题评估和做出临床决策，承担临床管理者的角色。

二、医生角色义务

不同的社会角色和职业角色有着不同的义务。医生的义务主要包括以下几个方面。

1. 遵守法律法规及技术操作规范的义务 作为医生应当遵守法律、法规这项义务可简称为"遵守法律法规的义务"，此处的"法律、法规"是指宪法、法律、行政法规和依据法律、法规制定的规章，这是最低的医德要求。

2. 人道主义的义务 医生在治疗疾病和抢救生命的时候，需要实行人道主义的义务，在涉及生死攸关的紧急情况，需要争分夺秒，不计工作时间和报酬，有时甚至可能会危及医生自身的健康，甚至是生命。这是医生行业所应该具备的基本素质。对于需要紧急抢救的患者，不能因为强调挂号、缴费等手续延误抢救时机，有紧急手术抢救指征的急诊抢救患者应立即直接送进手术室。

3. 告知义务和说明义务 医生有向患者如实告知其健康状况和病情的义务，包括患者的检查发现、病情严重程度、可能需要接受的治疗、医疗费用及病情的预后等。

4. 为患者保密的义务 医生不得在未经患者同意和授权的情况下向他人透露患者的个人信息。在特殊的紧急情况下，如患者有自杀、攻击、恐吓他人行为，影响到社会公共安全或自身安全时，应首先告知患者的亲属，联系不到亲属时，应向相关部门报告。

5. 健康教育的义务 医生有义务对患者进行健康教育，解答和提供关于患者疾病的医学知识，指导患者的健康管理，促进康复。

6. 为患者提供其他医学资源的义务 医生有义务向患者提供获得进一步诊治的医疗信息资源，使患者不至于延误病情失去治疗的时机。

三、医生角色管理

医生这个职业在西方经历了职业化的过程，但医生的职业化权力受到政府、卫生保健组织、患者等群体的施压和监控。医生职业化的后果之一就是医生之间的配合像是"流水工作"，患者们感到越来越难以读懂这个分割的条块系统，患者的不满情绪也日积月累。虽然从现代化的历史脉络上来看，医生的角色是从"专家"逐渐向"治疗者"转变的，但在一些国家和地区，这两种角色不断交互发展，不可分离。

在经济体制改革的影响下，"类市场化"的价值观不断涌现，受到医疗体制改革和人民迅猛增长的医疗服务需求的影响，中国的医生们不得不面临角色矛盾冲突的考验。在这种情况下，对自己的角色进行有效的印象管理，是培养医患双方的积极情绪、提高患者依从行为以及医疗活动顺利开展的保障。对于医生角色的印象管理，既要注重与患者面对面的接触和沟通，又要善于通过网络、媒体等大众平台做好医患互动，提高信任，化解矛盾。为了建立利于医疗活动和医患沟通的角色形象，需要向患者传递让患者感到安全、信任、责任和智慧的信息，这样才能让患者放心地将生命托付给医生，成为患者及家属的健康承担者。

（一）医患的社会心理学理论

1. 确认社会角色 根据符号互动论，在与对方互动的时候，需要将对方的行为置于整体的社会背景之中，才能更好地理解对方所扮演的社会角色的意味与行为的意义。要站在他人的角色立场去了解别人如何看待自己，才能有效地控制自己的社会行为并使别人感到满意。因此，医生需要换位思考，站在患者的角色立场去了解他们对自己的看法，才能为顺畅的医患互动奠定良好的基础。

2. 刻板印象（stereotype） 在人际交往过程中，根据职业和当下的社会形象对个体进行社会分类，将某种十分固定的负面评价放到对方身上，是经常发生的一种社会偏见，称之为"刻板印象"。在这个时代的中国，由于各种原因，社会大众对医生形成了一种负面的刻板印象，往往认为医生为了生存，会将从患者身上攫取经济利益放在第一位，缺乏对医生"以患者为中心"的职业道德的信任。负面的刻板印象会引起态度和行为上的对立，具体到医患情景，经常发生的如情绪上的愤怒、厌恶，认知上将医生当做替罪羊以及攻击行为等。为了缓解刻板印象，需要增加真诚友好的接触和沟通，淡化与消极刻板印象相关的角色特征、谋求与患者之间的合作关系、努力增加自己个性化的、与刻板印象不符合的表现。

（二）正确应用媒体资源

公众对广义的健康以及全球健康的关注程度前所未有，随着互联网的蓬勃发展，这些关注也通过互联网进行跨领域、跨国界的爆炸性传播。为了营造良好的医患氛围，无论是传统新闻媒体，还是新媒体，都应该担负起社会责任，在报道医患事件时避免过度渲染患方权益受损。对医疗机构、医务人员的评价要力争公允、客观，以免放大医患矛盾，激化社会公众的不满情绪，影响社会和谐。

（三）沟通技巧

1. 语言 语言分为口头语言、书面语言及肢体语言。不同语言的使用根据对象和场合而有所取舍，医生在医患沟通中对于语言的选择，一定要注意符合患者的文化背景。

（1）在向患者询问和收集病史、与患者协商诊疗方案、向患者告知病情和预后时，要发挥医生的参照权力，注意口头语的使用，要做到简练、清晰、通俗、易于理解，不要充满医学术语让患者费解。应用生动通俗的语言，形象的比喻，清晰的逻辑关系，与患者进行沟通，更容易达到沟通的目的。

（2）在教育患者时，要运用专家权力，医生使用的语言需要一定程度的职业化，尤其是在书写病历记录、医疗文书的书写、病情证明、会诊记录、医学鉴定等时，要采用职业化的书面语言。

（3）医患双方目光、表情、姿势、动作等都传递着重要的信息，包括态度、情感、评价、价值等内容。因此，在与患者沟通时，也可以适当运用肢体语言，进行更好的表达与情绪沟通。

2. 情绪/情感 积极情绪或情感的社会功能主要与行为趋近系统相关，即驱动个体趋近可能出现的快乐或者奖励等。但消极情感是行为抑制系统的一个方面，主要功能是回避，即让个体远离可能出现的危险、痛苦或惩罚。因为行业的特点限制，导致患者的情绪往往都被疾病所影响，难以表现出安详和欣慰等与当下和过去相关的积极情绪。而诊疗是一个社会交往过程，如果医患双方的消极情绪体验大于积极情绪体验，势必会促进不信任、防御性心理、防御性医疗行为，而降低为战胜疾病而产生的积极动机和努力。所以，医患双方都应该努力保持积极情绪。

除此之外，医生还需要保持情绪的稳定性与共情的能力。比如能理解患者的痛苦，设身处地站在患者的角度理解患者的感受和需要，对患者提供情绪支持的能力，但不做情绪化的判断和决定。因此好医生除了好技术，还需要体现人文关怀和与患者的情感交流能力。

最后，还要注意对移情（transference）的处理。移情是患者无意识地将自己对亲人（父母、姐妹、兄弟、恋人等）的情感，如爱、憎、愤怒、依恋等指向医生或其他治疗者的情况，而反移情（counter-transference）则是医生或其他治疗者将自己无意识的需要、欲望及亲密情感关系指向患者。医生需要知道发展职业以外的关系的后果并对此负责。

第三节　患者角色

早在1951年，帕森斯在《社会制度》中就用患者角色（sick role）的概念表明，患者不仅仅指患病的个体，患者应该被认为是一种社会角色。因为社会对患者有一种社会期望，并有一系列的制度和社会规范会强化这种社会期望。

一、患者角色概念

人们可能会觉得，在医疗健康领域，责任是医生、护士和医院的事情。事实并非如此，帕森斯提出的患者角色（同"患者角色"）的概念包括四个方面的问题，即患者免除其社会角色相关义务的边界条件、患者是否需要为患病承担责任、患者在患病之后的义务以及患者在疾病治疗和康复中的责任。具体分析如下：①相对于患者在正常状态下的社会角色所承担的义务，在其患病之后，可免除的程度需要视疾病的性质与严重程度而定。如医生为接受开胸手术后的患者开休假证明，但偶尔长青春痘的患者就无法免除相应义务。②一般来说，患者不需要为患病承担责任。因为患病一般不会是患者自己所希望的。患者自己也是疾病的受害者。但也有例外，比如服药自杀、故意地自残、已知自己患有传染病而故意传播等情况下，患者必须要负有相应责任。③社会功能的完好离不开每一个健康的个体，因此从满足社会需要来说，患者应该履行配合和接受治疗的义务，以早日痊愈。④患者的责任在于主动寻求医生的有效帮助，并在诊疗活动中积极配合医生的诊疗活动。为度过艰难的疾病状态而寻求他人的帮助也属于患者自己的责任，这些帮助包括可靠的技术支持和情感支持。

上述概念体现了进入患者角色后新的权利和义务关系的产生与变更。首先，患者可以不用为自己所患的疾病承担责任，某些正常义务还可以有条件地免除；同时，患病是不符合社会需要的状态，作为患者角色必须承担两个新的义务：一是想要努力康复，二是主动寻求技术上的帮助并积极与医生配合进行治疗。当然，任何理论都有其局限性。帕森斯的理论可能并不适用于当下社会中的一些变化，也没有明确规定患者需要承担的道德责任和法律义务，更没有涵盖有病不治、无病装病等奇葩现象。

⇒ **案例引导**

案例　某患者因为腹痛和大便出血而到医院就诊，CT检查明确了在盆腔的直肠部位有"占位性病变"，因为这很容易让人联想到"癌症"。于是，其丈夫努力寻找"关系"，托熟人找到了某医生，该医生看在熟人的面子上，很快地收治该患者，并缩减了一些"检查项目"，诊断"直肠占位性病变"待查，"直肠癌"的考虑被列在第一位。尽管已经履行了手术前"知情同意书"的签字手续，但是在手术计划实施之前，该医生还是例行地请了妇科医生会诊，以排除是否存在"妇科问题"，在会诊意见上提示"还需要进一步检查以明确诊断"。这时，患者和家属已经难以忍耐"癌症"的压力，透过请托的熟人送"红包"促请该医生尽快手术，于是手术按计划进行，病理结果为"子宫内膜异位症"，按照医学上的理解，此类疾病并非需要手术治疗。术后一段时间，该患者认为术后出现的便秘症状系属手术原因所致（而医学意见认为术后更常出现的并发症是腹泻），遂一纸诉状将该医生告至法院。

讨论　该患者在医患关系中应该如何正确地履行自己扮演的角色？

二、患者角色的构成要素和特征

（一）患者角色

主要由 3 个要素构成。

（1）生理、心理和（或）精神上的异常变化。

（2）由于生理、心理和（或）精神上的异常变化，个体开始求医行为。

（3）在求医行为中产生的社会关系，包括与医疗机构之间的社会关系，或与医务人员之间的社会关系。

（二）患者角色特征

当进入患者角色时，会产生一系列的改变，既包括原有社会角色的变化，也包括心理和行为方式上的变化。

1. 原有社会角色退位　由于个体所罹患疾病，其性质和病情可能相当严重，在这种情况下，患者所原有的社会角色不得不退居次要地位。因此，患者在健康状态下的工作责任和家庭义务被减轻甚至免除。当病情十分严重时，还有可能以患者角色作为其主要的社会角色。

2. 自我控制力减弱　随着疾病的发生、发展，患者躯体上的病痛、心理上的压力可能逐渐增大，从而导致患者出现内稳态失衡、情绪不稳定、缺乏理性等状况，会造成自我控制力的减弱和独立能力的降低。患者可能会过度依赖身边的家属、朋友和医护人员。尤其是当他们对医护人员的言语行为达到过度敏感的程度时，很容易产生医患纠纷。

3. 不确定感增强　不同的疾病具有各自的特征。与疾病相关的不确定性问题很早被定义为"疾病不确定性"（illness uncertainty）。主要用来解释患者如何处理与疾病相关的刺激和明确相关的含义，属于认知范畴。患者的疾病不确定感主要来源于以下四个方面。①不明确疾病的症状；②不明确复杂的治疗和护理；③缺乏与疾病的诊断和严重程度有关的信息；④不可预测疾病的过程和预后。根据以往研究，在患者中，有 50% 的患者都会产生较强烈的疾病不确定感。

4. 求助动机增强　痛苦的疾病状态促成患者的积极求医动机，患者会通过各种渠道去获得专业的医疗资源。一定程度的求助动机有利于诊疗活动的顺利进行，但是也要进行合理的疏导，避免求助动机过于强烈而滥用医疗资源。

5. 康复动机强烈　在疾病所带来的各种损伤和痛苦之下，患者会产生强烈的康复动机。康复动机有利于医患之间的有效合作。但此时，也要谨防不法分子利用患者或者患者家属的强烈康复希望进行诈骗。

6. 人际合作愿望加强　个体的社会身份转变为患者身份后，很快会意识到学会与医护人员、亲友以及其他患者之间密切合作。自身追求康复的愿望和他人的经验，都会促使患者人际合作的愿望较患病前显著增强。

三、患者角色的共性变化与管理

个体角色变为患者角色之后，会面临以下诸方面的变化，即角色行为缺失、角色行为冲突、角色行为减退、角色行为强化以及角色行为异常等。

1. 角色行为缺失　角色行为缺失是指个体未能成功地进入患者角色。主要包括两种情况。

（1）自知力丧失　指即使已通过就诊作出确切的诊断，患者本人却否认自己有病或根本意识不到自己是患者。如精神病、重度痴呆、孤独症等疾病的患者。自知力丧失的患者更容易对社会、家庭或本人造成伤害，因此必要时需采用强制治疗和严密监控，以及进行长期训练。

（2）不愿承认患者角色　一些疾病或症状，如肥胖、血脂异常，会存在患者不愿意被插上这类标签的情况。对于这类患者，应向他们进行详细的、通俗易懂的解释，转变他们的态度。对他们的家属、工作单位、学校或所在组织团体的负责人也要进行相应解释，争取他们的配合，给予患者强有力的心理支持，并根据实际情况和有关政策，尽可能消除患者的偏见，帮助他们尽快适应角色。

2. 角色行为冲突　指的是患者角色与他们患病之前的社会角色发生冲突。人们在现实社会中所承担的社会角色是多元化的，包括家庭中的角色、工作中的角色甚至是社会团体中的角色。患病之后，可能需要以当前的患者角色为主，其他社会角色退居从属地位。此时如果患者难以顺利完成不同角色之间的转变时，会对治疗和康复活动造成不利影响。因此，医务人员应通过健康教育，帮助患者转变认知，暂时淡化社会角色，配合医务人员完成诊疗活动。对于涉及其他社会角色的相关人员，可建议他们尽可能分担患者的日常工作、家务负担，使患者专心治病。同时争取社会环境中其他人员的支持，避免过度关注和干预，保护患者利益。

3. 角色行为减退　即患者虽然进入患者角色，但由于强烈的其他角色（如家庭、工作中的角色）需要，患者不能兼顾自己的患者角色，比如带病工作，或者间断就诊，甚至放任病情恶化或者放弃治疗。对此，医务人员除了对患者的责任感做出肯定之外，需要指出这种行为对患者的治疗和康复所带来的负面影响。尤其是需要指出因为短视所带来的恶性循环的可能性：不健康的状况下是很难有工作效率的，不仅带来生理上的痛苦，长远看来也不利于有质量的工作成果，这是一种对家庭、单位和社会不负责任的表现，会加重社会负担。

4. 角色行为强化　指的是患者因为患病所带来的缺乏自信、过度依赖的现象。患者留恋"患者角色"，甚至强化这一角色。他们往往喜欢把小病当成是大病，把大病当成是重病，把重病当成是病危。即使他们已经病愈，却霸占床位拒绝出院。这种心理的出现可能是各种原因造成的，比如患病后体力和工作能力下降、医院环境比原来的工作生活环境更好，贪图患病后所享受的精神和经济利益而不愿放弃等。

对此，医务人员应帮助他们树立信心，需要将患者的真实健康状况告知其家属、单位以及其他有关人员，争取社会支持，阻止患者继续从"患者角色"中攫取不当的精神或者经济利益。帮助他们完善正常社会功能，重新回归社会，恢复工作、学习和生活状况。如有必要，需要寻求心理医生的帮助和指导。

5. 角色行为异常　是指患者对自己所患的疾病有自知力，但由于饱受病痛折磨而出现不良情绪或心理状态，例如焦虑、抑郁、悲观或绝望，从而造成患者自暴自弃、不遵医嘱、攻击行为、离家出走、甚至自虐、自残和自杀等行为或行为倾向。

对于这类患者，医务人员应对他们予以心理疏导，并逐级上报，联合患者家属、亲友、同事密切关注其情绪状态变化。向专业部门寻求介入共同策应，帮助他们恢复正常。

总体而言，在患病之后，患者可能出现上述一系列生理、心理等方面的变化，导致生理、心理和行为异常。临床医务人员、患者家属以及社会各界应对患者角色变化有足够的认识，以帮助患者正确认识角色变化，及时转换角色。

（李　军）

书网融合……

本章小结　　　　　　　　题库

第九章　医学人际关系与沟通

PPT

学习目标

1. **掌握**　人际关系和医患关系的概念、特点、类型和影响因素。
2. **熟悉**　医患沟通的方式与技巧。
3. **了解**　医务工作者心理素质的培养方法。

　　人的社会属性决定其在社会环境中生存和发展时，必然要与相关人员产生各种交往活动，建立相应的人际关系。在医疗活动中，医患关系是医疗实践活动中最基本的人际关系，该关系的和谐与否直接影响整个医疗实践活动是否能够顺利开展与良性运转。医患关系中，由于医患间医学知识的不对等，提供医疗服务的医务人员更需重视学习有关人际关系的相关内容。

⇒ 案例引导

历史上的张松

　　案例　《三国演义》中，张松假借出使到了曹操那里。但因张松相貌丑陋，又孤傲不逊。曹操对他并不喜欢。虽然在杨修的推荐下和他见了面，可最后被曹操的冷遇气走。

　　在《三国志·蜀书》中关于张松的记载是这样的：璋闻曹公征荆州，已定汉中，遣河内阴溥致敬于曹公。加璋振威将军，兄瑁平寇将军。瑁狂疾物故。璋复遣别驾从事蜀郡张肃送叟兵三百人并杂御物于曹公，曹公拜肃为广汉太守。璋复遣别驾张松诣曹公，曹公时已定荆州，走先主，不复存录松，松以此怨。会曹公松还，疵毁曹公，劝璋自绝，因说璋曰："刘豫州，使君之肺腑，可与交通。"璋皆然之，遣法正连好先主，寻又令正及孟达送兵数千助先主守御，正遂还。后松复说璋曰："今州中诸将庞羲、李异等皆恃功骄豪，欲有外意，不得豫州，则敌攻其外，民攻其内，必败之道也。"璋又从之，遣法正请先主。璋主簿黄权陈其利害，从事广汉王累自倒县于州门以谏，璋一无所纳，敕在所供奉先主，先主入境如归。先主至江州，北由垫江水诣涪。去成都三百六十里，是岁建安十六年也。璋率步骑三万余人，车乘帐幔，精光耀目，往就与会先主所将将士。更相之适，欢饮百余日。璋资给先主，使讨张鲁，然后分别。

　　《三国演义》和《三国志·蜀书》中张松与曹操、刘备间人际关系变化，受诸多因素影响，甚至他们见人际关系的改变，在一定程度上影响了历史。以史为镜，可以看成败、明得失、知兴替。

　　讨论　请同学们结合该案例，在学习本章内容后，思考并讨论张松与曹操、刘备三人人际关系受何种心理效应影响？

第一节　人际关系

　　每个个体均有其独特的思想、态度、人格、行为模式及价值观。人际关系对每个个体的情绪、生活、工作都有很大的影响，甚至对组织气氛、组织沟通、组织运作、组织效率及个人与组织之间的关系均有极大的影响。

一、概述

（一）人际关系的概念

人际关系（interpersonal relationship）是指在一定社会条件下，社会人群中在进行物质或精神交往过程中发生、发展和建立起来的相互依存和相互联系的社会关系，如朋友关系、师生关系、亲属关系、同事关系等。人际关系是人们参加日常生活和社会活动不可缺少的，形成于各种复杂的社会关系中，贯穿于社会生活的各个方面，并受社会关系的制约；反过来，它又深刻地影响着社会关系各方面相互作用的形式。

除血缘、亲缘、地缘等与生俱来的关系外，其他人际关系均为人际交往中建立起来的，其前提和基础是满足人的物质需求和精神需求。人们通常用远近、亲密和疏远来形容人与人之间关系。因此，人与人之间感情的远近是衡量人际关系亲密程度的重要指标。

（二）人际关系的特点

人际关系的主要特点如下。

1. 社会性　人是一种群体动物，单独的个人无法生活。社会性是人的本质属性，是人际关系的基本特点。人的社会属性决定了人离不开与他人的行为交往。人们之间的行为交往方式很多，如帮助、模仿、合作等。正是人与人之间的各种互动行为，使人际关系更加紧密。在现代社会，随着社会生产力的发展和科学技术的进步，人们的活动范围不断扩大、活动频率逐步增加、活动内容日趋丰富，人际关系的社会属性体现得更明显、更强化。

2. 复杂性　人际关系的复杂性体现于两个方面。一方面，人际关系是多方面因素联系起来的，且这些因素均处于不断变化的过程中；另一方面，人际关系还具有高度人格化和以心理活动为基础的特点。因此，在人际交往过程中，由于人们交往的准则和目的不同，交往的结果可出现心理距离的拉近或疏远，情绪状态的积极或消极，交往过程的冲突或和谐，评价态度的满意或不满意等复杂现象。

3. 多重性　人际关系具有多因素和多角色的特点。每个人在社会交往中承担着各种不同的角色：一个人可以在患者面前承担医生角色，在同事面前承担朋友角色，在子女面前承担母亲角色，在父母面前承担女儿角色等。在承担各种角色的同时，又会因物质利益或精神因素导致角色的强化或减弱，这种集多角色多因素的状况，使人际关系具有多重性。

4. 多变性　人际交往的双方都是能动的主体，人际关系随着交往主体年龄、环境、条件的变化，不断发展、变化。

5. 目的性　在现实社会生活中，人们在进行沟通、交往时均具有不同程度的目的性。随着社会经济体制的转型，目前我国在社会主义市场经济的体制下，人们的交往日益增多，人际关系的目的性更为突出。

6. 情感性　情感是人际交往的动力系统。在人际交往中，人的情感可以大致分为结合性情感和分离性情感。结合性情感促使人们互相接近、吸引、接纳、沟通、理解等，具有积极性。分离性情感使人们互相疏远、脱离、回避、紧张、不协调等，具有消极性。在人际交往中，结合性情感越强烈，分离性情感越薄弱，交往程度越高。反之，结合性情感越薄弱，分离性情感越高，交往程度越低。

7. 客观性　人际关系的客观性特点体现在以下几个方面。①人际关系是客观存在的社会现象；②人际关系的形成和发展规律具有客观性：人际关系的确立必须具备三个条件，即人际关系的主体——人、人际需要、人际接触或互动，这三个条件缺一不可。人际关系的发展规律具有客观性。

除上述特点外，人际关系在当今信息网络时代下呈现出了两个新的特点。①网络化。互联网为人际交往提供了一条崭新的渠道。时至今日，网络也不再是人们观念中那个单纯的虚拟世界，很多网友已经从虚拟的交往发展到现实的交往，"虚拟＋现实"的人际交往模式已经成为当代中国人际交往的最新形式。而且随着经济水平的不断提高，交通、通讯工具的不断发展，这种交往模式将越来越被人们所接受。不可否认，在网络化下发展起来的这种新的人际交往模式拓宽了人们的交往空间，虚拟实现了人们在现实中不能实现的一些愿望，但由此所引发的网络犯罪、青少年网络成瘾等问题又不能不引起我们的思考。②国际化。中国人的人际关系不仅突破了传统的"三缘（血缘、亲缘、地缘）"模式，而且也打破了国家界限、国籍界限和种族界限。人们可以通过出国留学或旅游的机会，或是借助在学校与国外留学生的交流，再或通过互联网，接触不同国籍、不同种族的人，结交不同国籍的朋友，接触不同国家的文化，这种不管是现实的还是虚拟的人际关系，都展现出了国际化的趋势。

⊕ 知识链接

人际交往中的 3A（Accept、Appreciate、Admire）原则

3A 原则的基本含义是在人际交往中要成为受欢迎的人，就必须注意善于向交往对象表达我们的善良、尊重、友善之意。第一个 A – accept，即接受对方。接受交往对象，接受对方的交际礼仪；第二个 A – appreciate，即重视对方；第三个 A – admire，即赞美对方。尽管 3A 原则强调的是在商务交往中处理人际关系最需要注意的问题，但在人们日常人际交往中也值得借鉴。

（三）人际关系的作用

戴尔·卡耐基（Dale Carnegie）认为一个成功的企业家只有 15% 是靠他的专业知识，而 85% 是要靠他的人际关系与领导能力。人际关系在个人的职业发展中起重要作用，对从事健康促进和健康维护的临床医学工作者尤其重要。发展和建立和谐恰当的人际关系有以下重要作用。

1. 塑造自己 良好的人际关系，是一个人心理健康发展、个性走向成熟的重要条件之一。改善人际关系可促进身心健康，对防治身心疾病也有很大的作用。良好的人际关系对塑造自己的良好心理、行为有重要帮助，从而能自立于社会。

2. 控制环境 良好的人际关系有利于人们建立和谐、融洽、友爱、团结的人际环境，能够使人们在工作中互相尊重、互相关照、互相体贴、互相帮助，充满友情和温暖。在这种人际环境中工作，会使人们感到心情舒畅愉快，促进身心健康。

3. 提高效率 在工作中建立良好的人际关系，可以摆脱自我中心倾向，学会与其他人协调一致，获得他人的支持和帮助，取得他人的认可，即使出现困难，也能够借助于周围人的关心、帮助顺利解决，从而极大地减轻工作压力。同时，与周围人保持良好的关系，还有利于形成内部比较融洽的群体气氛，增进群体的团结合作，便于发挥出群体的整体效能。这些都有利于提高工作效率。

⊕ 知识链接

和谐人际关系的重要性

卡耐基说过："和谐的人际关系是一笔宝贵的财富"。

中国传统文化中就有大量关于"和睦"的内容。孔子一生都在研究人际关系，提出了"和为贵"的价值取向。孟子也十分重视人与人的和谐关系，体现在《孟子·公孙丑下》中，三里之城，七里之郭，环而攻之而不胜。夫环而攻之，必有得天时者矣，然而不胜者，是天时不如地利也。城非不高也，池非不深也，兵革非不坚利也，米粟非不多也，委而去之，是地利不如人和也。故曰，域民不以封疆之界，固国不以山溪之险，威天下不以兵革之利。得道者多助，失道者寡助。寡助之至，亲戚畔之。多助之至，天下顺之。以天下之所顺，攻亲戚之所畔，故君子有不战，战必胜矣。得道多助，失道寡助，正好诠释了和谐人际关系的重要性。在日常生活中常用"天时不如地利，地利不如人和"来强调和谐人际关系的重要性。

二、人际关系的类型

现代社会人际交往与人际关系错综复杂，人际关系的分类有不同的分类标准和方法。按人际关系的内容可将人际关系划分为经济关系、政治关系、道德关系、法律关系、宗教关系等；按人际关系联结的内在纽带可将人际关系划分为血缘关系、地缘关系、业缘关系、趣缘关系等；按照人际关系的不同性质划可分为对抗关系和非对抗关系；按照人们在社会上所处的地位的差异分为三种类型，即平等型、不平等型、对立型。

心理学家根据人际关系包含的人际交往中认知、情感、意向行为三种心理成分，进行了相应的人际关系类型划分。

（一）根据人际关系交往需要不同进行分类

心理学家舒兹（Schutz WC）从人际反应倾向的角度研究了人际关系的类型，把人际关系的需求分为3类。

1. 包容的需要引起的人际关系　具有这种需要类型的人，喜欢并主动地与他人交往、愿意与别人建立和维持比较和谐的关系；希望被别人接纳；具有随和、参与、合作；与此相反的特点则为排斥、对立和孤独。

2. 控制的需要引起的人际关系　具有这种需要类型的人，力图在权威和权力的基础上与他人建立并维持良好的关系；总想控制、支配、领导他人；或期待他人的支配与控制；具有影响、控制、支配或被动、服从的行为特征。

3. 情感需要引起的人际关系　具有这种需要类型的人，希望在情感方面与他人建立并维持良好的人际关系，其行为特征为同情、热情、喜爱、亲密等。相反的特点为冷淡、疏远、厌恶、憎恨等。

（二）根据人际关系交往双方相互关系状况进行分类

心理学家雷维奇利用"雷维奇人际关系测量游戏"方法，通过对一千对夫妇进行研究，可把人际关系分为八种类型。

1. 主从型　此型的人际关系双方是一方处于主导的支配地位，另一方则处于被支配或服从的地位，是八种人际关系类型中最基本的一种，几乎在所有的人际关系中都有主从型的因素。主从型的人际关系也是最牢固的一种关系。

2. 合作型　此型人际关系双方有共同的目标，为了达到既定的目标，配合默契，互相让步和忍耐。在双方发生分歧时，往往能够互相谦让。

3. 竞争型　是一种令人兴奋又使人精疲力竭的不安宁的关系。竞争双方为了达到各自的目标，常会竭力去争取胜利，互不相让。此型人际关系的优点是有生机、有活力，缺点是竞争时间过久，难免令人感到精疲力竭。

4. 主从－竞争型　是一种难以相处的人际关系。双方在相互作用时，有时呈现主从型的人际关系，有时则呈现竞争型的人际关系，是二者的混合型。它常包含了主从型和竞争型的最不好的一面。因此，此种类型的人际关系也使双方不得安宁，无所适从。

5. 主从－合作型　这是一种互补和对称的混合型人际关系。人际关系双方，有时呈现主从型关系，有时呈现合作型关系，是二者的混合型。它具有二者的优点，在这种关系中双方能够和谐共处，即使有些小摩擦，也不会造成大的危害。如果在这种关系中合作因素超过主从因素，那么双方会感到更加融洽。此种人际关系较为理想。

6. 竞争－合作型　此种人际关系双方，有时呈现竞争型关系，有时呈现合作型关系，是一种不稳定的、自相矛盾的混合型人际关系。它适合于处于平行地位的朋友之间。

7. 主从 – 合作 – 竞争型　这也是一种混合型的人际关系。兼有三种类型的特点，属于这种关系的双方往往容易陷入困境。因为在他们的相互关系中，同时具有主从、合作、竞争三大类人际关系的特点，所以他们生活中的矛盾冲突比其他类型的关系要多。

8. 无规则型　此种类型在八种人际关系中所占的比例最小。交往双方不致力于双方的关系，使他们的相互关系显得毫无规则。只要对他们施加一种外力，就会使这种关系转变成其他类型的人际关系。

三、人际关系的影响因素

在社会交往中，建立和维护融洽的人际关系受各种因素的影响。社会心理学研究表明，影响人际关系密切程度的因素主要有以下六个方面。

1. 人与人之间的距离　一般来说，生活距离接近的双方，见面机会较多，容易熟悉并产生吸引力，越容易形成彼此之间的密切关系。另一方面，与邻近者交往较远距离者付出的代价小，因为容易了解对方和预测对方的行为，使自己在交往过程中有安全感。

2. 交往的频率　人们之间经常接触，交往的次数越多，越容易形成共同的经验，有共同的话题和共同的感受，越容易形成较密切的关系。在人际交往中交往的频率对于形成人际关系的作用并不是唯一的，交往的内容也很重要，有时甚至比交往的频率有更重要的意义。

⊕ **知识链接**

中国传统文化对人际交往的理解

《论语·里仁篇》就人际交往作了很好的总结：事君数，斯辱矣；朋友数，斯疏矣。"朋友数，斯疏矣"总结了人际交往中，人与人之间太过亲密或是太过疏远都不是最好的。每个人都应有着属于自己的私密空间，若是双方太过亲密，没有一点秘密的话，时间久了肯定会产生厌烦的情绪，对双方的发展都不利。若是双方过于疏远的话，就会产生冷淡，也不利于双方的交往。也就是说，双方只有在适当的距离内，才能奏响最和谐的音符。

---

3. 态度的相似性　人与人之间若信念、价值观及人格特征相似，兴趣、爱好等方面相似，社会背景和地位相似，年龄、经验相似，就容易形成共鸣，形成密切的关系。俗话说："物以类聚，人以群分"。因此，态度的相似性是建立人际关系的一个重要因素。

4. 需要的互补性　当交往的双方在某些方面成为互补关系时，也会产生强烈的吸引力。互补主要体现在思想观点、需要利益、能力特长和人格特征上。互补可视为相似性的特殊形式，如脾气暴躁的人和脾气随和的人会友好相处；独断专行的人和优柔寡断的人会成为好朋友，活泼健谈的人和沉默寡言的人会结成亲密的伙伴。三种互补关系会增加吸引和喜欢：需要的互补、社会角色的互补和人格某些特征的互补。

5. 人格特征　人格品质也是影响人际交往的一个因素。在其他条件不变的情况下，具有诚实、正直、友好和善、乐于助人等人格品质者具有较强的吸引力。

6. 情绪和情感因素　情绪和情感在人际交往中极为重要，隐藏在人际交往过程中。人际关系中，如没有良好的情绪和情感状态或情绪和情感表达不适当，则直接会影响人际交往质量。

四、人际关系中的心理效应

在人际交往中，存在各种心理效应，对交往对象的认知、印象、态度以及情感等，都会直接影响到交往的正常进行。这些心理效应对人际交往和沟通既有积极的影响，也有消极的影响。

1. 首因效应（primary effects）　　也称第一印象，是指观察者在首次与对方接触时，根据对方的仪表、风度、外貌、语言、举止等外显行为作出综合性判断与评价而形成的初次印象，一种客观存在的心理现象。这种第一印象在对人认知和交往中会起重要的作用，它决定交往是否延续，并影响今后的交往质量和结果。这是因为初次交往形成的印象特别深刻、鲜明、强烈。但是，首因效应是一种直观的感觉，所形成的第一印象往往存在某些偏差，受到观察者主观认识和情感因素的影响，具有主观性和片面性。

2. 近因效应（recency effects）　　是指在交往中，新近得到的信息比以前得到的信息对于交往活动具有强烈的影响，最后留下的印象比较深刻。这就是心理学上的所谓"后摄"作用。

研究证明，首因效应和近因效应在人们的社会认知过程中均发挥着非常重要的作用。在已建立的人际关系中，对某一对象的了解是长期的，已过去的事物随着大量新情况的出现，容易逐渐淡薄、消失，而最近吸收的信息通常给人的印象较新、较深。所以，在人际交往中，第一印象固然重要，最后的印象也是不可忽视的。一般而论，在对陌生人的认知中，首因效应比较明显；而对熟识的人的认知中，近因效应比较明显。这就告诉我们，在与他人进行交往时，既要注意平时给对方留下的印象，也要注意给对方留下的第一印象和最后印象。

3. 晕轮效应　　也称以点概面效应，是指人际交往过程中，对一个人的某种人格特征形成印象后，依此去推断此人其他方面的特征。所谓"情人眼里出西施""爱屋及乌""一好百好""一白遮百丑"，都是典型的晕轮效应。如果一个人的优点或缺点一旦被正负晕轮所扩大，就会导致认知偏差，这是个人主观判断泛化、扩张及定型的结果，是一种以点代面、以偏概全的社会心理效应。在交往中我们既要利用它的积极一面，又要避免晕轮效应的负面影响，尽可能地利用晕轮效应，增加自己的人际吸引力。

4. 投射效应　　是指在人际交往中，认知者形成对别人的印象时总是假设他人与自己有相同的倾向，即把自己的特性投射到其他人身上。所谓"以小人之心，度君子之腹"，反映的就是这种投射效应的一个侧面。一般情况下投射效应有两种情况，一种是指个人没有意识到自己具有某些特性，而把这些特性加到了他人身上。例如，一个对他人有敌意的同学，总感觉到对方对自己怀有仇恨，似乎对方的一举一动都有挑衅的色彩。另一种是指个人意识到自己的某些不称心的特性，而把这些特性加到他人身上。例如，在考场上，想作弊的同学总感觉到别的同学也在作弊，倘若自己不作弊就吃亏了。值得注意的是，这后一种投射往往会把自己某些不称心的特性，投射到自己尊敬的、崇拜的人身上，这样可降低自己的焦虑水平。

第二节　医患关系

随着生物－心理－社会医学模式的发展，临床医疗工作已成为一项复杂的系统工程，医患关系及沟通技巧已成为现代医学的一个重要课题。医患关系的好坏直接影响患者的诊断、治疗和康复，影响患者健康教育、健康检查等措施的落实，进而影响医疗保健的效果。因此，临床医生在提供医疗服务中除了不断提高技术水平和能力外，更需要在与患者沟通交往中建立相互信任、尊重、融洽的人际关系，才能给患者提供满意的医疗服务。

一、概述

（一）医患关系的概念

医患关系（doctor－patient relationship）是指医生在给患者提供医疗服务过程中，医生与患者之间相互联系、相互影响的交往过程，是一种特殊的人际关系，有广义和狭义之分。广义的医患关系是指提供医疗服务的群体与接受医疗服务群体之间的相互关系。其中，提供医疗服务的群体包括医生、护士、医技科室人员及医院的行政代言人；接受医疗服务的群体包括患者、患者家属及监护人、患者的工作单位代言人。狭义的医患关系是指医生个体与患者个体之间的相互关系。

（二）良好医患关系的意义

在临床实践中，随着高新医疗技术装备的应用，部分医务工作者仅依靠各种检查和检验数据诊断疾病，忽视医患关系。而随着医学模式的转变，医患关系越来越受到现代医学的重视，它已成为所有临床工作的基础，并直接影响着医疗质量和患者的满意度。

1. 良好的医患关系是医疗活动顺利开展的基础　医患双方的信任与合作可增强患者对医务工作者的信任感，帮助医务工作者准确、全面地采集病史资料，进而对患者做出准确的诊断，顺利实施相应的治疗措施；提高患者对医嘱的依从性，争取患者在医疗活动中的配合。

2. 良好的医患关系可为医患双方营造和谐的心理氛围和情绪反应　良好的医患关系具有积极的心理支持和社会支持的功效，本身就是最好的治疗手段。对于医生来说，患者的主动配合及充满人性化的医疗活动亦使其得到心理上的满足，从而促进医患关系的进一步发展；对于患者来说，良好的医患关系可以减弱甚至消除疾病造成的心理应激，调节情绪状态，而良好的情绪状态又有利于患者疾病的康复。

二、医患关系的特点

医患关系是人们在医疗交往中建立和发展起来的。它符合一般性人际关系的特点，同时它又是一种专业性人际关系，与其他人际关系相比，医患关系具有以下特点。

1. 有明确的目的性　医患关系有明确的目的性，医患关系以医疗活动为中心，以患者疾病的治疗和康复及健康的维护为目的，以满足患者的生理和心理需要为中心。

2. 医患双方的地位是平等的　医生作为一种社会职业，在医疗工作中表现为对人的健康权和生命权的尊重和爱护，体现为关心、爱护患者和尊重患者的平等诊治权利。患者作为医生职业活动的主要对象也是一个有人权、有价值、有情感、有独立人格的人，理应得到尊重、理解和接纳。医患之间的平等关系表明：医务工作者尊重患者的医疗权利，一视同仁地提供医疗服务；患者尊重医务人员的劳动，并积极地密切配合诊治，共同完成维护健康的使命。

3. 医生是医患关系的主要影响者　医患关系是一种帮助性的人际关系，医患关系的融洽程度取决于医患双方需要的满足情况。在医疗服务过程中，虽然双方的地位是平等的，但医生相对处于主导、帮助者的地位，以自身的专业知识和技能解决患者的健康问题，是医患关系的主要影响者。因此，医患关系的密切、融洽程度主要取决于医生一方。

4. 医患关系有时限性　医患关系的建立、发展、工作及结束是随着患者的求医行为开始到疾病治疗结束，与其他类型的人际关系比较起来，医患关系有时限性的特点，也就是患者的疾病治疗结束后，医患关系也就不存在了。因此，医生在给患者提供医疗服务过程，不要与患者建立超出医患关系范围以外的人际关系。

三、医患关系的类型及影响因素

（一）医患关系的类型

根据患者的个体差异及所患疾病的性质，双方在医患关系中扮演的角色以及在双方的交往活动中所发挥的作用不同。萨斯（Szas TS）和荷伦德（Hollander MH）按医患双方在临床活动中所处的地位和主动程度的不同，把医患关系分为三种模式，见表9－1。

1. 主动－被动型（active-passive mode）　这是一种单向性的、以生物医学模式及疾病医疗为主导思想的医患关系模式，受传统生物医学模式影响而建立。其特点是"医生为患者做什么"，模式的原型是"父母 - 婴儿"。在医疗服务过程中，医生处于主动支配的地位，而患者完全处于被动的、接受医疗的从属地位。所有的医疗活动，只要医生认为有必要，即可施加于患者，无需征得患者同意。医生的权威不会被患者所怀疑，患者一般也不会提出任何异议。实际上，医患之间没有真正的相互作用。多适用于某些特殊患者，如意识严重障碍的患者、婴幼儿患者、危重或休克患者、智力严重低下患者及某些精神疾病患者。

2. 指导 - 合作型（guidance - cooperation mode）　这是一种以生物 - 心理 - 社会医学模式及疾病治疗为指导思想而建立的医患关系，其特点是"医生告诉患者做什么和怎么做"，模式的原型是"父母 - 儿童"。医生在医患关系中仍占主导地位。但医患双方在医疗活动中同处于主动地位，医生仍具有权威性，医生从患者的健康利益出发，提出决定性的意见；患者的主动以配合医生、尊重医生的权威为前提条件，患者可向医生提供有关自己疾病的信息，同时也可对医生及治疗提出意见。这种模式较主动 - 被动型医患关系前进了一步，允许患者参与到自己疾病的治疗过程中，尊重了患者的主观能动性。这种模式适用于急性患者的医疗过程。

3. 共同参与型（mutual participation mode）　这是一种以生物 - 心理 - 社会医学模式及以健康为中心作为指导思想而建立的医患关系，其特点是"医生帮助患者自我恢复"，模式的原型是"成人 - 成人"。在医疗活动中，医患双方共同参与，相互协商诊治方案，并予以实施。这类模式以医患平等关系为基础，医患双方有共同的诊疗愿望。在诊疗过程中，双方各自发挥积极性，相互支持，相互配合，共同与疾病抗争。

这种模式的医患关系与前两种类型相比，不仅强调了医生的积极作用，而且充分发挥了患者的主观能动性，对于提高疗效非常有利，适用于慢性疾病且具有一定文化水平的患者。

表 9 - 1　医患关系三种基本模式及临床应用

模式	医务工作者的作用	患者的作用	临床应用	模式原型
主动 - 被动型	对患者做某事	接受（不能反应或无作用）	麻醉、严重外伤、昏迷、谵妄等	父母 - 婴儿
指导 - 合作型	告诉患者做什么	合作者（服从）	急性感染过程等	父母 - 儿童
共同参与型	帮助患者自助	合作关系的参与者（利用专家的帮助）	大多数慢性疾患	成人 - 成人

需要指出的是，这三种医患关系模式在它们特定的范围内都是正确、有效的。在医疗活动中，医务工作者与患者之间的医患关系模式并不是固定不变的，随着患者病情的变化，医患关系可由一种模式转化为另一种模式。

（二）医患关系的影响因素

在医疗实践中，医患双方的目标是一致的。但在医患交往活动中，仍存在各种各样的影响医患关系发展的因素。这些因素既有社会文化方面的，也有医患双方个人方面的。

1. 患者方面的因素　患者对医疗保健服务需求提高，对医院期望值过高，认为医院能医百病，治不好就是医院、医生的过错。当他们的期望落空后，就产生心理失衡，甚至把医院或医生告上法庭。缺乏医学常识，隐瞒病情，不配合医疗护理，对医疗服务不信任，医疗费用过高，患病后心理应激，以及医患双方在交往过程中语言表达未被理解或理解错误、遵医行为差等，都可影响医患关系。

2. 医生方面的因素　违反规章制度和医疗护理操作规程，个别医务工作者知识面窄、经验欠缺、技术操作不熟练、责任心不强、粗心铸成医疗差错，甚至医疗事故；不善于运用语言技巧及不善沟通，不重视医疗护理文书等，以及医生的服务态度差，医生与患者之间沟通不畅，医生未能详细了解患者的病情及其需求，未能适当满足患者的需要，都可能损害医患关系。过度发问或调查式提问，使患者感到被利用或不被尊重，也会对医生产生抵触情绪影响医患关系。

3. 社会因素方面　除患者、医生方面的因素影响医患关系外，其他如医院管理、社会文化经济因素等也可影响医患关系。卫生组织管理方面的原因有：卫生部门管理制度不健全、管理方法不科学、管理人员素质差等；医院经营管理思想偏差，片面追求经济效益；医院环境条件不理想等。社会方面的原因有：社会风气的影响，医疗卫生供需矛盾，卫生法制不健全等。

（三）建立和谐的医患关系

1. 正确处理医患双方的权利和义务　首先，患者应享有一定的独立和自愿的决定权利。我国《民法》规定"公民有生命健康权"和享有"名誉权"，公民的人格等受法律保护。因而可以看出，第一，公民的人格和维护生命健康的要求必须受到医务人员的尊重；第二，公民对自身的生命健康有最终的决定权。但人是社会的人，患者的权利不可能脱离一定的社会条件和社会所能提供的医疗可能而单独的存在和实现。其次，在医疗活动中，医生亦是具有一定的独立的、自主的权利，如采用何种方法治疗，动不动手术，服用何种药物等，患者虽然可以对疾病的诊治提出各种参考意见，但这些不能干预和代替医生根据医学科学作出的决定，医生权利的这种独立性是由医疗职业特点所决定的。但医生的这种权利正受到来自患者的严峻挑战，主要表现为：随着现代社会的发展，人们的文化素养普遍提高，医患双方的医学知识差距正在缩小；由于医疗风险和利益驱动而导致对医生的不信任，使患者不再轻易地把自己完全托付给医生；患者的自主意识增强，对自身的健康更加关注，认为应对自己的健康负责。

处理患者与医生的权利冲突，有以下三种方式。第一，强制的方式：已经不适合当今社会。第二，情感的方式：它以人的自主和自愿为前提。要求通过人情的感化和感情的沟通处理各种复杂的人际关系，有利于避免因情感对立而矛盾激化，但易滋生主观随意性。第三，契约的方式：契约的表现形式是各种各样的，有文字契约，口头契约和示意契约。由于文字契约具有长久准确、稳定，便于查找、核对等特征，在医学上有广泛的应用前景和价值。

2. 加强医德建设，提高医疗质量，实现"以患者为中心"的新医疗模式　首先要求医务人员树立正确的人生观和价值观，正确处理医患关系，提高奉献精神。其次要自觉磨炼意志，不断总结经验、教训，使技术精益求精，把高尚的医德情操和精湛的医疗技术交融在一起。同时还必须建立"以患者为中心"的新医疗模式，坚持把患者放在"中心位置"，想患者所想，急患者所急，积极创造条件，尽可能地满足患者生理、心理、环境生活等全方位、最大限度的需求。

3. 给患者以庄重、可亲的印象　在医患交往中，医务人员留给患者的第一印象如何，将在一定程度上影响到今后医患的相互关系。医务人员的服饰、发型、神态、举止端庄、朴实、整洁、稳重，给人以可敬、可信、可亲的形象，患者就会感到亲近、值得信赖，有一种安全感。这不仅有助于建立良好的医患关系，而且也有利于诊疗活动的顺利进行。

4. 良好的服务态度　医务人员对患者的态度、情感表露是交往技巧的重要组成部分。在与患者的交往中，医务人员发自内心的深切同情、理解会通过言谈举止自然地流露出来，给患者以温暖和支持。当然，这种同情、理解和关心必须以良好的职业道德为基础，否则就难以维持长久。从某种意义上讲，医务人员对患者的基本态度是与患者交往能否取得成效的关键。

5. 在积极交谈中建立和谐的医患关系　医患关系首先是语言的关系，它是一种双向语言交流，在这一交流过程中医患关系双方各自承担不同的角色，在相互融合中完成交流沟通。

医生要完成诊治任务，就必须认真倾听患者的主诉，善于提问。这就要求医生有丰富的自然和社会科学知识、合作处世方面的技巧，还需要真诚、有耐心、理解、同情，才能进入患者的内心世界，使患者敞开心扉、畅所欲言。在建立和谐气氛的同时，准确了解病情，达到正确诊断和治疗的目的。

医患间的交谈是医患交往的主要方式之一，其内容和形式也是多种多样的。根据不同的患者，不同的谈话内容，采用不同的交流方式对取得医患间交往的成效是至关重要的。在注意交谈方式的同时，还必须注意交谈的语言内容，具体说就是：①语言因人因病而异。对不同职业、不同文化程度的人，或有不同疾病的人，谈话内容应有所不同，有所选择。②语言因事因情而异。针对患者的不同情况，不同情绪，应选择不同的交谈内容，如情绪低者设法开导，情绪激动者应设法加以稳定。③语言因时因地而异。根据交谈的次数、时间长短，确定交谈的内容，如第一次问病史应细致、全面，以后交谈时则可以进一步了解患者的心理状态及其他情况。

第三节　医患沟通

在日常医患交往的非医学技术因素中，医患沟通是非常重要的关键因素，是建立良好医患关系的重要途径。

一、沟通的概念和基本要素

（一）沟通的概念

沟通（communication）是人与人之间信息的传递与交流过程。语言、文字、动作、表情等是传递和交流信息的手段，信息、观点、情感、技能是传递和交流的内容。

（二）沟通的基本要素

沟通是人与人之间发生相互联系的最主要的形式。人际沟通的基本要素是：信息源、信息、通道、目标靶、反馈、障碍和沟通背景。

1. 信息源　主要指拥有信息并试图进行沟通的人。沟通的过程通常由他们发动，沟通的对象和沟通的目的通常也由他们决定。一般说来，信息源的权威性和经验、可值得信赖的特征、信息源的吸引力等都会影响整个沟通过程。

2. 信息　主要指信息源试图传递给目标靶的观念和情感，它们必须被转化为各种可以被别人觉察的信号，这些信号包括言语的和非言语的。语词信号既可以是声音的，也可以是形象（文字）的，运用语词进行沟通时，沟通的双方必须具有共同的理解经验。非言语信号包括身段姿态、表情动作、语调等。一般情况下，中等程度的信息差异量较容易引起目标靶的态度改变，差异量如果过大或过小，都不能导致有效的态度改变。

3. 通道　主要指沟通信息的传送方式。面对面的沟通与大众传播各有自己的特点。面对面的沟通除了具有语词或非语词本身的信号以外，沟通者的心理状态信息、背景信息以及及时的反馈信息等，都容易使沟通双方的情绪被感染，从而产生更好的沟通效果。人们接受的信息绝大多数都是通过视听途径获得的，所以日常发生的沟通也主要是视听沟通。

4. 目标靶　主要指沟通过程中的信息接受者。目标靶总是带有自己的经验、情感、观念，所以，信息源发出的信息是否能够产生影响，还取决于目标靶是否注意、知觉这些信息，是否将这些信息进行编码和转译，并储存在自己的知识系统中。

5. 反馈　沟通过程是一个交互作用的过程，沟通双方不断地将自己对接受到的信息的反应提供给对方，使对方了解自己所发送的信息引起的作用，了解对方是否接受了信息，是否理解了信息，他们接受信息后的心理状态是怎样的，从而根据对方的反应调整自己的信息发送过程，以便达到预期的沟通目的。

6. 障碍　在沟通过程中，障碍可能会发生在任何一个环节，比如信息源可能是不明确的、不可靠的，发送的信息没有被有效和准确地编码，发送信息时选错了通道，目标靶没有能够对信息做出信息源所期望的反应等。另外，沟通双方之间缺乏共同的经验，比如语言不通，则很难建立有效的沟通。

7. 背景 沟通背景主要指沟通发生的情境。它是影响沟通过程的重要因素。在沟通过程中，背景可以提供许多信息，也可以改变或强化语词、非语词本身的意义。所以，在不同的沟通背景下，即使是完全相同的沟通信息，也有可能获得截然不同的沟通效果。

二、医患沟通的类型

（一）言语沟通和非言语沟通

根据沟通所使用的载体不同，分为言语沟通和非言语沟通。

1. 言语沟通 主要指利用语言和文字形式进行的沟通。言语沟通分为两种方式：一种是口头言语沟通；另一种是书面言语沟通。言语沟通是医患之间最主要的交往方式，医务工作者询问病情、了解病史、进行治疗及健康指导一般都是通过交谈实现的。

在人际交往中，语言是传递信息的一种主要工具。一般情况下的人与人的沟通，约有45%是运用言语性的沟通。

2. 非言语沟通 非语言沟通又称行为沟通，是指通过人的动作、表情等体态进行的信息沟通。包括个体面部表情、手势动作、姿势、声调、态度、人与人的位置、距离等形式。研究发现，交往中的信息表达 = 语言（7%）+ 声音（38%）+ 面部表情（55%）。非言语沟通能表达个人内心的真实感受，可表达个人很多的情绪及感觉。

非语言沟通分为静态和动态两种。静态包括衣着打扮、环境信息等；动态包括面部表情、目光接触、身体姿势、手势和人际距离等。

（二）正式沟通和非正式沟通

根据沟通的组织系统不同，可以分为正式沟通和非正式沟通。

1. 正式沟通 是指按照组织明文规定的渠道进行信息的传递和交流。例如组织内部的文件传达，上下级之间例行的汇报、总结，工作任务分配以及组织之间的信函往来等都属于正式沟通。正式沟通具有组织的严肃性、程序性、稳定性、可靠性及信息不易失真的特点。它是组织内沟通的主要方式。例如，医院的各种交接班制度、各种医疗会议、上级的指示按组织系统逐级向下传达，或下级的情况逐级向上级反映、了解患者的疾病信息、患者的需求等，都属于正式的沟通。

2. 非正式沟通 非正式沟通是指在正式沟通之外进行的信息传递和交流，它是正式沟通的补充。其特点是自发性、灵活性、不可靠性。非正式沟通作为正式沟通的补充有其积极的作用，通过它可以掌握群体成员的心理状况，并在一定程度上为组织决策提供依据。例如，员工之间私下交换意见，交流思想感情或传播小道消息等。

（三）上行沟通、下行沟通和平行沟通

根据沟通方向不同，可分为上行沟通、下行沟通和平行沟通。

1. 上行沟通 是指在组织或群体中从较低层次向较高层次的沟通。它是群体成员向上级提供信息、发表意见和对情况的反映。上行沟通的渠道可以有职工座谈会、设立意见箱、定期的汇报制度等。

2. 下行沟通 是指组织或群体中从较高层次向较低层次传递信息的过程。如上级制定的目标、规章制度、工作程序等向下传达。

3. 平行沟通 是指组织或群体中各平行机构之间的交流及员工在工作中的交互作用和工作交谈等。平行沟通能够保证平行组织之间沟通渠道的通畅，是减少各部门之间冲突的一项重要措施。

（四）单向沟通和双向沟通

根据信息发出者与信息接受者的地位是否变换，可以分为单向沟通和双向沟通。

1. 单向沟通　是指信息发出者与信息接受者的相对位置不变情况下所进行的沟通，即信息的交流是单向的流动。例如，作报告、发指示、作讲演等是单向沟通。

2. 双向沟通　是指信息发出者与信息接受者的位置不断变换情况下所进行的沟通，即信息交流是双向的活动。例如，组织间的协商、讨论或是两个人之间的谈心等都属于双向沟通。

三、医患沟通的途径

1. 情感沟通　医生以真诚的态度、良好的职业素养及从医行为对待患者，尊重、理解、同情、关心患者，以得到患者的信任，达到情感沟通的目的。这是建立医患关系的前提。

2. 诊疗沟通　医生用高超的医疗技术，通过准确诊断及精心治疗，促进良好医患关系的建立，形成顺畅的沟通渠道。

3. 效果沟通　患者求医的最终目的是获得理想的疗效。通过医治使病情迅速好转或痊愈，是医患沟通交往的关键。

4. 随访沟通　医生与部分特殊病例保持长时间的联系，可获得有价值的医学资料。

四、医患沟通的影响因素

在人际沟通中，影响沟通效果的因素很多，如沟通者的态度、沟通的方式、沟通的语言、沟通的准备以及沟通的时机和地点都会影响沟通效果。

（一）沟通者个人因素

1. 信息发出者的问题　沟通效果可能会因信息发出者表达能力不足产生障碍、信息传递形式障碍、信息传递不全、传递不适时等都会影响沟通。

2. 信息接受者的障碍　如信息接受者理解能力有障碍或情绪不佳、沟通态度不积极等。

3. 信息传递渠道中的障碍　如信息传递中断、传递形式障碍或在传递过程中有了改变，甚至颠倒等。

4. 其他　①生理因素。如双方的年龄差距、人处于疲劳和疼痛状态时，存在耳聋、失语情况时。②情绪状态。沟通任何一方处于情绪不稳定状态如高压力、愤怒、兴奋时，可能出现词不达意、非语言行为过多等，从而影响沟通效果。③沟通技巧因素。不恰当地运用沟通技巧，也会影响有效的沟通。

（二）环境因素

1. 嘈杂声音的干扰　沟通的环境中有噪音及嘈杂声音的干扰，可影响沟通的有效进行。如高声的音响、器具的摩擦、他人说话的声音等都可影响言语沟通的有效进行，因此，在进行正式沟通前应选择一个较安静，或有轻柔音乐背景的环境进行。

2. 环境氛围的影响　沟通环境的温度、光线、气味、环境的美观程度等因素都可影响沟通的有效进行。温度过高或过低、光线过强或暗淡、有刺激性的气味、环境脏乱等都可对沟通造成不利的影响。

3. 环境的安全及隐私性　如果沟通的内容涉及个人隐私，那么沟通环境的安全性及隐私性也是影响因素之一。如果沟通环境经常有人走动打扰，随时可能有人进入，无关人员在场等因素都会给信息接受者带来不安全的感觉，会影响沟通的有效进行。

4. 人员配备不足　虽然说护理模式已经向整体护理转变，但护理从属于医疗的偏见在管理者中仍然存在。对护理不够重视、在人员配备上严重不足等都会影响沟通。

5. 知识系统缺乏　以疾病为中心、技术至上的观念仍对护理人员有着较大影响。护士如果缺乏完善的疾病、护理伦理、心理及其他相关的理论知识等可影响沟通。

第四节　医务工作者的心理素质

医疗行业目前已经成为高风险、高工作强度的特殊职业，导致了医务工作者的心理压力明显增加，直接降低了他们的工作效率，影响医疗工作质量。只有关注和培养医务工作者的心理素质，才能更好地促进他们坚守救死扶伤的宗旨，实现全心全意为人民群众服务的目标。

一、医务工作者的心理素质及其培养

（一）医务工作者的心理素质要求

良好心理素质是一个人综合素质的基础。根据临床医疗服务工作的要求及心理素质的组成部分，对医务工作者的心理素质要求包括如下。

1. 认知素质要求

（1）敏锐的观察力　医务工作者在日常医疗服务中需要有敏锐的观察力。敏锐的观察力以医务工作者全面丰富的专业知识、良好的职业习惯和严谨的工作态度作为前提和基础。

（2）良好的记忆力　医务工作者日常工作中信息量大，需要分析解决和处理大量复杂问题，这些职业特点都要求临床医生有良好的记忆力。

（3）良好的思维品质　医务工作者有良好的思维品质，才能在面对种类繁多的疾病时，更好地发现问题、分析问题和解决问题。

2. 情感素质要求　医务工作者良好的情绪和情感状态有利于保持身心健康；情绪和情感对人们的工作、行为起着组织与协调作用，直接影响工作效率，更为重要的是医生的情绪和情感还会影响到与患者之间的人际关系，影响到沟通地有效进行。

3. 意志素质要求　医务工作者在临床工作中会遇到来自外部和内部的各种困难，需要有克服困难的坚强意志品质以完成各项工作任务，尤其是面对疑难危重患者更能体现出对医生意志品质的要求。

4. 人格素质要求　医务工作者具备良好的性格特征有利于保持身心健康，同时也可提高工作的效率，有利于人际交往。

⊕ **知识链接**

新医科背景下医学生的职业素养要求

2018 年教育部提出打造中国特色的"新医科"教育新体系，实现医学从"以生物医学学科为主知识授受型教育模式"向"以医学与理学、工学、文学等多学科交叉的知识、能力、素质并重型教育模式"转变，培养服务于"健康中国"的高素质医学人才。2019 年 4 月，教育部提出加快实施"六卓越一拔尖"计划 2.0，全面推进新工科、新医科、新农科、新文科建设。

新医科背景下医学生应具备的综合素质如下。

一是专业素养。基于新医科理念，实现从以生物医学科学为主要支撑的医学教育模式到以医文、医工、医理等"医学＋X"交叉学科为支撑的医学教育新模式的转变，使学生具备应用新兴智能技术分析解决问题的能力，在新兴智能技术安全治理范围内正确获取、评价和使用智能医学技术的素养，基于智能医学的理念能够进行持续学习。

二是职业能力。依据中国特色新医科教育体系的要求，紧密结合以新兴智能技术为代表的新一轮产业和科技革命，培养适应以新一代技术革命和医学生命科学为代表的新兴智能技术、高水平医学创新和综合性人才，能够利用跨学科知识解决智能医学的前沿问题。

（二）医务工作者心理素质的培养

人的心理素质是以生理素质为基础，在实践活动中通过主体与客体的相互作用，而逐步发展和形成的。

1. 增强医务工作者的自我健康意识　精神病学家麦灵格乐（Menninger K）认为："心理健康是指人们对于环境及其相互间具有最高效率及快乐的适应情况，心理健康的人应能保持平静的情绪、敏锐的智能、适应社会环境的行为和愉快气质。"因此，医务工作者应在长期的医疗实践中坚持自我心理健康教育，自觉地接受和制定自我保健措施。

2. 培养医务工作者稳定的情绪和积极的情感　人在生活中，随时随地都会发生喜怒悲惧等情绪和情感的起伏变化，使人的活动加速或减速进行。人需要积极的、快乐的情绪，它是获得幸福与成功的动力，使人充满生机；人也会体验焦虑、痛苦等消极的情绪，使人心灰意冷，沮丧消沉，若不妥善处理，可能严重危害身心健康。医务工作者需要在认识世界和改造世界的活动中去锻炼高尚的道德感。

3. 培养医务工作者健全的人格　健全人格是心理健康、体魄健康的主要标志，它的特征是有机统一的，稳定、和谐、发展健康的人格，其核心目的就是为了发挥人的潜能，培养良好的工作、生活能力，为了每个个体生活的更快乐、更美好。因此，培养医务工作者积极的情感、坚强的意志、良好的性格是非常重要的。气质是人生来所具有的内在的稳定的心理特征。良好的气质可以在实践中发展和形成优秀的心理品质。医务工作者应当培养自己勤奋求实、热情开朗、勇敢坚毅、耐心细致、刚柔相兼、宽容大度和诚实正直的良好气质，在医疗实践中认真负责、尽职尽责、努力工作，完成"白衣天使"救死扶伤的神圣使命。

4. 注重临床实践活动的自我锻炼　医学科学知识发展迅速，需要医生不断加强专业知识及相关学科的学习，才能更好地胜任本职工作。心理学研究表明：人们长期从事的特定活动对其心理素质的形成和发展也有重要的影响。人们在从事特定的职业活动和社会实践中，会根据要求巩固或改变自己的心理特征，逐渐形成一些带有职业特点的稳定的心理素质。树立明确坚定的工作目标和动机，善于克服困难，实现理想，提高与完善自己的沟通交往能力。

二、医生的言语沟通和非言语沟通

（一）医生的言语沟通

言语沟通是医患之间最主要的交往方式，医务工作者询问病情、了解病史、进行治疗及健康指导一般都是通过言语沟通实现的。

1. 言语沟通的原则

（1）尊重患者　沟通要在平等和谐的医患关系中进行，正确使用名称及头衔来称呼患者及自我介绍礼貌性的称呼，例如某小姐或某先生，表示对患者的尊重，较容易取得患者的信任与好感，使言语沟通有一个好的开始。

（2）理解、接纳和真诚面对　在与患者的言语沟通过程中，医生应采用理解接纳的态度，无论患者有什么样的情绪和行为反应，都不应指责患者。医生不能以自己的价值取向要求患者，而应站在患者的立场、角度理解接受患者的感受。

（3）及时反馈　在医患沟通过程中，双方不断把信息传送给对方，这种信息的回返过程就是反馈。反馈使沟通成为一个双向的交互过程，及时反馈可使沟通得以顺利进行。因此，在医患沟通过程中，医生应及时采用插话、点头、微笑等动作或表情对患者的谈话进行应答。此外，对交谈中获得的信息也应及时整理分析，并将有关内容反馈给患者，如疾病的诊断、病情的进展、治疗方案的实施、疾病的预后等。

（4）保持合适的距离、姿势、仪态及眼神接触　距离太近容易使患者有受侵犯、压迫的感觉；距离太远，易使患者有被拒绝和疏远的感觉。要随时注意姿势、仪态以及眼神接触。在与患者言语沟通过程中，斜倚着身体、半闭的眼睛、打呵欠、露出疲态等，患者会有被拒绝的感觉；良好的眼神接触不但可以表现对患者的关心，亦表达了对话题的兴趣，鼓励其继续谈下去。

（5）尊重患者隐私权及拒绝回答问题的权利　当患者因为某些因素无法将自己有关的个人信息与医生分享时，医生应尊重患者拒绝回答问题的权利。

2. 言语沟通的技巧

（1）善于倾听　医患沟通过程中，"听"往往比"说"更重要。耐心、专心地倾听患者表述是医患沟通取得成效的关键。倾听时医生接收信息，经过加工整理后获得有关患者的信息，医生的倾听还可鼓励患者将其压抑的情感和对疾病的感受表达出来，这对缓解患者的焦虑、紧张和抑郁情绪特别有效。医生应该掌握倾听的技巧，如与患者保持适宜的距离，保持身体稍前倾的姿势，适时的微笑、点头、重复患者的谈话、与患者目光接触、适当使用肯定性语言等，使患者感受到医生的接纳、肯定、关注和鼓励，以充分表达自己的思想感情，保障沟通顺利进行。

（2）善用提问引导话题　提问的方式包括开放式提问和封闭式提问两种。开放式提问是指不以"是"和"否"来回答的提问问题，封闭式提问是指以"是"和"否"来回答的提问问题。封闭式的提问使患者回答问题的选择性小，医生可收集的信息有限。所以医生在与患者沟通中尽量选择开放式的提问，可以获得更多相关的信息，也不容易对患者造成误导。

（3）核对　在沟通过程中为了验证自己对信息的理解是否准确，医务工作者可通过重述、改述或澄清的方式进行核对。重述是指把患者认为重要的话再重复说一遍，待患者确认后再继续交谈；改述是指把患者说的话意思不变地改用不同的说法叙述出来，或将患者的言外之意说出来；澄清是指将一些模棱两可、含糊不清或不完整的陈述讲清楚，以求更具体、清晰的信息。

（4）抓主要问题　医患沟通过程中，医生应结合交谈目的和提纲，抓住主要问题作进一步深入的了解，以节省时间，提高交谈效率。

（5）不要过分发表自己的意见　在与患者沟通中宜采用倾听和接受的态度，不要过分发表自己的意见，避免批评患者的陈述或威胁其发表意见。批评及威胁性语言将使患者感受到压力，因而无法尽心地陈述内心里的感受；也可导致患者会试图保护自己，抗拒发言或出言相顶，阻断了自然的沟通。

（6）避免不适当的保证　医生以安抚、热情、愉快的字眼，或给患者适当的保证，可以减少其对疾病的忧虑；但不适当的解释、保证，易干扰患者对焦虑的陈述，甚至会使患者失去对医生应有的信任。

（二）医生的非言语沟通

非言语沟通是人际沟通的重要形式之一。如前所述，在人际交往的信息传递过程中，55%的信息是靠非言语沟通实现的。

1. 非言语沟通的作用　是传递信息、沟通思想、交流感情。

（1）信息传递　非言语沟通可调节人与人的信息传递。使用非言语沟通符号可重复言语所表达的意思或加深言语印象。如医生与患者讨论问题时向患者点头，表示要患者继续说下去；当患者表现疲倦表情时，则提醒医生应该结束沟通等。

（2）替代语言　有时候某一方即使没有说话，也可以从其非言语符号上比如面部表情上看出他的意思，这时候非言语沟通起到代替言语沟通表达意思的作用。非言语沟通作为言语沟通的辅助工具，又作为"伴随语言"，使语言表达的更准确、有力、生动、具体。

（3）交流感情　通常非言语沟通所表示的内容、情感比言语更多、更准确。当言语沟通与非言语沟通出现矛盾时，非言语沟通往往更真实可靠。

（4）显示相互关系　非言语沟通有显示沟通双方关系的作用，它向人们提供了有关沟通双方人际关系的信息，并起到维持相互关系的作用。

2. 非言语沟通基本形式

（1）面部表情 人的面部表情是身体语言的一种特殊表现，是人的情绪和情感的生理性表露。面部表情更能表现人的内心情感，因为人的五官除了耳朵无法自由支配外，其余都能以各种变化来表现特定情感。如有的医务工作者话语并不多，但微微一笑，往往比说多少话都起作用。

（2）眼神与目光接触 目光接触也是非语言交流的一种特别形式，它能传达丰富的信息。目光接触可以帮助谈话双方的话语同步，思路保持一致，常用于调整谈话。目光接触也可传达关注与同感心，表达沟通者有无兴趣等。医生在与患者沟通中应保持适当的目光接触。但目光相互接触时间过长的话，则会形成凝视。凝视往往包含多种涵义，有时带有敌意，有时也表示困惑。

（3）人际距离 人际距离是指人与人之间的空间距离。交往的个体处于不同的空间距离中，就会有不同的感觉，从而产生出不同的反应。有人把人际距离划分为四个区域。亲密区：距离为 0 ~ 0.5 米，在这个区域内来往的人，彼此关系是亲密的；熟人区：距离为 0.5 ~ 1.2 米，一般是老同事、同学、关系融洽的师生等；社交区：距离为 1.2 ~ 3.6 米，进入这一区域的人彼此不十分熟悉；演讲区：一般在 3.6 ~ 7 米以上。如教师讲课、演讲、讲话、作报告等。医生在与患者沟通中保持在熟人区比较恰当。

（4）人体接触 人体接触在医患交流中可以是握手、触摸、体检等。人体接触所表达的信息较多。可以表示亲近、关系密切，可以表示同感心，还可表明支持、鼓励与爱意，降低孤独感。医生可根据不同的实际情况采用患者易于接受的人体接触方式来传递相应的信息。接触的动作有时会产生良好的效果，如为呕吐患者轻轻拍背，为动作不便者轻轻翻身变换体位等，这些都是有意的接触沟通。对神经症患者的接触，更有鼓励支持作用，可使患者愿意说话，愿意解剖自己，改善态度，增强治愈疾病的信心。

（5）类语言和辅助语言 类语言是指无固定语义的发声。如哭声、笑声、呻吟以及各类叫声等，它们是言语的一部分，却不是言语本身。类语言在人际沟通中也可表达一定的内容，如呻吟，表示痛苦、疼痛。辅助语言是指言语的非词语的方面，即声音的音质、音量、声调、语速、节奏等，也可表达出不同的意思。

（6）体语 是以身体动作表示意义的沟通形式，包括头语、身姿和手势三种。如以扬眉毛、扩大鼻孔、撇嘴、挥手、耸肩、点头、摇头等外表姿态进行沟通的方式。这些方式相当于无声的语言，也是很重要的方面。例如，诚恳友善地向某人点头，激动、温暖和安全感就会油然而生。

（孙永胜）

书网融合……

本章小结

题库

第十章　医学中的伦理与法律

PPT

📖 **学习目标**

1. **掌握**　医学伦理学的概念及基本原则；医学伦理基本原则的应用；死亡伦理问题；医疗事故的处置。
2. **熟悉**　医学发展过程中的法律问题；医疗事故的法律规定；医疗事故的概念和构成要件。
3. **了解**　现代医学发展中的伦理问题；医疗保障法律制度。

第一节　医学中的伦理

医学中的标准、方法、理论和创新，均应以人为本，而这一切均应用科学伦理来评价。因此，医学伦理亦是伦理学中发展最快、争议最大的学科之一。

一、医学伦理学概述

（一）概念

当今社会，随着经济全球化、科技网络化以及文化多元化的发展趋势，生命科学与医学的诸多领域都充满了道德纷争和伦理挑战，医学中的伦理问题尤为突出。

医学伦理学是用伦理学理论和原则来探讨和解决医疗卫生工作中医患关系行为的是非善恶问题的学科，它是医学的重要组成部分之一，亦是伦理学的一个分支。医学伦理学属于应用伦理学的范畴，主要研究内容包括：①医学道德的哲学基础、学术思想、渊源发展史、本质功能和作用等道德的基本理论；②医学伦理的基本原则、规范和范畴；③预防医学、临床医学、医学科学研究、医院管理、卫生经济与医疗保健政策和现代生命科学发展中的医学道德的基本实践；④医学道德教育、修养及评价监督等。

（二）医学伦理基本原则

1989年，美国生命伦理学家比彻姆和丘卓斯在《生物医学伦理学原理》一书中提出了生命伦理四原则，即自主原则、不伤害原则、行善原则和公正原则。此原则一经提出，便在西方国家得到了越来越多的重视和认可，并被欧美等国家和地区的医学组织视为医生执业的行为依据。虽然一些与欧美不同文化背景的国家仍对其存在争议，但还是被越来越多的国家接受、借鉴，并经常将其有效地应用于解决生命伦理学实际问题的决策过程之中。

1. 不伤害原则　不伤害原则是指在诊治过程中不使患者的身心受到损伤，这是医务工作者应遵循的基本原则与底线原则。然而，医疗伤害带有一定的必然性，不伤害原则并不是绝对的，因为很多检查和治疗，即使符合适应证，也会给患者带来生理上或心理上的伤害。如对肿瘤患者施行化疗，虽能抑制肿瘤生长，但化疗对造血和免疫系统会产生不良影响。因此，不伤害原则的真正意义不在于消除任何医疗伤害，这样的要求既不现实，也不公平，而在于强调培养为患者高度负责、保护患者健康和生命的医学伦理理念和作风，正确对待医疗伤害现象，在医疗实践中努力使患者免受不应有的伤害。

2. 有利原则　有利原则是指医务人员的诊治行为以保护患者的利益、促进患者健康、增进其幸福为目的。有利原则比不伤害原则更广泛，二者有着密切关系。有利原则是把有利于患者健康放在第一位，并切实为患者谋利益的伦理原则。有利，就是医务人员为患者做善事。有利包含不伤害，不伤害是有利的起码要求和体现，是有利的一个方面。有利原则由两个层次构成，即低层次原则，不伤害患者；高层次原则，为患者谋利益。不伤害原则为有利原则规定一条底线、奠定一个基础，有利原则基于此设定了更为广泛而且具有进取性要求的伦理准则。

3. 尊重原则　尊重原则又可称为尊重自主原则，要求医务人员承认患者享有作为人的尊严和权利，对那些具有自主性的患者，凡是涉及其利益的医疗行动，都应事先获得患者的许可方能进行。医生要帮助患者选择诊治方案，必须向患者提供正确、易于理解、适量、有利于增强患者信心的信息。当患者充分了解和理解了自己的病情信息后，患者的选择和医生的建议往往就会是一致的。当患者的自主选择有可能危及其生命时，医生应积极劝导患者做出最佳选择。但是，尊重患者的自主权并非绝对的，它以不违背法律、法规、政策和社会公共利益、社会公共道德为前提。如果患者患有对他人、社会有危害的疾病而又有不合理的要求和做法时，我们应该拒绝患者的"非分选择"，如拒绝应进行隔离治疗的传染病患者提出的自由外出活动的要求。

4. 公正原则　医疗公正是指社会上的每一个人都具有平等合理享受卫生资源或享有公平分配的权利，享有参与卫生资源的分配和使用的权利。卫生资源是指满足人们健康需要的，现可用的人力、物力和财力的总和。当代倡导的医学服务公正观，应该是形式公正与实质公正的有机统一。在基本医疗保健需求上要求做到绝对公正，即应人人同样享有；在稀有、特殊卫生资源分配上，必须以每个人的实际需要、能力和对社会的贡献为依据。

（三）医学伦理基本原则的应用

医学伦理学基本原则的应用实际上是医学伦理学的规则，包括知情同意、医疗最优化、医疗保密和生命价值原则等。

1. 知情同意原则　知情同意（informed consent）是尊重原则的具体表现形式和要求，是临床诊疗工作中处理医患关系的基本伦理准则之一。知情同意也称为知情许诺或承诺，临床上是指在患者和医生之间，当对患者作出诊断或推荐一种治疗方案时，要求医务人员必须向患者提供包括诊断结论、治疗方案、病情预后以及治疗费用等方面的真实且充分的信息，尤其是诊断方案的性质、作用、依据、损害、风险以及不可预见的意外等情况，使患者或其家属经过深思熟虑自主作出选择，并以相应的方式表达其接受或拒绝此种治疗方案的意愿和承诺，并在患方明确承诺后才可最终确定和实施拟定的治疗方案。简单地说，知情同意是指患者有权知晓自己的病情，并对医务人员采取的防治措施决定取舍的自主权。

知情同意的实际应用中，经常会出现以下两个具体问题。①知情同意与特殊干预权：在临床工作中经常会遇到告知患者及家属病情后，对方不同意的情况。面对这种情况，医务工作者可以行使医疗干预权。医疗干预权，又称医生干涉权，是在医学伦理原则指导下，医生为患者利益或他人和社会利益，对患者自主权进行干预和限制，并由医生作出决定的一种医疗伦理行为。它适用于特殊情况下，用于限制患者自主权利以达到完成医生对患者尽义务的目的。它有两个特点：一是行为的目的和动机是善的，符合行善原则；二是由医生代替患者作出决定。②知情同意中的代理人同意：代理人同意是知情同意的一种特殊形式，是指某些患者由于缺乏作决定的自主能力，在涉及医疗判断、医疗方案的选择或决定时，在医务人员向患者及其代理人说明有关医疗的好处、危险性和可能发生的其他意外情况等信息之后，由代理人为患者作出同意或不同意这种治疗的决定。如患者为婴幼儿、智能障碍者的情况。代理人应该是有行为能力的人，并且与患者无利益和情感上的冲突。代理人应以真正代表患者的最佳利益为前提而作出决定。

2. 医疗最优化原则 医疗最优化原则是行善原则、不伤害原则在临床工作中的具体应用，指在临床实践中，诊疗方案的选择和实施追求以最小的代价获取最大效果的决策，也叫最佳方案原则。如药物配伍中首选药物的最优化、外科手术方案的最优化、辅助检查手段的最优化、告知患者病情方式的最优化、晚期肿瘤患者治疗的最优化等。就临床医疗而言，最优化原则是最普通，也是最基本的诊疗原则。

医疗最优化的主要内容包括：①疗效最佳：即诊疗效果在当时医学发展水平下，或在当地医院的技术条件下是最好的、最显著的。疗效最佳的判断必须注意两个问题，一是选用的诊疗措施所产生的效果应该是目前医学界普遍认可，同时也是适应具体患者的最有效的检查、最有效的药物、最有效的手术等诊治措施；二是选用的诊疗措施所产生的效果应该是目前医学界普遍公认，同时又是医院现有条件能够提供的，患者也能接受的。②损伤最小：临床诊疗工作中，诊断准确、治疗科学，能治病救人；相反，误诊或漏诊，误治或漏治能致命害人。任何诊疗技术都存在两面性，难免会或多或少地给患者带来一定的伤害。为了减少对患者的伤害，医疗最优化原则要求在疗效相当的情况下，临床工作者应以安全度最高、副作用最小、风险最低、伤害性最少作为选择诊疗方法的标准。③痛苦最轻：对患者而言，痛苦客观存在，包括疾病本身的痛苦，也包括患者因诊疗中可能产生的副作用所导致的痛苦。痛苦虽然是客观存在的，但也是可避免的，这就需要医务工作者恪守医疗最优化原则，在确保治疗效果的前提下精心选择给患者带来痛苦最小的治疗手段。④耗费最少：随着我国市场经济发展，医院经营模式的转变，医疗保险制度改革的不断深入，诊疗的费用越来越成为影响患者如何诊疗的重要因素。这就要求医务人员在选择诊疗方案时，应当在保证诊疗效果的前提下，选择卫生资源耗费最少，社会、集体、患者及其家属经济负担最轻的诊疗措施，防止因个人或集团的利益而导致"过度医疗消费"。

3. 医疗保密原则 医疗保密通常是指医务人员在医疗中不向他人泄露能造成医疗不良后果的有关患者及其疾病的隐私。包括：①为患者保密。在临床医疗中，医务人员为了诊治疾病的需要，常常需要了解与患者疾病相关的，而且患者又不愿意向他人透露的信息，如个人生活方式、行为习惯、生理、心理等方面的隐私，医务人员诊疗中已了解的有关患者疾病性质、预后情况、生理缺陷等方面的医疗信息。实际上，无论是有意还是无意泄露患者隐私都会对患者造成伤害，都会破坏医患间的信任关系，降低患者对医务人员的信任程度，从而导致医患关系的恶性循环，甚至引起不必要的医疗纠纷。②对患者保密。医疗保密也是临床上常见的一项保护性医疗措施，对患者保密的目的就是对一些特殊的患者施行医疗保护的举措。生物-心理-社会医学模式要求在治疗疾病的过程中，既要"治身"，也要"治心"。"治心"就要考虑到患者的心理品质、人格特征、认知水平等心理素质对治疗疾病和战胜病魔的影响。

对患者隐私权的保护并非无限制的和绝对的，恪守医疗保密原则必须满足以下四个伦理条件。①必须以不伤害患者自身的健康与生命利益为前提；②不伤害无辜者的利益；③必须满足不损害社会利益的伦理条件；④不能与现行法律相冲突。

4. 生命价值原则 生命的价值包括内在价值和外在价值，内在价值即生命的质量，就是健康的程度，它是判断生命价值的前提和基础；生命的外在价值是通过人的社会学生命来体现，即某一生命对他人、对社会和人类的意义。

生命价值原则是医学发展的终极判断依据；生命价值原则为公正分配稀有卫生资源提供依据；生命价值原则是医疗行为选择的依据。它的含义是尊重人的生命；尊重生命的价值；人的生命是有价值的，如果生命质量低劣，就没有义务加以保护与保存。

5. 医学伦理基本原则应用中存在的问题 在某些特殊情境下，医务人员会面临医疗决策的困难，这种决策困难会表现出医德原则之间的冲突，这提示人们在运用医学伦理原则时应该特别注意其内含的冲突。

（1）有利原则与不伤害原则间的冲突 主要表现为医务人员认为的对患者有利的医疗行为可能会给患者带来伤害。例如对于依赖呼吸机的脑死亡患者，是撤掉呼吸机还是继续使用呼吸机？继续使用是传统意义上的救治，但如果患者的价值观是当其生命处于此种状态时宁愿放弃治疗，那么医务人员认为的对患者有利的医疗行为实际上对患者就是一种伤害。因此，如何使医务人员的行为对患者有利，而减少或避免对其的伤害，关键的一点是要充分了解患者的价值观，并给予其充分的尊重。

（2）有利原则与尊重原则间的冲突 主要表现为医务人员合乎科学的决策与患者的自主决定无法达成一致。例如某孕妇如果不及时终止妊娠就会对自身健康不利，医生出于对患者健康的考虑，劝说其终止妊娠，但孕妇由于某种原因坚持不放弃。这时医务人员基于有利的医疗决策与患者的自主决定之间就发生了冲突。在此种情况下，会有两种做法：一种为医务人员一心行善而干预甚至违背患者的意愿，采取自认为对患者有利的医疗措施；一种为医务人员让孕妇自己与家人商量后作出决定。在义务论占主导地位的年代，第一种做法较为普遍。这种忽视患者自主性而由医生做主的做法被称为医学父权主义。父权主义者认为对患者行善重于尊重其自主性，患者由于某些原因可能会作出对自己不利的决定，为患者的利益着想是医生的天职。现在，越来越多的医生认为患者的自主性更为重要，患者也更看重自己选择和决定的权利。当然，如果患者及其家属的决定会明显危害患者健康甚至会伤害其生命，则应积极采取措施有效化解冲突。

（3）有利、不伤害、尊重三原则与公正原则间的冲突 主要表现为依据有利、不伤害、尊重原则对某患者进行积极救治时，可能会损害他人及社会利益甚至威胁到另外一个人的生命，如此使医务人员陷入两难境地。例如一位重症休克的患者，如果能进入ICU就有很大的可能性恢复，但ICU病房已无床位，此时是否可以优先满足该患者的医疗需要，而将本来住在ICU病房中且预后不佳的患者转出呢？如果将该患者转出是否意味着对其伤害及不公正对待呢？如此的冲突不胜枚举。

二、现代医学发展中的伦理问题

（一）基因工程伦理问题

基因工程，又称基因拼接技术或DNA重组技术，是指采取类似工程设计的方法，按照人们的需要，通过一定的程序将具有遗传信息的基因，在离体条件下进行剪接、组合、拼接，再把经过人工重组的基因转入宿主细胞大量复制，并使遗传信息在新的宿主细胞或个体中高速表达，最终产生出的基因产物。而基因是DNA上有遗传意义的片段，包含一定数量的碱基，是以DNA序列的方式存在的遗传信息的基本单位，它决定着生物的性状、生长与发育。

基因诊断是指利用分子生物学技术，进行DNA水平上的诊断（检测结构缺陷）或RNA水平上的诊断（检测基因表达异常），可以诊断疾病，也可用于疾病风险的预测。在临床医学领域，基因诊断是一种全新的诊断方法，无论是常染色体疾病，还是性染色体疾病、单基因疾病或多基因疾病等都可进行基因诊断。但基因诊断同样也存在诸多的伦理问题，主要包括：①基因诊断的内容，即检测什么，是检测遗传性疾病还是倾向性疾病，还是与疾病无关系的智力、体力、外表等人类自然素质。②基因诊断的目的，即为什么检测，是为了预警、预防、治疗，还是为了获得基因资源。③基因诊断的结果，即如何面对结果？目前已经开始应用的基因诊断方法所测得的结果是否可靠？患者在诊断过程中出现的一系列心理问题，医院是否负责任？被诊断为基因缺陷的信息如何保密？被诊断为基因缺陷的人如何得到公平对待，使他们不受保险公司、招聘单位和社会的歧视等？

基因治疗是指将正常基因植入靶细胞以代替遗传缺陷的基因，或关闭、抑制异常表达的基因，是一种达到预防和治疗疾病目的的临床治疗技术，是基于改变细胞遗传物质所进行的医学干预。在基因治疗技术发展的过程中，一直就存在争论。在伦理学方面，主要存在以下问题的争论。①基因治疗是否必要：如基因治疗使致病基因不再在人类群体中保存和繁衍，导致人类的遗传多样性程度被人为性地降低。如剔除某些基因将会改变人类的遗传多样性，并有可能使后代成为某种疾病的易感者。②基因治疗的公平性：基因治疗的费用是一般公众根本无法承受的，那么，有限的医疗资源应该如何分配则是一个非常重要的社会伦理学问题。③基因治疗的隐私权：遗传咨询与基因诊断是基因治疗的前提，这便涉及个人的隐私问题，而且，由其所产生的不利影响已经超越了患者本人能承受的范围。一旦接受基因治疗，其他人有可能了解到患者在基因上有所缺陷，从而对其产生歧视。④基因治疗的知情权：通常在进行基因治疗之前，患者必须表达对治疗过程和可能后果的知情同意，如不能表达的需由监护人负责。但是，坚持知情同意原则并不能保证在基因治疗的过程中彻底贯彻尊重患者的原则，经济的、政治的、宗教的及情感的因素都可能使患者做出违背其本人真实意愿的决定，患者有可能存在冒险一试的念头。

（二）人类干细胞研究与应用伦理问题

干细胞是具有自我复制和多向分化潜能的细胞，是变成人体各种组织、器官的原始细胞。干细胞的重要作用在于其具有发育成各种需要的组织，替代多种疾病发生时的损伤组织，恢复其组织结构、生理功能的潜能。根据《人胚胎干细胞研究伦理指导原则》第5条规定，用于研究的人胚胎干细胞只能通过下列方式获得：利用体外受精多余的配子或囊胚；自然或自愿选择流产的胎儿细胞；体细胞核移植技术所获得的囊胚和单性分裂囊胚；自愿捐献的生殖细胞。但在上述四种胚胎干细胞来源上均存在相关的伦理争论，因而研究时必须严格遵循相关的伦理准则。

在应用层面，干细胞技术也会产生一系列的伦理问题。正如其他医学技术一样，在应用前，干细胞技术也要进行规范的临床试验研究。这些试验中可能存在诸多不确定因素，因而有着很高的风险。其中，核心的问题是如何保证受试者的安全？国际干细胞研究协会强调，安全性、有效性和临床前研究非常重要，在干细胞疗法用到患者身上之前必须极其谨慎。即使干细胞技术被批准应用于患者身上，它本身所固有的不确定性也会带来相应的伦理问题。例如诱导性多能干细胞（induced pluripotent stem cells, IPS cells）易于诱发非原生性肿瘤，于是就会涉及如何保证患者安全的问题。再者，干细胞技术蕴藏了巨大的商机和经济利益，而利益冲突常常会存在于研究者、投资者以及管理者之间，从而引起职业伦理问题等。

（三）人体器官移植伦理问题

器官移植作为一项新兴的医学技术，可有效地治疗晚期器官衰竭的患者。自20世纪中期产生后，这项技术已在世界范围内取得迅猛发展。然而，器官移植首先必须要有相应的健康器官，可移植的健康器官从何而来？这就会存在着许多伦理问题，如：①供体的身心健康如何保障：当进行活体异体器官移植，特别是那些不可再生的器官移植时，是以供体的身心损伤为代价的。目前的器官移植基本上都是通过手术进行的，既然有手术操作就会有各种潜在的风险。因此，如何切实保障活体供体的权益，努力提高供体术后的生活质量，是一个重要的问题。②让精神病患者和未成年人捐献器官的道德思考：在器官移植捐献问题上，强调的是自愿捐献，但并非社会上的每一个群体都具有自愿捐献的条件，比如精神病患者和未成年人。器官捐献必须在自愿和知情同意的原则下进行，而精神病患者和未成年人，均因为各自的身体原因，无法实现。尤其是未成年人尚处于发育阶段，对器官摘除之后的身体恢复情况存在更多的不确定性。

⊕ **知识链接**

异种器官移植

异种器官移植是指用手术的方法将某一种属个体的器官或组织移植到另一种属个体的某一部位。该技术用于人类，可以延续人的生命。

1905 年，法国的 Princeteau 进行了世界上第一例异种器官移植手术。他将兔肾植入一名肾功能衰竭的儿童体内，手术很成功，但 16 天后发生了排异反应，该儿童死于肺部感染。1967 年 12 月，南非的 Barnard 医生成功地进行了世界第一例人的原位心脏移植，虽然移植后患者因肺部感染仅存活了 18 天，但这次手术的成功在世界上引起了人们对于心脏移植的重视。他的第二例心脏移植患者存活了 20 个月。我国第一例人体心脏移植手术于 1978 年由上海瑞金医院的张世泽等医师完成，患者存活了 109 天，在我国心脏移植史上开创了先河。

当前，器官移植已成为许多终末期疾病首选的治疗方法。全世界至今已在心脏、肝脏、肾脏等移植方面取得了长足的发展。随着外科手术的成功，免疫抑制剂的不断研发，移植成功率的提高，供体严重短缺现象也越来越突出，异种移植已成为热点和未来的方向。

（四）人体试验与动物实验伦理问题

1. 人体试验伦理　人体试验是医学发展的必然。特别是在近代实验医学产生后，科学的人体试验更是成为医学科研的核心和医学发展的关键。人体试验是医学研究成果从动物实验到临床应用的唯一中介，是医学实验不可缺少的必要环节。为了提高预防、诊断、治疗疾病的水平，了解疾病病因与发病机制，从而更好地维护增进人类健康、促进医学发展，科学的合乎规范的人体试验不仅是必须的，而且也应该得到伦理的论证和支持。在医学人体试验中，伦理问题常常引发争议而难于处理。随着人权意识的增长，人们的自我保护意识将会越来越强烈，未来人体试验中涉及的相关问题将会越来越突出和尖锐。具体来说，较大的伦理问题如下。

（1）风险与受益比的伦理问题　试验风险分为设计性风险与技术性风险。设计性风险主要源于双盲法与安慰剂的使用。技术性风险包括身体的、心理的、社会的和经济的伤害。研究预期受益分为受试者受益与社会受益。受试者参加试验的受益可能包括缓解病症、对所患疾病取得更深刻的认识、在研究期间获得医生特别的监护、提前获得有临床应用前景的新药治疗等。但对于那些患者和健康受试者虽与其所患疾病有关但不提供任何诊断或治疗益处的试验，或对其健康身体没有任何直接受益的试验，这类试验受试者并没有直接受益，仅由于它增加了人类的医学知识从而使科学受益、社会受益。科学利益、社会利益与受试者利益，从根本上看是一致的，但在实践过程中又是矛盾的。故在进行研究时，应特别注意对受试者健康的考虑应优先于科学利益和社会利益，保证受试者的尊严、权利、安全和福利是伦理合理性的根本目的。

（2）受试者招募的伦理问题　受试者招募存在伦理问题的原因主要是在人体试验中受试者与研究者的目标不同，受试者想以自己的获益为目的、享有试验利益。研究者想让受试者作为科研手段、承受试验负担。显然，让受试者（个体或群体）承受过分的负担，而把由此换来的收益让其他人（研究者、申办方、资助者等）享有，这些做法是不合理的。

（3）知情同意的伦理问题　在医学研究中，尊重人的核心问题就是尊重受试者自主权或知情同意权，是保障受试者权益的基础，知情同意的内容和过程必须经伦理委员会审查。知情同意中存在的伦理问题主要有：①并非真实的自愿同意。"同意"是以诱惑、欺骗或强迫手段获得的，此类同意是无效的、不道德的。要特别注意隐蔽性的利诱会削弱受试者的理性和自主决定的能力。②只有知情同意的结果，没有知情同意的过程。知情同意更重要的是交流过程，而不单单是签署知情同意书。研究者和受试者要对试验的全部信息做充分的、可理解的交流。③知情同意缺乏连续性。知情同意书的签订并不意味着告知的结束。人体试验项目是一个长期的过程，当研究的程序、条件等情况发生变化，研究者必须及时通知受试者，使其了解变化了的试验信息，重新获得知情同意。

（4）安慰剂与双盲法的伦理问题　安慰剂对照的主要目的是为了保证研究及其结果客观可靠。在此情况下，受试者的知情同意自主权与医学科学发展的功利追求发生了严重冲突，安慰剂的应用意味着必须停止对患者的治疗，患者很有可能因此而错过最佳治疗时机。因此，危重患者、病情发展变化快的患者不能进行安慰剂对照试验，如急性心肌梗死、急性肾衰竭、严重的糖尿病患者等。双盲法是在使用安慰剂对照的情况下，使受试者和试验观察者都不知道谁使用安慰剂以及谁使用试验药物，从而保证研究的科学性。但双盲法在伦理上也存在问题，即双盲法使患者不能知悉对自己治疗过程的全部信息。故双盲法应严格遵循《赫尔辛基宣言》中的伦理要求，全力保障受试者的权益。

2. 动物实验伦理　利用动物进行生理学研究，进而获得对肌体功能和疾病机制的科学认识，是近代实验医学发展的重要条件和基本手段。由于早期动物实验的残酷性，在动物实验随着实验医学发展大幅增加的同时，对动物实验研究伦理问题的争论从未消失，并受到一些社会团体的持续关注。从伦理学的角度去思考善待实验动物的伦理原则，不仅可以保证生命科学研究的可持续发展，也是和谐社会文明进步的一种表现。

现代医学和行为学研究表明，动物与人类相似，是有感情的，它们在受到伤害或疼痛刺激时，也会表现出痛苦的表情和反应；特别是高等脊椎动物是具有情感、记忆、认知和初级表达能力的。至于动物的理性，现在正处于研究状态，因此，有关动物实验的伦理争论从未间断过。

（1）动物实验有必要的观点　各国医学界认为，动物实验仍然是现代生物医学研究的主要手段，动物保护主义者错误地把人与动物完全等同起来。现代医学各领域中许多最重要的进步都是以动物实验研究与探索为基础的。没有实验动物的巨大贡献，人类对于生命的理解是绝对不可能达到现在这个程度的。

（2）动物权利主义的观点　动物权利主义是生态伦理学的一个流派，主张把道德关怀运用于非人类身上。它认为动物也是有生命的道德主体，动物和人一样拥有权利。动物权利论者认为，不但要尊重人的天赋权利，而且也要尊重动物的天赋权利。在道德上，既然以一种导致痛苦、难受和死亡的方式来对待人是恶的，那么以同样的方式对待动物也是恶的。平等并不意味着必须对人和动物做出完全相同的行为，而是要平等地考虑人和动物的利益，把二者的利益看得同等重要。那些认为动物利益超出了道德关怀范围的人，实际上是犯了一种与性别歧视或种族歧视相类似的道德错误，即"物种歧视"的错误。

（3）动物福利主义的观点　动物福利是指人类应该避免对动物造成不必要的伤害，反对并防止虐待动物，让动物在康乐的状态下生存。国际上普遍认可的实验动物福利为"五大自由"，即"5F"原则，包括享受免遭饥渴的自由（生理福利），享受生活舒适的自由（环境福利），享受免遭痛苦伤害和疾病威胁的自由（卫生福利），享受生活无恐惧、无悲伤感的自由（心理福利），享受表达天性的自由（行为福利）。

（五）死亡伦理问题

死亡是每个人的必然归宿，但医学始终把防治疾病、减少死亡、延缓死亡和增加寿命作为主要目的。这就衍生出我们如何科学地认识死亡，正确地对待死亡的问题。

1. 死亡标准　死亡是一个单向的、不可逆的过程。从细胞坏死开始，到组织、器官受损，最终整体死亡，是有一个时间经过的。在以脑死亡为标志的死亡定义产生之前，人类漫长的发展时期中不同民族、不同地域的人们，主要以呼吸、心跳停止为死亡标志。但是在当代医学科学技术条件下，使用呼吸机、心脏起搏器及其他抢救装置，可以在脑功能完全丧失的情况下继续维持人的心肺功能，生命似乎仍在继续，所以人类死亡就面临着一个新的定义。

2. 脑死亡　脑死亡是指当心脏还继续跳动，大脑的功能由于脑组织严重外伤或脑的原发性疾病而不可逆地全部丧失，最终导致人体死亡。现代医学研究结果已充分证明，死亡并不是瞬间来临的事件，而是一个连续进展的过程。1968 年，美国哈佛大学医学院死亡意义审查特设委员会提出了以下四条脑死亡判定标准。

（1）不可逆的深度昏迷　患者完全丧失了对外部刺激和身体的内部需求的所有感受能力。

（2）自主呼吸停止　人工呼吸停 3 分钟仍无自主呼吸恢复的迹象，即为不可逆的呼吸停止。

（3）脑干反射消失　瞳孔对光反射、角膜反射、眼运动反射（眼球－前庭、眼球－头部运动等）均消失，以及吞咽、喷嚏、发音、软腭反射等由脑干支配的反射一律丧失。

（4）脑电波平直或等电位。

凡符合以上标准，并在 24 小时或 72 小时内反复多次检查，结果一致者，即可宣告其死亡。但同时规定，服用过镇静、抑制药物、低温（小于 32℃）或其他代谢原因导致的可逆性昏迷除外。对婴幼儿的脑死亡诊断也须慎重。

脑死亡标准的制定，除了真实地反映了当代死亡标准的进展，有利于对死亡真实性的判定，最大意义是对器官移植和生命复苏有着其深刻的伦理学意义。

3. 脑死亡标准的社会伦理意义

（1）有利于科学准确判断死亡　从传统的心肺死亡标准普遍应用到脑死亡标准的提出，反映了医学科学的发展和人类对自身生命认识的深入。当前，世界上不少国家把脑死亡作为判定死亡的标准，大量的研究和临床实践表明，真正的脑死亡是不可逆转的。因为，脑死亡是全脑死亡，包括了大脑、小脑和生命中枢的功能丧失，而神经细胞的死亡是不可逆的。脑死亡标准所涵盖传统心肺死亡标准的主要内容，且有更为详尽、严格的指标。以此标准判定人的死亡，确定其死亡时间，可以避免把假死者视为真死亡，从而确保正确实施对人的生命的救护，同时，也为医生终止治疗、实施无效抢救的正当性提供了科学依据。

（2）有利于维护逝者的尊严　在现代生命维持技术使用条件下，脑死亡一般都发生在心脏停搏之前，这时，人的大脑皮质和脑干的神经细胞都已死亡，死亡的神经细胞无法复活。患者发生脑死亡，就意味着进入了临床死亡期。由于心脏是一个具有特殊自主性的脏器，故而脑死亡之后，在接受人工呼吸等生命维持技术的支持下，心脏仍能跳动并保持全身的血液循环。这种情况下，如果依旧按照呼吸、心跳停止的死亡判定标准，医务人员就仍需对脑死亡的患者不遗余力地救治。但这些救治并不能使之死而复生，反而有失死者的形象和尊严，因而是不人道的。如果能够认定并实施脑死亡的标准，患者一旦进入脑死亡状态，放弃救治，则有利于维护逝者的形象和尊严。

（3）有利于减少卫生资源的浪费　现代恢复和维持生命技术的运用，可以使脑死亡状态的患者心肺功能得以长期维持，依然保有心跳和呼吸。但事实上，对于脑功能已经丧失的脑死亡患者来说，这些技术并不能恢复其意识和真正有质量的生命。抢救只是在延缓生物学死亡的过程，在维持一个无意义的"生命"，其代价超过了救治有希望患者的数倍。已经死亡者在无意义地消耗卫生资源，而众多有医疗需求的患者却因资源不足得不到基本的医疗救治。如果实施脑死亡判定标准，当患者进入脑死亡状态，即宣布患者临床死亡而不再予以救治，则可以节约卫生资源，避免无意义的卫生资源浪费，有利于社会的公共利益。

（4）有利于从整体上认识人的死亡　传统的死亡标准，单纯从心跳呼吸来确立死亡，是属于生物学死亡的标准；而脑死亡标准，则能够把人的死亡提高到即是社会、法律和哲学的高度来认识。人是兼意识、感觉为一体的有机生物系统。脑是思维、感觉的器官，也是对全身各器官进行统一指挥的器官，任何器官都不能取代大脑。脑死亡标准之所以重要是因为它有利于人们从整体上认识人的死亡。

（5）有利于推动器官移植等医学科学的发展　器官移植需要从尸体身上取出活的器官，而且要求时机适宜。按照传统的死亡标准，如果从脑死亡而心跳呼吸仍在机械维持下存在的尸体上"过早"摘取可供移植的器官就成了"杀人"，但如果"过晚"摘取则器官的成活率降低，失去了移植的意义。当前，很多患者在等待器官移植，而传统的死亡标准大大地阻碍着器官移植的发展。有些学者提出，如果我们不接受脑死亡的定义，死人（脑死亡者）仍是死人，而活人（需要器官移植的生命移植者）将不再是活人。随着器官移植的广泛开展，以脑死亡作为死亡标准，就可以使更多的人获得生命的延续。

（6）有利于社会文明的发展　脑死亡定义的提出及实施，并不是偶然的，它不仅反映了医学和生物医学工程技术的发展对道德和法律所提出的要求，也反映了社会物质文明和精神文明发展的程度。近30年来，在生命道德观方面西方社会占主导地位的是以人的社会性作为导向的生命质量观与生命神圣观的统一。所以，推行脑死亡标准将有利于人类社会物质文明和精神文明的发展。

第二节　医学中的法律问题与制度

医学技术和医疗水平的快速发展给人类社会带来诸多福音，但这其中也存在着许多潜在的法律问题和风险。为了使现代医疗技术更好地造福于人类，亟需发现并解决医学发展过程中出现的法律问题，加快医疗中法律制度的构建与完善。

一、医学发展过程中的法律问题

（一）基因工程的法律问题

1. 基因工程引发的法律问题

（1）基因诊断引发的法律问题　基因诊断对于遗传病的诊断意义重大。但基因诊断会引发一系列法律问题，如：人的基因图谱是否属于隐私，是否应当受到法律的保护？医生是否有义务为遗传病患者保密？如果为患者保密，有可能损害配偶或未来孩子的利益；如果泄密，可能会影响患者的婚姻、工作及保险情况？医生是否应承担责任？对某些患有遗传缺陷疾病却未影响其健康的人，是否应该进行基因诊断等等。

（2）基因治疗引发的法律问题　基因治疗是用正常基因代替异常基因以治疗疾病的方法。由于基因的复杂性，基因治疗改变了人体活细胞的遗传物质，有可能对其产生不可预知的后果，在法律上引起困惑，如：医务人员是否有权利改变人？以什么标准改变人？人体基因是否可以买卖等等？

2. 我国基因工程立法的主要内容

（1）基因工程安全管理　国家科学技术委员会于1993年12月24日发布了《基因工程安全管理办法》。该办法所称基因工程，包括利用载体系统的重组DNA技术，以及利用物理或者化学方法把异源DNA直接导入有机体的技术。但不包括下列遗传操作：①细胞融合技术，原生质体融合技术；②传统杂交繁殖技术；③诱变技术，体外授精技术，细胞培养或者胚胎培养技术。凡在中华人民共和国境内进行的一切基因工程工作，包括实验研究、中间试验、工业化生产以及遗传工程体释放和遗传工程产品使用，从国外进口遗传工程体，在中国境内进行基因工程工作的，都要遵守《基因工程安全管理办法》。

（2）基因诊断与基因治疗　在我国，目前基因诊断在以下几个方面已进入临床实用阶段。①遗传病的产前诊断。通过基因诊断，可检测胎儿性别，这对与性染色体有关的遗传病的诊断非常重要。对于高发性的遗传病，如地中海贫血、镰刀状贫血、凝血因子缺乏等基因诊断已在临床应用多年，为优生优育作出了巨大贡献。②致病病原体的检测。当致病病原体进入人体后，可引起相应的疾病。当掌握其核酸序列后，就可以设计引物和探针，通过基因检测进行诊断。目前已应用于病毒（乙型肝炎病毒）、细菌（结核杆菌）、原虫（梅毒螺旋体）等病原体的检测。③癌基因的检测和诊断。目前部分癌症基因与癌症之间的关系已采用了相应的基因检测方法，如诊断白血病、肺癌、神经胶质瘤等疾病。此外，基因诊断技术还广泛应用于 DNA 指纹分析、个体识别、亲子鉴定等司法领域以及动植物检疫与转基因动植物中阳性基因的检测等方面。对于基因治疗，目前我国仅允许体细胞治疗。1993 年，卫生部制定了《人的体细胞治疗和基因治疗临床研究质控要点》，强调对基因治疗的临床试验要在运作之前进行安全性论证、有效性评价和免疫学考虑，同时注意社会伦理影响。2003 年，我国批准了世界上第一个基因治疗产品 Gendicine，用于治疗晚期头颈癌。目前，很多基因治疗的研究尚在进行中。

（3）人类遗传资源管理　人类遗传资源是指含有人体基因组、基因及其产物的器官、组织、细胞、血液、制备物、重组 DNA 构建体等遗传材料及相关的信息材料。中国的人类遗传资源非常丰富，基因资源具有多样性，是研究人类基因组多样性和疾病易感性的不可多得的材料，为了有效保护和合理利用我国的人类遗传资源，加强人类遗传资源的研究与开发。1998 年 9 月，经科学技术部、卫生部共同制定，国务院转发《人类遗传资源管理暂行办法》，凡从事涉及我国人类遗传资源的采集、收集、研究、开发、买卖、出口、出境等活动，必须遵守该办法。我国对人类遗传资源管理贯彻保护和利用相统一，加强管理与加强研究并重的原则；我国研究开发机构对于我国境内的人类遗传资源信息，包括遗传家系和特定地区遗传资源及其数据、资源、样本等，享有专属持有权；我国单位和个人违反《人类遗传资源管理暂行办法》的规定，给予行政处罚，甚至追究法律责任。

（二）脑死亡的法律问题

1. 我国脑死亡立法的进展　我国医学界于 20 世纪 80 年代开始讨论建立脑死亡标准。我国的香港和台湾地区已通过有关法律法规，规定可以将脑死亡作为死亡的标准。2002 年 10 月 26 日，在武汉举行的全国器官移植学术会议上，中国第一个脑死亡诊断标准被提出了。2003 年卫生部脑死亡判定标准起草小组起草制订的《脑死亡判定标准（成人）（征求意见稿）》和《脑死亡判定技术规范（征求意见稿）》，对脑死亡的判定标准和技术规范作了详细的规定。

2009 年，卫生部又在《征求意见稿》的基础上，出台了修改稿，对《征求意见稿》中暴露出来的一些问题进行了修正和补充。修订稿中新增加了脑死亡的判定步骤，对脑死亡的判定规则作出了进一步的明确。"脑死亡判定分以下三个步骤：第一步进行脑死亡临床判定，符合判定标准（深昏迷、脑干反射消失、无自主呼吸）的进入下一步。第二步进行脑死亡确认试验，至少 2 项符合脑死亡判定标准的进入下一步。第三步进行脑死亡自主呼吸激发试验，验证自主呼吸消失。上述三个步骤均符合脑死亡判定标准时，确认为脑死亡。"从这个步骤中我们可以看出，在不符合临床脑死亡判定标准的时候，就不必进行确认试验；在不符合确认试验脑死亡判定标准的时候，就不必进行自主呼吸激发试验，这样就减少了不必要的检测，从而避免了不必要的医疗资源浪费。

2. 我国脑死亡法所采取的立法模式　在脑死亡法的立法模式方面，我国台湾地区借鉴美国的做法而采取了专项立法模式，我国台湾地区在 1987 年 6 月制定了《人体器官移植条例》，并于同年 9 月颁布了《脑死亡判定步骤》。我国发布的《人体器官移植条例》已于 2007 年 5 月 1 日起正式施行，我国的脑死亡法还在起草过程中。因此，我国在脑死亡法上所采取的立法模式是专项立法模式。专项立法不意味将脑死亡与器官移植完全脱钩，相反，在《脑死亡法》中需要充分考虑器官移植的现实需要。如规定摘取脑死亡者的器官用于移植的，需于脑死亡者生前征得其本人同意或于其死后征得其家属同意，器官的摘取依照《器官移植法》的有关规定进行。

脑死亡问题既是一个医学问题，也是一个非常复杂的经济、伦理和法律问题，这与我国广大民众几千年来形成的生死观念、道德信念和社会心理有直接的关系，因此，中国的"脑死亡"立法仍会经历一段较长的法律进程。

（三）器官移植的法律问题

1. 器官移植引发的法律问题　器官移植触及人权、伦理、社会等诸多方面，会引发一系列法律难题。如，公民是否有义务提供器官？器官采集在什么情况下是合法的？患者对自己的废弃器官是否享有所有权？未成年人可否捐献器官？胎儿可否作为供体？能否采取强制措施摘取尸体器官？何时摘取器官最为适宜？人体器官是否可以买卖？利用动物器官进行移植是否损害了动物的权利？器官的法律地位与性质如何？受体手术后的身份如何？人工器官等。

2. 我国《人体器官移植条例》的内容　①人体器官捐献应遵循自愿无偿原则。②摘取尸体器官应在依法判定捐献人死亡后进行，相关医务人员不得参与死亡判定。③医疗机构实施人体器官移植手术不得收取所移植器官费用。④未满18周岁公民活体器官不得摘取用于移植。⑤未经移植技术临床应用与伦理委员会审查同意不得摘取人体器官。⑥申请器官移植手术患者排序遵循"公平、公正、公开"原则。⑦医务人员须对人体器官捐献人、接受人和申请移植手术患者个人资料保密。⑧任何组织或个人不得以任何形式买卖人体器官。

（四）辅助生殖的法律问题

1. 辅助生殖技术　辅助生殖技术是依靠当代科技而取代传统自然生殖的技术手段。这种新的生殖技术是使用人工方式而取代自然生殖过程中的特定或是所有环节。除了人工授精和体外授精之外，现代辅助生殖技术还产生了无性生殖的新领域。我国立法之中使用的概念是"人类辅助生殖技术"，并且在2001年颁布的《人类辅助生殖技术管理办法》第24条第1款给出了定义："本办法所称人类辅助生殖技术是指运用医学技术和方法对配子、合子、胚胎进行人工操作，以达到受孕目的的技术，分为人工授精和体外授精 – 胚胎移植技术及各种衍生技术。"2003年6月发布的《人类辅助生殖技术规范》规定："人类辅助生殖技术包括体外授精 – 胚胎移植及其衍生技术和人工授精两大类。"

2. 辅助生殖技术引发的法律问题

（1）人工授精引发的法律问题　①同源人工授精（artificial insemination by husband，AIH）的法律问题。AIH所生子女与生母之间存在着自然血亲关系，被视为婚生子女一般没有问题，其争议主要在于丈夫死亡之后，利用亡夫生前存于"精子银行"的冷冻精液怀孕的新生子女，是否具有与婚生子女同等的权利？精子冷冻术的使用使本来较为明确的AIH子女的法律地位复杂化了。②异源人工授精（artificial insemination by donor，AID）的法律问题。AID所生子女由于与生母之夫不存在自然血亲关系，存在AID子女法律父亲的确定、AID子女法律地位的确定、AID供精者的匿名问题等。从尊重和保护AID子女知情权的角度来看，AID子女应有权利知道其生物学父亲是谁，有权知道自己的出生背景。但AID夫妇又有要求供精者匿名（保密）的权利，由此产生冲突。还有AID的生育权问题。单身妇女，包括未婚女子、离婚女子、丧偶妇女、女同性恋者及其他女独身主义者，是否享有AID生育权？如果允许上述妇女通过人工生殖技术生育子女，社会就会产生另一个难题——没有父亲的孩子。

（2）体外受精引发的法律问题　体外受精（in vitro fertilization，IVF）是指从女性体内取出卵子，在器皿内培养后加入经技术处理的精子，待卵子受精后继续培养到形成早期胚胎时，再转移到子宫内着床，发育成胎儿直至分娩的技术。如此，引发的主要法律问题是IVF子女法律父母的确定、IVF的生育权问题等。

（3）代孕母亲引发的法律问题　代孕母亲的出现使自然生殖方式下统一一体的母亲的概念裂变为生物（遗传学）母亲、生身母亲、养育母亲三个个体。由此引发的法律问题，谁是孩子的父母？对于一个代孕母亲生育的婴儿来说，有可能存在五个父母，即精子赠予人、卵子赠予人、怀育胎儿的代孕母亲、抚育该婴儿的夫妇。另外一个法律问题是代孕是否合法?

（4）精子、卵子、受精卵和胚胎管理的法律问题　人工生殖技术发展到一定阶段，遗传物质可以在体外储存利用，这也使遗传物质的捐献、买卖、实验、移植、进口、出口成为可能，由此引发出精子、卵子、受精卵和胚胎的法律地位及相关的一系列法律问题。

此外，除上述介绍的基因工程、脑死亡、器官移植和辅助生殖技术之外，有关人类干细胞、人体试验、动物实验等方面也存在诸多的法律问题，此处不作一一介绍。

二、医疗中的法律制度

（一）我国医疗的卫生法律法规

1. 按照立法机关划分的法律法规　因制定卫生法律法规的立法机关的不同，主要有以下分类。

（1）卫生法律　卫生法律是由全国人民代表大会及其常务委员会制定颁布的有关卫生方面的规范性文件。

（2）卫生行政法规　卫生行政法规是指由国务院根据宪法和法律制定和颁布的有关卫生方面的规范性文件，如《公共场所卫生管理条例》。

（3）地方性卫生法规　地方性卫生法规是指地方人民代表大会及其常务委员会，在法定权限内制定、颁布的有关卫生方面的规范性文件。

（4）卫生行政规章　卫生行政规章按制定的主体来分，可分为：国务院卫生行政部门制定发布的卫生行政规章；省、自治区、直辖市人民政府制定发布的卫生行政规章；省、自治区、直辖市人民政府所在地的市和经国务院批准的较大的市的人民政府发布的卫生行政规章。这三种类型的卫生行政规章的法律效力等级是不同的，国务院卫生行政部门制定发布的卫生行政规章的效力高于省、自治区、直辖市人民政府制定发布的卫生行政规章，在全国有效；省、自治区人民政府制定发布的卫生行政规章的效力高于其下级人民政府制定发布的卫生行政规章。

2. 按照调整对象划分的法律法规　因调整对象的不同，主要分为如下几类。

（1）宏观层面的卫生法　宏观层面的卫生法主要是指宪法层面的卫生法。宪法是国家的根本大法，具有最高法律效力，它在宏观层面上规定了卫生法某些原则性的条款。如《中华人民共和国宪法》第二十一条第一款之规定：国家发展医疗卫生事业，发展现代医药和我国传统医药，鼓励和支持农村集体经济组织、国家企事业组织和街道组织举办各种医疗卫生设施，开展群众性的卫生活动，保护人民健康。

（2）相关领域的法律　在职业卫生领域主要有《中华人民共和国职业病防治法》《中华人民共和国尘肺病防治条例》等；在食品安全领域主要有《中华人民共和国食品安全法》《中华人民共和国食品安全法实施条例》《乳品质量安全监督管理条例》等；在环境和学校卫生领域主要有《公共场所卫生管理条例》《学校卫生工作条例》等。

（3）医事法律　医事法律主要规定医疗机构与医务人员的职业准入以及医疗服务人员的执业行为等事宜，即主要规定国家医疗机构与医疗服务人员之间的关系。如《医疗机构管理条例》。

（4）医疗保障法　世界上第一部医疗保障法律《企业职工疾病保险法》诞生于1883年的德国。医疗保障法属于社会法学的范畴，是指一个国家为保障公民的健康权，按照保险原则为解决公民防病治病问题而筹集、分配和使用医疗保险基金的相关法律。在我国医疗保险由政府统一经办，主要分为三种，一是适用于企业职工的劳保医疗制度，二是适用于机关事业单位工作人员的公费医疗制度，三是适用于农村居民的新型农村合作医疗制度。

（5）医疗损害赔偿法　医疗损害赔偿法主要是指医疗机构及其医疗人员在医疗过程中因过失，或者在法律有明确规定的情况下（无论有无过失），造成患者人身损害或者其他损害的，应该承担相应损害赔偿责任的法律。2020年5月28日，第十三届全国人大三次会议表决通过的《中华人民共和国民法典》第七编"侵权责任"中第六章对医疗损害责任相关内容作出了规定，并于2021年1月1日生效。

（二）医疗事故处理法律制度

1. 医疗事故的概念及构成要件　医疗事故，是指医疗机构及其医务人员在医疗活动中违反医疗卫生管理法律、行政法律、部门规章和诊疗护理规范、常规，过失造成患者人身损害的事故。医疗事故应当具备以下构成要件：①医疗事故的主体是医疗机构及其医务人员；②医疗事故必须发生于医疗活动中；③医疗机构及医务人员的行为具有违法性；④必须有造成患者人身损害的不良后果；⑤医疗机构及其医务人员主观上存在过失；⑥过失行为与损害结果之间必须具有因果关系。

2. 医疗事故处理的法律规定　为了科学划分医疗事故等级，正确处理医疗事故争议，保护患者和医疗机构及其医务人员的合法权益，卫生部于2002年7月31日根据《医疗事故处理条例》规定发布了《医疗事故分级标准（试行）》，自2002年9月1日起施行。

医疗事故处理活动中，应当坚持以下处理原则：①公开、公平、公正原则；②实事求是原则；③及时便民原则。

医疗事故争议的解决办法包括：①协商解决：发生医疗事故赔偿等民事责任争议，医患双方可以就医疗事故争议进行协商、谈判，从而消除争议，达成共识。当事人在自愿情况下的一种合意，对当事人具有契约上的约束力。②行政解决：发生医疗事故争议后，医患双方可以申请卫生行政部门处理；也可以就医疗事故赔偿问题，请卫生行政部门进行调解。③医疗事故赔偿争议的行政调解：医疗事故争议发生后，对已确定为医疗事故的，应医疗事故争议双方当事人请求，根据自愿和合法的原则，卫生行政部门主持对医疗事故赔偿问题进行调解，解决医疗事故赔偿争议的一种诉讼外活动。调解时，应当遵循当事人双方自愿原则，并应当依据本条例的规定计算赔偿数额。④诉讼解决发生医疗事故赔偿争议，医患双方不愿意协商解决或协商不成，也不同意由卫生行政部门来调解，或者对行政调解结果不服的，可以直接向人民法院提起诉讼，此种诉讼为医患双方之间的民事诉讼。诉讼是解决医疗事故赔偿争议的司法救济途径。

3. 医疗事故处理的法律责任

（1）行政责任　医疗事故的行政责任，是根据《医疗事故处理条例》第五十三条卫生行政部门的工作人员在处理医疗事故过程中违反本条例的规定，利用职务上的便利收受他人财物或者其他利益，滥用职权，玩忽职守，或者发现违法行为不予查处，造成严重后果的，依照刑法关于受贿罪、滥用职权罪、玩忽职守罪或者其他有关罪的规定，依法追究刑事责任；尚不够刑事处罚的，依法给予降级或者撤职的行政处分。

（2）民事责任　包括《医疗事故处理条例》中医疗事故的赔偿责任以及《中华人民共和国民法典》第七编中规定的医疗损害责任，即患者在诊疗活动中受到损害，医疗机构及其医务人员有过错的，由医疗机构承担赔偿责任。

（3）刑事责任　当卫生行政部门的工作人员、医务人员、患方人员在参与医疗实践和医疗事故处理活动中，违反法律规定，情节严重，构成犯罪时，依法追究其刑事责任。可能涉及的刑事责任主要包括：①医疗事故罪；②受贿罪、滥用职权罪、玩忽职守罪；③扰乱社会秩序罪、非法行医罪、非法进行节育手术罪等。

（三）医疗保障法律制度

1. 医疗保障制度的定义　医疗保障制度是指一个国家或地区按照保险原则为解决居民防病治病问题而筹集、分配和使用医疗保险基金的制度。它是居民医疗保健事业的有效筹资机制，是构成社会保险制度的一种比较进步的制度，也是目前世界上应用相当普遍的一种卫生费用管理模式。医疗保障是减轻群众就医负担、增进民生福祉、维护社会和谐稳定的重大制度。

2. 国外医疗保障制度类型

（1）市场主导型　以美国为例，实施以市场为导向的医疗保障体制，其医疗卫生服务的供给和需求均由市场决定。这种医疗保障制度的特点主要有：医疗保障体制私立为主，医疗消费个人为主；政府提供部分医疗保障服务和资金，负责为老、弱、病、残、贫困以及失业人口等群体提供医疗保险和社会公共卫生服务；所有医院都将"管理"与"开办"分离。

以市场为主导的医疗保障制度，优点主要体现在高效率和最大限度满足人们医疗保障需求的服务项目，但是这种以市场为导向的医疗服务，虽然能够给人们提供高效满意的服务，却不得不面临高昂的医疗费。这也导致美国人均医疗费用越来越高，国家对于医疗保障的投入也越来越高。且这种医疗保障制度的缺点是未实施全民参加医疗保险，故公平性较差。

（2）国民医疗型　实行这类医疗保障制度的主要代表国家有英国、瑞典、前苏联以及东欧一些国家等。其中，最具代表性的是英国。二战结束后，英国工党上台执政开始推行"大包大揽"的典型的国家福利政策。运用国家的税收来提供医疗服务，其中国民医疗就是一部分，规定由政府来创办并管理这些医院，医疗保障的绝大部分责任主要通过国家来承担。

这类医疗保障体系的优点主要体现在两个方面：一是政府将医疗作为一种社会福利提供给国民，并由政府来承担绝大部分的医疗费用，体现了人们公平享有医疗保障的权力。二是绝大多数的医疗设施机构为公立医院，私立医院数量较少且只对少数富裕的人提供优质的医疗保障。三是英国的医疗体制真正地做到了以预防为主，有病早预防早治疗，这在很大程度上提高了现实的效率，提高了医疗经费的使用效率。但是在具体运行过程中也存在明显不足，如医务人员工作积极性不高、国家医疗保障负担重投入多、医疗费用不断上升、国有资产流失、国民对医疗保障的满意度下降等等。

（3）社会保险型　社会保险型医疗保险制度的典型代表是德国，其医疗保险基金由社会统筹和互助共济两种方式组成。此外，日本、韩国和欧洲的一些国家也采用这种制度。这种保障制度既体现了国家统一管理又兼顾了效率与公平。

此类保障制度的主要优点表现在，一是对于失业人群由劳动部门负担其大部分医疗保险金，对于月收入低于一定限额的工人由雇主承担全部医疗保险费用；二是劳动者、企业主、国家三方共同承担筹集医疗保险金；三是医疗保险金征收标准是根据收入水平确定，高收入者多缴纳低收入者少缴纳，而保险金的再次分配与所缴纳的保险费的多少没有关系；四是在资金的使用方面，由发病率低的地区向发病率高的地区转移。此类医疗保障方式的优点显而易见，但主要不足是医疗经费支出大、经费缺口大、医疗经费使用时监管不够细致等。

（4）储蓄基金型　新加坡是该类医疗保障制度的代表，国家通过强制性措施保证公民和雇主必须缴纳公积金并在其公积金账户中单独设置一个医疗公积金账户，用以满足国民的医疗保障需求。

该类医疗保障的优点主要有：强调个人责任为基础，通过政府分担部分费用以及国家设立中央公积金共同保障好公民的就医；实施保健基金计划，政府重视公积金的投入与积累；根据法律规定，医疗保险基金的筹集主要是采用强制个人储蓄的手段。但这种制度的不足之处也是很明显的，它强调个人和雇主必须对公积金进行投入，既增加了个人的负担，又弱化了国民的消费能力；同时也增加了雇主的负担，使得国家制造业的成本上升，降低了其产品的国际竞争力。

3. 中国医疗保障制度立法探讨　近20年来，我国医疗保障事业持续快速发展，但医疗保障领域的立法却较为滞后。现行《中华人民共和国社会保险法》《中华人民共和国基本医疗卫生与健康促进法》和《社会救助暂行办法》对于医疗保障的相关规定过于原则化，使得医疗保障领域的许多实际事情无法可依。因此，医疗保障立法已经成为学界和业界普遍关注的热点问题。在党的十九大全面开启加快国家现代化进程新征程，以及全面推进依法治国方略的大背景下，医疗保障作为中国特色民生保障制度体系的重要组成部分和社会保障制度体系的主干项目，势必要加快进入法制化轨道。

医疗保障是我国社会保障体系的重要组成部分，是减轻人民群众就医负担、增进民生福祉、维护社会和谐稳定的重大民生工程。2021 年 6 月 15 日国家医保局正式向社会发布《医疗保障法（征求意见稿）》公开征求社会的意见。2022 年 5 月 6 日，全国人大常委会公布 2022 年度立法工作计划，医疗保障法被列为预备审议项目。截至目前，我国已初步建立了以基本医疗保险为主体，医疗救助为托底，补充医疗保险、商业健康保险、慈善捐赠、医疗互助共同发展的多层次医疗保障体系。党的二十大报告明确指出，社会保障体系是人民生活的安全网和社会运行的稳定器。要健全覆盖全民、统筹城乡、公平统一、安全规范、可持续的多层次社会保障体系；扩大社会保险覆盖面，健全基本养老、基本医疗保险筹资和待遇调整机制，推动基本医疗保险、失业保险、工伤保险省级统筹；促进多层次医疗保障有序衔接，完善大病保险和医疗救助制度，落实异地就医结算，建立长期护理保险制度，积极发展商业医疗保险。党的二十大报告对医疗保障工作作出了一系列新部署、提出了一系列新要求，为新时代医疗保障事业高质量发展指明了前进方向，提供了根本遵循。

（杨艳芳）

书网融合……

本章小结

题库

第十一章　临床思维

PPT

📖 学习目标

1. 掌握　诊断、治疗的思维；临床诊断中常用的思维方法；急诊概念与特点；误诊的概念与分类。

2. 熟悉　临床诊断的基本形式、治疗原则、治疗分类；急诊诊断原则、治疗思维；误诊的思维原因和避免误诊的方法。

3. 了解　诊断的概念与诊断的基本过程，诊断的程序图，临床诊断必须明确的问题，急诊思维程序及其特殊情况；误诊原因及其不良影响。

4. 学会临床思维诊断、治疗和急诊诊断知识，具备良好的临床思维能力。

⇨ 案例引导

案例　患者，女，46岁。有多年的血管神经性头痛的病史。其丈夫是有近20年临床经验的医生。患者每次头痛发作常有疲劳和精神因素等诱因，经对症治疗和休息后能缓解。一天患者在劳累后又出现头痛、头晕现象，其丈夫给其测量体温见不发热，遂按以往经验给予对症治疗。在之后的5天内病情加重，出现恶心、呕吐，并逐渐昏迷。会诊后，诊断为结核性脑膜炎。最后因确诊时间延误，治疗不及时而死亡。

讨论　有20年临床经验的丈夫为何会误诊？

第一节　临床诊断思维

诊断是认识主体（医生和护士）按照内在思维范式对客体（患者）的表现作出解释和说明，是一切临床医疗工作的前提。医生从接触患者开始，诊断的思维过程就已在进行之中，无论是询问病史、体格检查或是决定使用实验室检测、影像学检查等手段，皆受临床诊断思维的支配。

一、临床诊断思维过程

广义的诊断包括诊查、断定和验证诊断三个基本过程。

诊查就是对患者进行病史询问、体格检查和有选择地进行辅助检查，尽可能真实全面地搜集临床资料的过程。经过正规训练的医生，通常不会忽视与病情直接相关的病史和检查，甚至还需了解患者完整的背景资料，如患者的社会与家庭背景、个性特征等。这对于准确诊断疾病十分重要，在慢性病及精神心理疾病中尤其如此。

对已获得的资料进行综合分析形成结论，则是"断定"的过程。医生常常不可能等待一切资料完备后才下诊断。获得完备的资料需要时间，有些资料不到病情的一定阶段无法获得，而患者急迫地需要治疗而不允许等待，危急重症患者更是如此。依据已有资料，对病情进行假定推断，作出初步诊断非常必要。初步诊断可以引导医生追查线索，并在对症处理或试验性治疗过程中积累更多资料来修改或证实原有判断。有时，在一个诊断后面打个"问号"比画个"句号"可能使你更接近于正确结论（图 11 - 1）。

图 11 - 1　临床医生诊断程序图

任何一个诊断，不管根据多么充分而全面，分析多么合理，也只是在一定条件下对疾病过程中的某一阶段上的认识，即使是临床最后诊断，通常也只是相对的。诊断是否正确，必须通过治疗结果来验证或较长时间观察。临床上常有患者死亡乃至死后解剖都不能形成确诊意见的情况。

二、临床诊断思维内涵

受个人临床和社会经验、文化背景和综合素质的影响，每位医生的思维内涵不可能完全相同，但面对就诊者必须明确以下几个问题。

（一）就诊者的健康问题与健康需要

到医疗机构门诊就诊的居民，一般都会对医生叙述自己的主要症状，作为一个医生应首先确认其主诉是身体或生理的症状，还是心理、精神的不舒适，采取相应的问诊、体格检查以及必要的辅助检查，进而判断就诊者所提出的问题是正常情况被其疑心、敏感后放大？是亚健康状态？还是真的患病？就诊者在医生面前会有不同的需求，如有的不清楚自己是否患病，找医生确诊，有的是复诊，有的是来找医生开药，有的需要医生马上采取治疗减轻自己的痛苦。这些是就诊者的直接需求，还有潜在的需求需要医生注意，如就诊者对自身情况的知情权、对开具药物以及治疗方案的同意权、医生对自己隐私的保护等，往往医生容易忽略就诊者潜在需求的满足，而引起就诊者及其家属的不满，需要引起重视。

（二）患者疾病的属性特征

1. 疾病类型　有的疾病会带来人体器官、组织、细胞的结构的明显改变，一般称为器质性病变，如创伤、脓疮、结石逐渐长大导致肾的萎缩等，反之没有明显这些改变的疾病称为功能性病变，如原发性高血压、2 型糖尿病等。疾病是良性的还是恶性的？传统习惯上癌症或恶性肿瘤称为恶性疾病，除此之外的疾病称为良性疾病。尽管许多良性疾病的治疗难度比癌症大、治疗效果甚至比癌症还差，但民众对癌症有特别的看法，治疗手段明显有别于良性疾病且副作用大，因此在诊断过程中有必要将其置于重要的位置予以排除或确认。疾病还可以按所在的身体系统或发生部位进行分类。不同类型的疾病，发病有不同的特点，诊治上也要应用不同的方法与手段，才有可能取得比较理想的效果。

2. 疾病原因　疾病发生的原因简称病因，又称为致病因素，指作用于机体的众多因素中能引起疾病并赋予该病特征的因素。病因种类很多，至少包括：①细菌、病毒、真菌、寄生虫等生物性因素；②机械、暴力、高温和低温、异常气压、强酸或强碱、植物或食物中的毒素、噪声、辐射等理化因素；③基因及染色体异常；④在胎儿期即引起疾病的先天性因素；⑤免疫因素；⑥代谢异常；⑦精神、心理、社会因素。

3. 疾病的其他属性

（1）是否有并发症　及时就诊并得到正确处理的疾病可能不会发生并发症，没有并发症的疾病一般预后要好。如麻疹并发肺炎者，症状严重、处理困难，甚至可能致命。

（2）是否有危及生命的症状与体征　观察患者的脉搏、心率和心律、呼吸、血压、体温等生命体征，一般能判断患者是否有危及生命的疾病，从而给予相应处理。

（3）患者的功能如何　对于许多疾病还要对患者功能状况作出其评价，其直接关系到患者是否能承受治疗、应该给予何样医疗照护等。不同的疾病有各自的功能状况评价标准，在以后的临床实践中将会学到这些内容。

4. 疾病的检查与治疗

（1）辅助检查是否必要可行　每个患者都要获取其全部信息，既无必要也无可能。在何范围内采集信息取决于临床医生的经验和智慧。辅助检查必须依据患者症状体征加以选择，且要考虑到患者经济承受能力。原则上，能够用简单廉价的检查解决问题的，不应用复杂昂贵的检查。患者情况不允许时，即使必要的检查也应慎重考虑。

（2）检查结果与临床印象是否矛盾　当检查结果与临床印象相矛盾时，应重新审视所掌握的病史资料是否系统完整，重要的体征是否遗漏，原有临床判断是否正确。如果确信这些都没有问题，则需要对辅助检查表示怀疑，及时与相关科室的医生联系。无法达成共识时，则需要其他检查来予以论证或在治疗、随访过程中进一步观察。

（3）疾病治疗结果是否支持诊断　当现有检查结果不能支持疾病诊断，医生不能完全断定病情的情况下，可以按照经验和推理判断进行诊断性治疗，帮助医生证明其对病情的判断是否正确。简单地说，就是不能确诊的情况下进行的试验性治疗。

三、临床诊断思维模式

临床医学的艺术性决定了临床诊断思维具有丰富多彩的特征，而临床医学的科学性特征也决定了临床实践中有很多行之有效的诊断思维模式。

1. 程序诊断思维模式　在临床实践中需要根据病情思考并回答一系列问题，然后根据临床检查证据进行确诊性或排除性诊断，图11-2列出了基本诊断思维程序。

图 11-2　水肿的临床诊断思维程序

2. 归缩诊断思维模式　尽管疾病的种类多种多样，成千上万，但医生在面对患者的健康问题时，应首先考虑常见病、多发病，在排除常见病、多发病以后再去考虑发病稀少的疑难疾病，不断缩小诊查范围，此即为归缩诊断思维。如城市新区的全科医生，儿童是其主要患者群体，儿童发热、高热的常见的病毒性上呼吸道感染、扁桃炎、胃肠炎等引起。如果家长以发热为主要表现带儿童就诊，全科医生则要先考虑这些儿童的常见健康问题，然后再考虑其他病毒、细菌引起的发热。

3. 目录诊断思维模式　在疾病的诊断治疗规范中，某一个疾病会再进行细分，如急性非淋巴细胞白血病可分为 8 型，每型都有其诊断标准；在中医对高血压的诊治中，也常把高血压分为肝火上炎型、阴虚阳亢型、痰浊内蕴型、瘀血内阻型、冲任失调型等。对疾病不同分型的诊断需要医生按诊疗规范中的目录把所有诊断标准记忆、理解并掌握好，然后根据采集到患者信息进行逐个对照，结合其他方法确定疾病的类型，此即目录诊断法。

4. 除外诊断思维模式　除外诊断就是不断利用有限的准确的患者信息排除可能的疾病种类进而确定正确的疾病种类的过程。其除常用与疑难疾病的确诊外，还常用于急诊中，如面对晚上以腹部疼痛、恶心为主诉来医院的年轻女性就诊者，医生应首先排除宫外孕的可能，有类似症状的还有阑尾炎、胃穿孔、腹部疝气、肠梗阻等，都必须用排除法尽快确诊进行快速治疗，否则造成延误会导致患者失去生命。

四、临床诊断的基本形式和方法

（一）临床诊断的基本形式

通过全面收集资料和综合分析，最终形成的临床诊断有四种基本形式。

1. 病因诊断（pathogenic diagnosis）　病因决定着疾病性质，病因诊断能明确提出致病的主要因素和阐明本质的疾病名称，如风湿性心脏病的病因是链球菌感染及其后遗症，结核性脑炎的病因是结核菌感染，血友病的病因是凝血因子缺乏等，这样的诊断对疾病的发展、转归、预防和治疗有重要的指导价值。对病因尚不明确的疾病可用另外的方式表示，如克山病、大骨节病、再生障碍性贫血。

2. 病理形态学诊断（pathomorphological diagnosis）　严格来说，通过组织病理学或细胞学检查才能作出病理形态学诊断。其能对病变的部位、性质、组织形态改变或细胞水平的病变提出明确的结论。当然，病理形态学诊断也可通过询问病史、体格检查、各种辅助检查等间接作出判断，如肝硬化、胸膜炎、脑血栓形成、急性肾小球肾炎。

3. 病理生理学诊断（pathophysiological diagnosis）　诊断疾病不仅要明确病因及病理形态改变，还要明确病变发生机制及所引起的功能变化、机体的反应。这种对疾病发生发展规律的认识即病理生理学诊断。有些疾病的形态改变并不十分明显，而主要表现为功能性改变或机体代谢方面的变化，如意识障碍、心功能不全等。

4. 综合诊断　诊断应该尽可能为治疗提供详尽信息，如酒精中毒性肝硬化，就包含了病因、解剖及病理生理诊断，治疗措施则随之相应提出。

5. 临时诊断　许多情况下，上述诊断难以在短时间内建立，则只能形成一个暂时的印象诊断。例如临床上最常见的"发热待查"，病因不明，病理生理学改变不明显，更不可能形成病理形态学诊断。在对症处理后诊断有可能明确，也完全有可能在症状消失或恶化后还是不能明确诊断。这是因为医学对疾病的本质还没有完全认识，企望对所有疾病都做到明确诊断是不现实的。

（二）临床诊断方法

1. 病史采集　问诊法是有艺术的，不是机械的。思维的表达应从问病史、和患者交谈开始，思维点应创造宽松和谐与关心的气氛，以使患者能充分的陈述病情。病史陈述应允许患者畅谈，以满足患者对医生信任的心理；但又不是任意地谈，医生应不失时机地、亲切地谈话，使病史的陈述能紧紧围着有利于诊断进行，减少那些与诊断治疗无关的谈话。理顺琐碎零乱的叙述，并不断权衡陈述病史中的轻重主次，这又是采集病史的思维点。病史陈述过程应是不断地向诊断靠拢的过程，有价值部分应不厌其细，权其重。如对于一例慢性疾病，提倡"马鞍型"问诊法：第一个权重点应是起病诱因、时间、主要症状；第二个权重点应是本次就诊的原因和目的，也就是问出两个高潮，两个高潮点之间要用概括的询问，表达出疾病过程中的变化和衔接。急性疾病提倡逐步升级问诊法，把疾病的发生、发展直到就诊，一口气问到高潮。针对不同疾病采取不同问诊法又是一个思维点。询问是不能无止境的，询问的截断点，也是一个思维点，应以达到初步建立了诊断或明确了下一步目标为目的。总之问诊的全过程，始终贯穿着归纳、整理、分析和思维。

2. 体格检查 体格检查是医生运用自己感官、手法或借助传统辅助工具（如听诊器、血压计、温度计、叩诊锤、压舌板等），对患者进行细致观察与系统检查，找出机体正常或异常征象，其主要方法有视诊、触诊、叩诊、听诊、嗅诊，骨科、神经科等专科检查中还有一些特别手法。体格检查所发现的问题称为体征。

3. 必要的辅助检查 通常包括实验室检查、影像学检查、内镜检查、病理学检查，还有其他特殊检查，如心电图、心音图、脑电图、肌电图、肺功能等检查。实验室检查是指通过物理学、化学和生物学等实验室方法，对患者的血液、体液、分泌物、排泄物等进行检查，为临床诊断、治疗提供直接和间接依据。影像学检查一般包括普通 X 线、CT、MRI、DSA、核素检查、PET－CT 和超声检查。内镜检查是通过光学装置，对深部或与外部相通的器官进行直接观察。依据其用途不同，有鼻咽镜、喉镜、食管镜、支气管镜、胃镜、纵隔镜、结肠镜、直肠镜、腹腔镜等。病理检查包括组织病理学检查和细胞病理学检查，后者依据标本的来源不同，尚可再分为脱落细胞学检查和针吸细胞学检查。

伴随着科学技术的发展，不断有更高水平的检测手段涌现，这无疑为更深刻的认识疾病，提供病史、查体所不能提供的信息，甚至是对诊断有绝对肯定价值的信息，起到了进一步验证的作用，大大地推动了临床医学的发展。但需要注意的是，对任何检验结果的判定，都要结合临床表现全面分析，切不可单凭一个所见，轻率地做出肯定或否定的判断，更不可用辅助检查代替医生的思维。

（三）临床诊断常用思维方法

诊断的思维方法是医生正确、简捷认识疾病本质的桥梁。弄清所获病情材料的主要、次要，对可疑材料进行复查、核实，然后将核实的主要材料加以综合分析，理出它们之间的相互关系，进一步推测病变的部位、性质、原因，为建立诊断打好基础，这是诊断的全过程。在这个过程中，医生通常借助下述几种逻辑思维方法做出诊断。

1. 类比诊断法 类比，就是通过对两个被研究对象的比较，发现他们之间的相似属性或内在联系，把对其中某一个对象已有的认识推移到另一个对象中去，从而得出关于后者的新结论的一种逻辑思维方法。这种方法具体运用到诊断疾病中即类比诊断法。医生在诊断过程中，把新接触到的病例与既往诊治过的旧病例相比较找出它们的相似之处，从而对新病例做出诊断。类比诊断法具有直接、简捷做出诊断的优点，常见病、多发病、地方病、症状体征典型的疾病诊断常用此法，尤其对危重症的诊断更具有重要意义。但该法也有其不足之处，即只注意到事物的相似性，忽视了差异性。而相似未必就是本质上的相似。例如，临床上会遇到"同病异症""异病同症"这些特殊情况。如心肌梗死发作酷似胆石症；发热、肝肿瘤、超声波见液平段，可以是细菌性肝脓肿，也可以为阿米巴肝脓肿表现。因此，类比法做出的结论不一定十分准确。运用该法诊断时要注意：①应选择典型病例作类比对象；②要注意寻找事物间的差异性；③两个类比的属性必须是反映必然联系的本质属性，而不是表面现象的类比。

2. 假设诊断法 假设是根据已知的理论和事实，对未知的现象及其规律性做出的一种假定性说明。

假设诊断，即通常说的推测性诊断。当遇一患者其临床资料尚不充足时，先形成假设诊断，然后有目的地在观察病情中，作有关的资料补充（包括辅助检查），最后达到确诊，这一过程就是运用假设诊断法。假设诊断不是确定诊断，但它可以启发思维能力，为医生指明诊断方向，加速判断推理过程，使之尽快作出确诊。进行假设诊断，必须掌握"择优原则"，即在多个假设中，优先选择具有可检性高的假设（也就是科学性高的假设）、时空概率高的假设（不同疾病在特定的地区、季节发病率高）、人群概率高的假设（同一疾病在不同种族、性别、年龄的人群中发病率不同）、危险率高的假设（长期暴露在某些危险因素下容易患病）和解释力强的假设（能用一种诊断统一解释患者全部或主要临床表现）。假设诊断，必须以事实为基础，以丰富的医学理论和经验为指导，是一种科学的思维形式。

3. 演绎诊断法 演绎是从一般原理推导出个别结论的一种逻辑思维形式。演绎诊断法，就是医生以某一疾病的诊断标准为基础，以新病例的临床征象为依据，进行逻辑推理。如果新病例的征象与诊断标准相仿，那就可以推论出该患者的诊断结论。演绎诊断法建立在归纳法基础之上。因此，归纳而建立的诊断标准必须反映疾病的本质和特征。但疾病又是复杂的，人们认识疾病的本质受知识、科学技术等主客观因素的影响和制约。所以，还不可能对每个疾病都提出完整、准确的诊断标准，这就使演绎诊断法应用有一定局限性。

4. 排除诊断法 当疾病处于发病初期或复杂的疾病或不典型的病例而无法找到可确诊的"特殊病症"时，就可根据现有的资料，抓住一个主要症状，或先将几个重要病症组成一个综合征，提出一组临床表现相似的疾病，然后在分析、比较中依次排除其他疾病，间接地肯定某一种疾病的存在。尽管排除诊断法在临床应用上相当广泛，但这种推理形式本身就要求医生具备丰富的医学知识，并掌握逻辑思维的基本原则。

上述四种是常见的诊断方法，其他还有如治疗诊断法、病变部位－病变性质－病因确定的层次分析法等。诊断能力的提高在于实践中的应用，诊断思维方法正确与否，也需靠临床实践的检验。

五、误诊与临床思维

误诊必然导致误治，出现用药不合理、增加药物毒副作用、治疗结果不理想、患者辗转就医、增加经济负担，甚至可能造成更严重的不良后果，增加患者精神压力。误诊直接影响医疗服务质量，导致医疗纠纷，造成不良的社会舆论。临床工作中不仅要正视误诊的存在，而且应充分认识导致误诊的原因，尽量避免其发生。

（一）误诊的概念与分类

1. 误诊的概念 误诊，就是在临床工作中对疾病作出错误诊断或未能全面诊断的现象。误诊是临床普遍存在的现象，可以说，有诊断，就有误诊发生的可能。它影响医疗治疗，妨碍患者健康的恢复，甚至可能危及生命，是临床上造成医疗事故、医疗差错和医疗纠纷的主要原因之一。随着医学的发展，各种先进的现代化检查设备与仪器广泛应用于临床，诊断方法和手段有了很大提高，但临床上误诊仍然十分严重，诊断手段的提高与误诊率的下降不成正比。研究并重视误诊问题，可以提高治愈率，降低死亡率，提高患者的生活质量。

2. 误诊的分类 结合临床上比较通用的分类，并根据误诊性质和程度的不同，将误诊分为五个类型。

（1）诊断错误 诊断错误包括完全漏诊和完全误诊。完全漏诊和完全误诊有两种情况。一种是把有病诊断为无病，称为完全漏诊；把无病诊断为有病，称为完全误诊。另一种是把甲病诊断为乙病，甲病被完全漏诊；乙病则是被完全误诊。

（2）延误诊断 各种原因所致诊断时间延长。由于时间拖延得太久，在拟诊过程中选择的治疗方法不利于康复，有时甚至导致疾病恶化，到最后确诊时已丧失了有效治疗时机，称为延误诊断。延误诊断的时间有长有短，短则几天，长则数月，甚至数年。因此确定是否为延误诊断，不应以时间长短为标准，应以导致疾病的转归为标准。

（3）漏诊诊断　指因各种原因引起的诊断不完全。如患者同时患有多种疾病，临床上表现出多种症状和体征，而医生只对其一种或几种疾病作出了诊断，并给予相应治疗，遗漏了同时存在的其他疾病，这就是漏诊诊断。有时只对次要疾病进行诊断，而遗漏了占主导地位的疾病。还有，患者因某一种诊断明确的疾病住院，在观察治疗过程中又发生了新的疾病或产生了并发症，医护人员未能及时发现导致诊断延误，也属于漏诊诊断。

（4）病因判断错误　对疾病的病变部位和性质以及疾病名称作出了正确的诊断，但对其病因作出了错误判断。临床上，病因诊断对疾病的治疗和预防具有重要意义，病因不明会严重影响治疗效果。

（5）疾病性质判断错误　对疾病的部位和病因作出了正确的诊断，但对病变具备的病理变化作出了错误判断。由于对病变性质判断不符合实际，选择了不恰当治疗方法，会对患者造成不良后果。

诊断目的在于确定疾病本质，并据此选择有针对性的治疗措施，使病情向好的方向转化，因此不仅应把不正确的诊断看作是错误的，而且要把不及时、不全面的诊断也看作是错误的。

（二）误诊产生的原因

在临床工作中产生误诊的原因有很多，大致可将其分为患者因素、医生因素、护理因素、临床因素、辅助检查因素和社会因素。

1. 患者因素

（1）就诊动机不同　在医生面前的就医者虽然是就诊看病，但不同人有不同的文化、社会和家庭背景，在就诊时，其心态、愿望、目的也不尽相同，因此他们在对自身疾病的陈述上会自觉不自觉地表现出一定的目的性。这种自身的主观性会影响病史和症状的真实性及体征检查的正确性，严重干扰医生的思维和判断，造成误诊。故意隐瞒病史，如未婚的妊娠女子，由于不提供或根本否认性生活史及停经史，医生就可能把正常妊娠误诊为包块。有意夸大病情，如工伤或人际纠纷致伤者，为提高伤残等级等，患者本人或家属常歪曲病史，夸大或编造伤情。讳疾忌医，有人因经济困难，有人怕影响工作，就医时把病情说得轻些，以少花钱或不住院，而使医生丧失警惕，增加误诊可能性。求医心切，因病情危重而被迫转院的患者在到达新的就诊医院时，患者和家属因担心讲实情会被拒收或想要及时入院治疗，会有意隐瞒在其他医院做过的检查和治疗。医生在临床上对某些拟诊的患者采取试验性治疗进而确定诊断，而如果患者不相信医生，或有医疗以外的目的，不配合治疗，甚至不吃所给的药物，造成医生的错误判断。精神因素的制约，对疾病忧愁、恐惧，甚至悲观失望者，可能使小病变成大病，使本来正确的治疗难以取得预期效果，而医生会因此怀疑自己的判断从而导致误诊。

（2）个体对疾病感受不同　同一种疾病发生在不同患者身上，他们对疾病的感受和体验是不同的，即使有相似体验，由于文化程度不同以及语言表达能力不同，向医生陈述病情的准性也会出现明显差异，如果医生没有注意，不进行客观分析，就可能造成误诊。不同年龄的人对疾病的感受不一样，如年轻人比老年人更敏感，老年人因感觉能力下降，疾病体征常比较隐匿，同时可能表达散乱，准确性差。不同体质、不同心理状态的患者对疾病的感受也不一样。

（3）医学知识缺乏　医学知识缺乏会造成患者就医时带有盲目性，其症状和体征最突出的部位，不一定与疾病部位完全一致，如果医生也把思维局限在突出症状和体征的局部，就可能发生误诊。

2. 医生因素

（1）医生的基本素质　医生的仪表往往先入为主，具有第一印象的作用，进而影响患者信任，如患者会对不修边幅、胡子拉碴的医生产生失望和不信任感，进而对医生有所隐瞒，造成误导。医生的性格对患者影响很大，耐心听取患者倾诉的医生容易赢得患者信任，而性格傲慢又主观臆断的医生，会对文化程度低、理解能力和表达能力弱的患者不耐烦甚至轻蔑，会对病情未作深入分析就武断作出诊断结论，可能导致误诊。而医生的表情、语言的运用不当都会造成患者信息获取不全面、不真实，进而导致误诊。

（2）医生的感知能力　医生的感知能力正常，能把正确的符合患者实际情况的信息传递到大脑中去，对确立正确诊断有益；相反，如果所感知的信息错误、不全面，不是患者的本质反映，把错误的信息传递到大脑中去，会得出错误的、与实际病情不符的诊断结论。由于先天素质不同、医学训练情况不同、社会实践情况不同，不同医生之间的感知能力有很大差异。不同的身体状况也直接影响医生的感知能力，如长时间超负荷工作、经常加班或夜班，会降低医生的感知能力，导致误诊增加。不同的心理状态对医生的感知能力也会有不同的影响，如失恋、离婚、孩子的行为问题、家人去世、职称没有顺利晋升等负性事件都可能降低医生的感知能力，导致误诊增加。

（3）医生的医学理论知识与经验　临床上的诊断是医生科学运用已有的理论和经验具体地认识患者某一疾病的过程。诊断需要医生对患者进行观察，而任何形式的观察又总是渗透着自己的理论知识和实践经验。对同样一种疾病，知识和经验不同的医生会作出不同的诊断。只有理论知识和实践经验都丰富的医生，才能作出正确诊断。而对于理论上既缺乏了解，又没有实践经验的医生，即使疾病的症状体征典型，也难以作出正确诊断，更不用说对于症状体征不典型、临床表现复杂的病例了。已有经验理论可直接指导医生对病史信息的采集和选择，影响对诊断信息分析的着眼点和注意力，有经验的医生能从零散资料中取得能够反映疾病本质的有用部分，为正确诊断奠定基础。如患者以咽痛为主要表现而就诊时，可能会诊断为慢性咽炎，实际上咽痛也可能是心肌梗死的非典型体征。如果接诊者是一位有丰富经验的心血管病专家，当发现同样的咽痛时，就可能会立刻注意到咽痛的时间特点及疼痛性质，并很快把咽痛与心肌梗死联系起来进行系统检查。医生的理论知识和实践经验直接影响到对病史信息的采集、辅助检查项目的选择和观察结果的评价，也制约着诊断过程中的思维方法。如果患者新发疾病是医学上极为罕见的疾病，医生在临床上尚未实践过，又缺乏此方面的理论知识，则难免发生误诊。

（4）医生的服务态度　有些疾病的误诊不是由于疾病本身的复杂性，也不是由于医生技术水平不高，而是由于医生的服务态度造成的。在诊断过程中，因为医生的粗心大意造成的误诊在误诊的病例中占有很大比例。粗心大意者往往表现为问诊不详细、体格检查不认真、收集病史信息不全面，仅凭有限资料得出诊断结论。目中无人，骄傲自满，自以为是导致误诊者也不罕见。也有贪便偷懒导致误诊的病例，如医生在诊断时已觉察到还有某些疾病不能完全排除，或现有诊断尚存疑问或还需要作一些必要检查和试验，但由于主观上怕麻烦或客观上工作忙等，常以"暂时观察"为名或抱有"大概不会"的侥幸心理，而省略了应当作的检查项目，就可能因诊断未确定，所选择的治疗方法无效，延误治疗造成不良后果。此外，医生的不良情感体验、不良作风以及医德问题，都会使误诊的可能性提高。

3. 护理因素　护士处在医疗服务第一线，直接参加抢救急、危、重症患者，进行各种治疗护理，因而更了解患者实际情况。护士认真观察病情，可及时准确发现患者病情变化，为医生及早作出正确诊断提供依据，反之则可能延误诊断。护士技术水平差、粗心大意、责任心不强、弄虚作假，都会造成医生误诊。

4. 临床因素　误诊最重要、最复杂的原因还是临床因素。疾病的临床表现非常复杂，常出现疾病表现与本质不一致的情况，疾病表现中的假象，疾病表现的不稳定性和动态性，以及多种疾病表现共存，不同疾病的类似表现，疾病真假表现的交叉和互相掩盖，出现互相矛盾的疾病表现，疾病体征的隐匿以及不典型，都增加诊断难度，提高了误诊可能性。未明确诊断时用药会掩盖疾病症状，临床用药不当会改变疾病典型表现以及并发新的疾病，也会导致误诊发生。

5. 辅助检查　辅助检查是诊断过程中不可缺少的措施。但若不能正确选择和使用种类繁多的辅助检查，或不能正确对待辅助检查结果，会形成认识疾病本质的障碍，造成误诊。因此应对辅助检查的局限性有充分认识，辅助检查有可能出现假阳性和假阴性，每项辅助检查都有一定的正确诊断率，因此必须结合多种检查结果、病史以及具体临床表现进行具体分析。

医学的发展明显受到社会科学文化总体发展水平的影响。人们对疾病的认识，也受社会发展水平的制约，因此，从总体上讲，误诊也有其一定的社会原因。如经济水平落后的地区高水平医生流失、不能吸引高学历人才、先进医疗设备缺乏、医院的医际关系不良、管理制度不合理都会造成误诊发生。

（三）容易导致误诊的思维习惯

误诊的原因虽然是多方面的，但就医生自身而言，最重要的是思维方法上的偏差。因此，加强临床思维方法训练，及时纠正和克服错误的思维倾向，是减少和避免误诊的重要途径。此处重点介绍几种常见的容易发生误诊的思维倾向。

1. 固守于局部　临床专科的形成与发展的一个方面，导致医生长期分割孤立地研究某一系统疾病，经常接触的都是比较熟悉的专科疾病，容易在认识疾病的过程中形成一种惯性（即比较重视局部，易忽视整体及机体各系统之间的相互联系）。当医生接触患者时，特别是患者又具有自己专科疾病的症状和体征时，就容易把思维局限于专科局部，表现为习惯于用局部的变化去解释面临的疾病现象，形成顾局部失整体的思维倾向，简称为固守局部。此种思维倾向一旦形成，会成为正确认识疾病的障碍，为误诊的重要原因之一。

2. 拘泥于表面现象　现象在很大程度上反映事物的本质。医生在认识疾病的过程中，往往可以通过对疾病现象的分析研究而捕捉其本质。因此，在获得某些方面经验体会之后，当再次遇到同类现象时，就会不自觉地重复过去的经验体会，满足于已知现象，不再进行深入研究，从而形成一种拘泥于现象的思维倾向，就容易出现误诊。

以结肠癌为例，临床上结肠癌以腹泻黏液样便、便血、排便不畅和里急后重等为主要表现，与慢性肠炎、细菌性痢疾、胃肠功能紊乱的症状有共同之处。当出现上述症状时，患者本人，特别是医生，容易忽视结肠癌。据统计，60%的患者在就诊前其症状已持续1年之久，仅有20%的患者在出现症状之后3个月内就医，而且多数患者在确诊前已有多次求医的历史，但医生往往仅根据表面现象而误诊为其他疾病，这就是拘泥于现象的结果。

对于老年人脑出血诊断，有长期高血压病史，因情绪激动而突然出现偏瘫、失语、昏迷，查脑脊液为血性，脑脊液压力增高，于是可立即作出脑出血的诊断。但临床上还有另外一种情况，即同样是老年患者，有类似的病史，但仅表现为偏瘫，言语略微含混不清，而意识清楚，甚至脑脊液清亮。这些现象与脑出血的典型体征不很一致，如果诊断为脑出血，似乎依据不充分。后经证实，此例老年患者为囊外侧型脑出血。由此可见，现象虽然是本质的反映，但又不能完全代表本质。它所反映的也可能仅仅是本质的某一个或某些侧面。因此，医生在诊断疾病时，不能仅根据疾病的某些特征，将固定的模式套用于所有的疾病及每个患者，而应对针对具体患者的具体情况作具体分析。

3. 迷信于仪器检查　作为医生，在运用检查仪器和检测方法的同时，应当清醒地看到，仪器和检测方法只能起到辅助作用，不能代替一切，不能迷信仪器和检测方法。临床上已出现过分依赖仪器和检测方法的趋势，而且现代化仪器和检测方法越多，对仪器检查的迷信似乎越明显。应当认识到，任何仪器和检测方法，都只是医生观察器官的延伸，它不可能也无法取代大脑思维。仪器和检测结果只是相对的，受操作者技术和操作方法、试剂纯度、样本采取时间、部位以及患者个体特点等因素的影响，即使同样功能的仪器和检测方法，得出的结果也会存在一定差异。检查者的专业知识与理论水平、思维方法和所遵循的检验标准也会直接影响结果。另外，任何辅助检查的结果都有一定数量的假阳性与假阴性。

如肝癌患者甲胎蛋白检查结果大多数呈阳性，但某些胆管细胞型肝癌患者却出现阴性结果。任何仪器和检测手段所提供的结果都不是绝对的，它虽能为医生提供有力的诊断依据，但不能代替医生对病史的调查分析、观察和体格检查，更不能代替其临床思维。

4. 静态思维　医生一旦根据主诉及症状体征对某种疾病形成了初步的诊断（拟诊）后，在分析症状和体征时始终围绕着初步诊断，在选择辅助检查项目时也服从于初步诊断，对初诊意见坚信不疑，即使发现病情有了新变化，仍不愿更改已有诊断，有时甚至听不进他人正确意见。此种一成不变的静态模式也是酿成误诊的一个重要原因。

5. 思维定式　思维定式指人们在认识事物时由一定的心理活动所形成的某种准备状态，影响或决定同类的后继心理活动的趋势或现象。思维定式可使人们按照一种固定的倾向反映现实，从而表现出心理活动的趋向性和专注性。临床工作中，由于经常接触和处理某些疾病而积累了一些经验体会以后，当再次遇到同类的或相似的疾病现象时，医生就会把思维束缚在以往熟悉的狭小范围内。这样就会阻碍其诊断思维的开拓，往往轻易地去重复过去经验的老路，而对一些比较生疏的疾病现象视而不见，从而导致误诊的发生。

6. 主观臆断　主观臆断是主观主义在临床诊断过程中思维方法上的反映。具有此种思维倾向的医生，在诊断具体患者时，不是从实际出发，而是从主观愿望或某种偏见出发。在面对患者具体临床表现时，往往只看局部，不看整体，常把事物对立统一的两个方面对立起来，而不是全面地去把握疾病变化的本质。对患者症状、体征的观察，常常是过多地注意表面现象，或把现象与本质等同起来，而不是通过对现象的分析研究去把握本质。另外，持有主观臆断思维倾向的医生往往表现为拘泥于自己狭隘的经验，沾沾自喜于一己之见，盲目夸大经验的重要性，把有限的经验和体会套用于所有患者，甚至用经验去代替必要的临床观察和理论思考。用这种思维方法去诊断疾病，难免发生误诊。

7. 满足于已知　在临床诊断过程中，许多复杂的疾病现象、不典型的症状体征以及缺乏特殊意义的化验结果和一些罕见的、尚未认识的疾病，常是医生作出诊断的障碍。但是，还有另外一些不大被人们注意的障碍，就是人们在一定程度上已经形成的理论认识。这种障碍的危害性有时更大、更隐蔽。因为未认识的障碍会不断地促使人们去思考研究，逐步认识；而自认为已经确定了的东西，则会对其放松警惕，放弃继续研究的思想准备。两者相比，后者的危害性可能更大。临床医生通过对某些症状体征的分析，一旦确立了某种诊断，投入了治疗，就容易满足起来，会放松对诊断的继续思考，常在病情发生了明显变化时方才发现原来的诊断是错误的或不全面的，但误诊已经形成。如颅内占位性病变或肾脏病患者，发生视网膜视乳头水肿，出现视力模糊，而就诊于眼科时，眼科医生可能仅满足于"中心性视网膜炎""视网膜病变"的诊断，不再继续追踪其原因；对肺癌或结核合并感染的患者仅满足于"炎症"诊断而给予抗炎治疗等，都是这种思维倾向的结果。

8. 习惯于经验　正确的经验是临床医生的财富，但经验不是万能的，有其两面性。临床上，即使经验再丰富的医生，也不能用经验代替理论思维，因为经验与理论思维是关系密切但又相对独立的两个环节。有了某些经验，如果不能正确地运用和看待，过分地依赖经验，忽视科学的理论思维，就有可能因为经验而误诊。

（四）避免误诊的方法

误诊是医生对疾病本质的一种错误认识的反映。临床诊断过程始终涉及大量的认识论问题，这里主要介绍与误诊有关的认识论问题。

1. 树立"一切为了患者"的思想　这是医务工作者的神圣使命和最高宗旨，也是实行人道主义的最起码的准则。为避免误诊，每个医务工作者，必须具备：救死扶伤的使命感，白衣天使的基本素质，高尚的情操，良好的道德风范，严谨的医疗作风，认真求实的工作态度。如此，不仅不会发生调查失误，处理拖延，而且还会最大程度地激励医务工作者发挥才智，刻苦钻研，掌握过硬的本领，并抵制不良风气的侵蚀。

2. 仔细观察　观察是取得感性认识的根本途径，是获得正确认识的起点。临床上，虽然病史具有指导观察和指引思维的作用，但正确的诊断、治疗不能满足于已收集到的病史，它还依赖于对患者症状、体征及其治疗反应的观察，观察是对病史收集的检验和补充，观察贯穿于诊断、治疗的全过程，是避免误诊的基本方法。

（1）观察必须客观而具体　观察时不能附加任何主观成分，必须摒除想当然的认识观点，才能使认识与客观实际相一致，这是由临床医疗特点所决定的。因为许多疾病的表现，既有一定的共性，又有独特的个性；且临床上存在大量的同症异病和同病异症现象，所以要求医生对患者客观地、一个一个地观察。

（2）观察必须系统而全面　由于疾病的复杂性，要求医生对患者的观察必须是全面系统和多方面多层次的，这样的观察才能弥补客观条件限制所造成的局限性。疾病是不断发展变化的，疾病的不同阶段会出现不同的特征，各种疾病的表现既有连续性又有阶段性，因此观察也必须系统而全面。

（3）观察尚需借助检查仪器　避免误诊还要及时地应用现代化的科学仪器，以使观察客观化、定量化，这是现代临床医生获得正确认识的重要途径之一，它可帮助医生避免原始感官系统观察的片面性和主观性。

（4）观察还有审查、验证的含义　在诊断疾病时，如果医生只知道询问病史，完全听信患者的主诉，而不去认真地审查验证其主诉的真伪，也会造成误诊。

3. 多方询问　要认识疾病本质，除了认真观察之外，还要询问。询问是采集病史最主要的方法，它贯穿于临床工作的始终。面对具体患者，需认真询问患者及其家属，对导致疾病发生的原因、诱因和演变过程等，进行详细全面的了解，询问得越全面、越细致，对诊断越有利。询问过程中，要对患者陈述的琐碎、凌乱、缺乏条理的内容进行迅速的分析判断，权衡轻重主次，并综合整理，对正确诊断有重要意义。询问要按诊疗规范进行，排除主观因素干扰。询问时，要把与患者有关和无关的病史全部询问出来，有关的病史可以与症状体征相联系以验证真伪，无关的病史则能帮助医生开拓思路，排除其他疾病。单纯地围绕症状体征去追问病史，往往会把诊断的思路局限在十分窄小的范围内。

4. 追本溯源　把患者所患疾病的病因、诱因以及所表现的症状、体征彻底弄清楚，也就是说，对每个疾病现象要既知其然，又要知其所以然，有刨根问底的精神，永远不能只满足于已有的认识，这种认识方法称追本溯源法。追本溯源有利于减少或避免误诊。在临床诊断时，医生通过自己的感官最先接触的多半是疾病的现象（如患者体温、脉搏、血压、白细胞计数等的变化），而不是疾病本质。要明确认识本质，就必须通过现象深入本质。所以，无论是常见病，还是疑难病，在认识方法上都应当力求追本溯源，不能轻易满足于已知的症状体征。

5. 亲识其症　亲识，即亲自实践，正确的认识来源于实践，并随实践的不断深入而深化。临床医学的一个重要特点就是实践性强。因此，医生只有经过亲身临床实践，才能有正确的临床思维，对患者所表现出来的症状、体征只有亲识才能减少误诊。临床上，要正确地认识疾病，对一定范围内的疾病作出符合实际的诊断，首先需要掌握大量的医学基础理论知识。单纯地学好这些并不能成为一名优秀的医生，还需要通过实践把理论变成对疾病的认识。对理论知识、别人的经验不能照抄照搬，必须经过实践、观察（亲识），加以印证或改造，才能成为自己的认识，才能运用自如。亲识其症既是诊断过程中必须遵循的认识方法，也是全面提高工作能力和学术水平的必由之路。

6. 治多知悉　一个医生能否在诊断过程中面对具体患者时最大限度地减少误诊，关键在于能否进行有效的病史询问和体格检查，正确地选择和应用辅助手段以及对各项检查结果进行正确分析和判断。

要准确完成诊断的一系列工作，一靠知识，二靠实践，三靠经验，而经验的取得则依靠师传和通过实践对理论的再认识。师传之后仍然要由自己去实践。因此，实践最为重要，而且实践越多越好，因为实践多才能知之悉。有经验的医生，其准确的判断能力就是靠大量的治疗经历得来的。这就是治多知悉。

7. 勤于思考　许多医生具有丰富的理论知识但实践得少，诊断正确率也未能提高，误诊现象时有发生。而有些医生有扎实的理论基础，实践的机会也不少，但仍会出现不应有的误诊，甚至长期从事医疗实践而无收益，没有形成自己的经验理论，这就是不善于思考的缘故。思考，实际上贯穿于临床诊疗工作的全过程，对前人的经验理论，需要结合临床实践进行思考才能更好掌握，吸取精华；对别人的意见和见解，既不能拒不接受，也不能人云亦云，需要自己去思考；对具体患者，诊断、治疗的各个环节更离不开思考。是否勤于思考，是一个工作态度的问题，也是一个认识方法问题。不勤于思考的人，容易满足于已知的现象，不再继续深究；而勤于思考者不会满足于现状，总是把注意力放在病情变化中的疑点上，力争推理正确，诊断符合实际，在采取诊断、治疗的每一步之前都反复思考。有这种认识方法的医生当然容易使自己的认识完整全面，符合客观实际，因而会减少误诊的发生。

8. 健全"各项医疗管理"的制度　不少误诊绝不是单纯由医生造成的，在某种程度上讲，主要是由于医院管理存在问题造成的。是否树立了"以患者为中心"的思想，是否有危重抢救和管理制度，是否有差错事故的处理制度，是否有协调科室间合作的制度等与误诊相关。无疑健全和落实各项规章制度，同样是减少误诊的重要环节。

第二节　临床急诊思维

一、急诊概念与特点

（一）急诊概念

急诊是对病情紧急、可能危及生命的患者实施紧急诊断与救治，提供全面、紧急和快速的医疗服务，以最大努力减少或避免死亡和伤残的发生。急诊医学是专门研究急诊救治的学科，也是一个专门的临床学科。急诊科是对急诊患者提供专业急救诊疗服务的临床科室，保障急诊患者能在最快时间内得到专业、科学的救治。

（二）急诊特点

1. 疾病发生的突然性　疾病的发生突然，快而迅速，此时去医院的患者往往到急诊科就诊。小儿的上呼吸道感染、扁桃体炎，会使体温短时间内迅速升高，尤其在季节交替时，晚上医院急诊科往往挤满了发热的儿童与家属。而心肌梗死、脑出血、脑栓塞、交通事故导致的骨折等严重损伤也往往突然发生，是急诊科常见的病种。

2. 患者流量的不均匀性　急诊患者的流量不是匀速的，常常尤其是晚上短时间内会有大量患者来诊，轻重不同的患者混杂在一起。这会给医生带来不小压力，造成对每位患者诊断治疗的时间很短，可能需要在 10 分钟甚至更短时间内完成病情的分析、诊断、处置和记录。同时，急诊医生必须在大量的患者中快速准确地甄别出危重患者，即"真正的"急诊患者，如体温降低、血压不断下降的患者，较快时间内昏迷的患者。

3. 病情的复杂性　急诊医生需处理各系统的疾病，涉及的专业范围大于任何一个其他临床专业。患者可能因为某一局部症状或体征来就诊，医生绝不可以仅以此局部为处理范围。某些局部表现可能是严重疾病的唯一表现或不典型表现，有些如急性心肌梗死的患者会只有腹痛的表现，有的只表现为肩痛或背痛，甚至表现为不能缓解的牙痛来就诊的。任何一种疾病都可能存在不典型表现，教科书所描写的典型表现只是疾病表现的一部分。急诊医生要熟悉通过不典型临床表现认识疾病的本质。

4. 诊疗信息的缺乏性 急诊医生进行诊断处置时所需的信息常常不足，如突发昏迷的老年患者是否患有其他疾病或患有多少种疾病不能快速获知，老年痴呆的患者不能清楚准确表达，幼儿语言表达正在发育中导致表达的信息有限或不准确，聋哑人、只会说方言的人以及不会说汉语的外国人都会带来疾病信息获取的困难。

5. 处置方法的有限性 急诊医生所能提供的治疗手段也常常受限，如急诊医生能进行简单的外伤缝合、包扎，但对交通事故导致多脏器损伤只能快速联系相关专业科室进行快速诊断与联合手术。

6. 病患的法律纠纷性 急诊医生常需面对涉及法律问题的患者，如交通事故、自杀、打架斗殴导致的外伤。有时护送者就是肇事者或实施伤害者。有些以急性腹痛就诊的未婚女性或在校大学女生甚至高中女生，可能是发生了性行为导致的宫外孕，需要进行相关询问或相关检查，涉及隐私问题，如果不进行相关检查而误诊导致严重后果，会产生医疗纠纷甚至医疗事故。因此急诊医生既要处理医疗问题，也要注意法律问题。

二、急诊思维特征

1. 寻找证据时要专注 急诊医生听患者主诉现病史时一定要围绕患者最痛苦的症状和事件刨根问底，不能漫无边际冲淡主题。在有限时间内获得大量、可靠的信息，需要扎实的临床基本功。

2. 重视生命体征 体温、呼吸、血压、脉搏、意识、心电监护仪上的实时动态心电图都是最能反映疾病发展情况的根本特征，准确获取这些生命体征的情况，对其变化进行分析，结合病理生理知识则能较好掌握疾病发展趋势和需要干预的重点。

3. 危机值判读 血常规、尿常规、血生化及血气、血电解质等反映机体内环境变化，其升高或降低到某一界限时，就能反映机体代偿、失代偿及生理储备的能力，超过其上下限代表异常程度，须进行积极干预。

4. 正确利用辅助检查 正确进行临床辅助检查并科学判读检查结果，特异性强的指标对疾病诊断有非常大的帮助，一些临床诊断的金标准对疾病诊断有决定性意义，如 SARS 病毒是诊断 SARS 的金标准，肺动脉造影是诊断肺动脉栓塞的金标准。

三、急诊诊断原则

急诊诊断主要遵循最佳证据、精湛技艺和以人为本三结合的准则，病史询问、体格检查、辅助检查的取舍要依靠精湛技艺的运用，如果基本功不扎实，在调查获取疾病信息中就难以准确可靠。只有本着对患者充满同情、善意、帮助的心理才能获得患者配合，并能获取真实的资料，在两者的基础上，才能找到最佳证据。

医生依赖于反复的资料收集和判读过程，迅速将可能的疾病缩小到几种初步的假设。医生通常使用概率推理过程（通常是无意识的），而临床检查结果只有医生对一种特定的疾病有正确的模版，对收集到的信息进行比较，才能正确地进行先验概率分配，如对于一例因突眼、兴奋、细微震颤和腹泻而就诊的青年女性，多数医师能正确地诊断为甲状腺功能亢进，这些症状使医生想起医疗训练中鉴别体征和症状的结合（即"甲亢"模版）。相反，在老年甲状腺功能亢进常以情感淡漠为特征，使漏诊的可能性升高。

四、急诊思维的特殊情况

急诊患者病情不仅有危急重症的特点，而且具有明显的多样化特征，需要临床医生根据不同情况采取不同思维模式进行审慎诊查。

对于急性中毒患者，因为不少是自杀有故意隐瞒病史的倾向，亲属、同事多不在场，证据不足，处理此类患者要宁可信其有，不可信其无。若不如此，有时会延误时机，造成抢救不及时而带来患者严重损伤甚至死亡的后果。

对于多发伤患者，首要是评估生命体征，遵照 ATLS 原则反复评估，动态观察，随时发现蛛丝马迹，避免漏诊和误诊。

对有多种症状，看似很多疾病表现的情况下，要认真梳理，依据症状、体征产生的病理生理特征归类，找出共同的病理生理基础，尽量用一元化的方法解释。当患者的病史和体检结果对任何单一疾病都不典型时，要考虑该患者是否同时患有多种独立疾病的可能性。如南非外科医生塞恩特发现食管裂孔疝、胆囊疾病和憩室联合存在，以他的名字命名了塞恩特三联征，这三种疾病没有共同的病理生理学基础，因而需要多个疾病的诊断。随着人口老龄化发展，临床诊疗过程中会遇到越来越多患有多种急性和慢性疾病的患者。

作出诊断时要遵循重视发生概率较高的疾病，即常见病，在对待临床表现方面应当先想到普遍性，再想到特殊性，宁可认为是一般疾病的特殊表现，也不要认为是特殊疾病下的一般表现。

对于一时难以明确诊断的疾病，不管从哪一方面入手，均应遵循仔细观察，反复斟酌，认真思考，求得其解的原则。

对于有多种慢性疾病存在的老年患者，即使此次就诊暂时无威胁生命的原因存在，而只是上呼吸道感染，也可能像导火索一样引燃旧病急性发作或并发威胁生命的危重情况。因此，对这种情况一定要格外重视，认真对待。

五、急诊治疗的思维与决策

在救治措施上，急诊一定要遵循救命第一，保护器官第二，恢复功能第三的原则，要先救命后治病。

在做出治疗决定前要认真评估此种治疗给患者带来的好处和潜在的风险，二者孰轻孰重须认真权衡，急诊医生不但要评估即刻给患者带来的效果，还要考虑由此种治疗带来的远期潜在风险。最主要的目的是使效益最大化，风险降至最低。在处理患者时，能口服的绝对不肌内注射，能肌内注射的不静脉用药，能用物理方法就不用化学方法，能简单则不繁琐，能用廉价的就不用昂贵的。

在急危重病危及生命时，要采用"急则治其标，缓则治其本"的原则。此时应该应用遏制理论，即采取一切措施、手段、方法，尽量在短时间内将威胁生命的因素遏制住，由此产生的一切后果则容以后处理。如癫痫持续状态，应用全身麻醉也许是控制癫痫的第一选择，而由麻醉导致的肺部感染等不良反应则是次要的。因此，在疾病威胁生命时选择药物治疗要考虑其有效性，在不威胁生命时选择药物要考虑其安全性。

与急危重病用"猛药"医治不同，对于老年有多个脏器功能不全患者的治疗，最重要的是抓主要矛盾，威胁生命的主要问题得到解决，就为治疗其他疾病赢得了时间。在调整脏器功能方面要以"稳态"和"中庸"的方法使各个脏器构建"和谐社会"，争取在病理状态下达到某种暂时的平衡状态，使疾病得到缓解。此时若错误地用"猛药"会打破这种暂时平衡而发生"虚不受补"的后果，引发新的症状或疾病发作。此种情况下最好采用"和风细雨"的治疗方法，即慢慢地调理，直到达到目的。

在处理急危重病时宁可举轻若重，而不能举重若轻。即使病很小，特别是老年人有多种慢性疾病同时存在情况下，即便诱发因素很小，如"感冒""发热"也要认真对待，否则要犯大错，如老年人严重肺部感染可以没有发热、咳嗽、白细胞升高，喘憋不明显，此时如误认为病情不重而未采取积极措施，病情会急转直下，可能很快会发生休克或死亡。

在诊断不明确或没有把握时，治疗决策应是"中性"的，不能太偏激，如对脑出血或脑梗死一时难以明确时，最好用一些脱水药，维持水、电解质平衡，控制血压，防治并发症，而不是积极用止血药或抗凝药。待进一步明确诊断再应用确定性治疗。

重视治疗反馈作用，在给予治疗之后要注意观察反应。如果症状好转、体征稳定及各种生理参数改善，说明诊断和所用治疗方法均正确，如果无效应考虑诊断是否正确或药物应用是否不对症，如果恶化说明药物有不良反应，通过反馈可以反思诊断治疗决策的正确性，以利于总结经验。

对指南的理解与应用。诊疗指南的问世为临床诊疗决策起到指导作用，其目的是使诊断治疗规范化。在临床上对指南的应用，应遵循如下原则，即指南是概括某种疾病的诊断治疗的一般规律和方法，而不能涵盖特殊规律和方法，因此对指南应具体问题具体分析。在临床诊疗过程中，不遵循指南不是一个训练有素的好医师。但在任何情况下不分对象一味强调指南也会犯教条主义。因此要正确处理好普遍与特殊、群体与个体，既有原则性又有灵活性。

预后评估——预见性的及时沟通与交流，是指根据自己专业知识，作出诊断提出治疗意见等决策之后，依据疾病发展规律，患者本身条件（免疫、脏器功能、年龄、有无慢性疾病）和其家庭背景包括经济文化等，对患者病情发展和预后作出评估，将这种评估可能性及时与家属沟通，取得其配合知情同意，并作出决断，以免引起医疗纠纷。

第三节　临床治疗思维

一、临床治疗思维过程

（一）门诊治疗思维

绝大多数门诊患者都是以症状（问题）而不是以疾病就诊，症状可能表达疾病的信号。因此，门诊应特别注重症状的鉴别诊断，安排能够尽快出结果的辅助检查，尽快做出初步诊断和治疗。门诊医师需要熟练掌握诊治要点以及随访与管理要点，指导患者自我管理与合理治疗，构建良好的医患关系。与住院诊治团队协同诊治甚至多学科会诊方式不同，门诊医师是单兵作战，需要抓住关键问题，迅速作出诊断。需要具有高度的概括和决断能力，为此，门诊医师需要健全强大的知识结构体系，不断修炼基本技能与思维。

1. 以症状学为线索的诊断方法　正确、全面的诊断来源于真实的病史、体格检查和针对性强的辅助检查。

（1）根据主诉及相关鉴别询问收集病史资料。应善于提炼患者的主诉，根据主诉进一步询问。特别注重甄别主要症状的特点和伴随症状、鉴别诊断有关的阳性症状和阴性症状以及诊疗经过等，寻找可能的诊断线索。

（2）全面而又有重点的体格检查。体格检查是整个诊疗过程中的重要一步，对疾病的诊断具有指导意义。因为通过主诉及相关鉴别询问收集病史形成的思路不一定正确，进一步需要全面而又有重点的体格检查，以证实或排除原来的考虑。

（3）归纳病史特点。对采集到的病史资料应经归纳、整理，才能形成诊断与鉴别诊断的主要依据。在以症状学为线索的门诊病史归纳分析方法中，应围绕主要症状和（或）主要特征归纳病史特点，包括有诊断及鉴别诊断意义的阳性或阴性的证据。具体问题具体分析，用"求异法"找到该病的特点，从该病的特殊表现中用"求同法"找出该类疾病的共同表现，从而解释疾病的本质。

（4）一般采用先定位、后定性的诊断分析程序。即根据病例特点，初步判定疾病可能定位于哪个系统或哪个器官，缩小诊断范围（定位诊断）；再根据定位诊断的结果，列出和甄别可能相关的疾病，得到最可能的初步定性诊断。

2. 正确选择辅助检查项目 辅助检查是临床诊断的重要手段。正确的认识、合理地选择、恰当地评价辅助检查，能使临床医生在更短时间、更大范围、更深层次上，获得关于疾病的更精细的客观资料，为疾病的诊断提供依据。

在完成病史采集和体格检查，作出初步疾病诊断后，需要根据以下问题，适当选择辅助检查项目：一是确诊该病应完善哪些检查？二是排除该病可做哪些检查？三是病情评估需要做哪些紧急检查？

（1）根据初步诊断确定首选检测项目。用于疾病诊断或鉴别诊断，应选择可能与诊断相关的辅助检查项目，如怀疑为肠梗阻，应首选直立位腹部平片。

（2）按照分级原则选择检查项目。按照"先常规后特殊，先简单后复杂，先无创后有创"的辅助检查选择原则。检查项目尤其是诊断性项目，大多数可分为筛查性项目及确诊性项目。筛查性检查项目往往特异性较低但广泛应用，如血、尿常规检查，在疾病诊断中首先进行该类检查，其结果可能提供进一步的临床诊断线索。在此基础上再选择合适的确诊性检查项目。

（3）合理组合检查项目。多数情况下，单一项目往往难以提供足够的可靠信息，尤其是功能状况的判断。若能依据疾病的种类及病变阶段，选择合适的项目组合，有助于全面了解功能状况和正确的诊断。

总之，正确的认识、合理地选择、恰当地评价辅助检查，能使临床医生在更短时间、更大范围、更深层次上，获得有关疾病更为精细的客观资料，为疾病诊断提供依据。为此，在选择辅助检查项目时，需要熟知疾病过程中的病理变化，充分了解辅助检查原理，根据需要按层次来选择辅助检查，同时要考虑检查的过程、时机、患者的状态、先前的诊治状况对这次检查有无影响，以及检查的费用效益比等问题。如果不能正确地选择和使用辅助检查，或者不能恰当地评价辅助检查的结果，辅助检查又往往会成为认识疾病本质的障碍，成为误诊的原因之一。因此，门诊辅助检查要常规检查与特殊检查相结合，客观评价各种检查的敏感性、特异性、准确性、安全性、成本效益。

3. 从疾病入手的诊断治疗方法 接诊时需要从既往诊断的已知疾病入手，核实疾病的诊断依据、鉴别诊断、分型、程度、并发症、伴随症。从而对已有的疾病进行确认，或否认和（或）修改制定符合当前疾病状态更合理的诊治方案。总之，要遵循既抓好本次疾病，又要恰当安排治疗时机的原则。根据疾病状态确定治疗目标与适宜措施，决定门诊处置策略。

（二）住院治疗思维

住院患者往往病情严重，疾病情况复杂，诊断治疗往往需要相对大型、复杂的医疗设备以及具有丰富经验的高水平专科医生以及配套的护理人员。对住院患者诊断治疗往往需要依靠团队的集体思维与合作，治疗思维过程如下：患者入院后，由住院医生详细、全面的问诊以及全身各系统的全面体格检查，并进行必要的辅助的实验室、影像学等检查，以便全面、深入、准确地了解患者情况。在此基础上，住院医生向以上级医生为首的医疗组汇报情况，由医疗组集体讨论后依据医疗组的经验决定治疗方案。如果系疑难病症，医疗组不能明确诊断，则进行科室集体讨论，必要时请院内、外专家进行会诊，同时进行文献检索，甚至向国外专家寻求帮助，以便及时确诊和确定治疗方案。不同的情况，治疗方案有很大差别，如有些情况可以进行根治治疗，使患者得到治愈，如子宫肌瘤、子宫囊肿的手术治疗；有些情况能消除目前威胁患者生命的症状，而无法彻底进行治愈，如糖尿病酮症酸中毒的患者，医生只能消除其危险状态，稳定其血糖水平，而无法彻底治愈糖尿病。有些情况则无法阻止病情发展，只能帮助患者减轻痛苦，如恶性肿瘤晚期患者。具体思维过程参见图 11 - 3。

图 11－3　基于证据的临床决策模式图

二、临床治疗思维原则

治疗在临床实践中具有重要地位。治疗过程中，医生既要理解疾病又要理解患者。只有做到两个理解，才能保证质量、有效救治。为此，须遵循下列临床治疗思维原则。

1. 以人为本原则　医生的服务对象是人，看病不看人将会使效果大打折扣。患者有特殊的情感和需要，医护人员要以维护患者的最大利益为准则，时刻注意建立良好的医患关系，掌握熟练的情感交流技巧，让患者产生安全、信任和认同感，从而在治疗中积极配合。否则将严重影响治疗效果。

2. 职业道德原则　"我决心竭尽全力除人类之病痛，助健康之完美，维护医术的圣洁和荣誉。救死扶伤，不辞艰辛，执着追求，为祖国医药卫生事业的发展和人类身心健康奋斗终生。"这是我国医学生誓言的一部分，也是医师的职业道德要求。

3. 重视心理治疗原则　很多疾病的表现不是一个或几个器官局部的病理变化所能简单说明的，大都还受心理精神因素、家庭、社会、人际关系和环境状况影响。患者从患病一直到诊察、治疗、康复、预防，都有复杂的心理过程，每个医生都要学会从精神上、心灵上为病人解除病痛。医生不仅要了解病情，而且要理解患者及其家属甚至朋友、同事、亲戚的喜怒哀乐和工作状况，其效果是单纯医疗技术难以实现的。

4. 整体性原则　处理好全身与局部、治标和治本、预防和治疗等问题。将患者生理疾病、心理和环境因素视为系统性整体，进行防、治、保、康一体化综合治疗，以期获得最佳效果。

5. 个性化原则　患者每个人的性别、年龄、身高、体重、学历、家庭环境、职业等情况都不一样，在制定针对其的治疗方案时，应充分考虑其各方面的情况，符合其个体实际需要，使得治疗方案更具有针对性，体现个体化的原则。如一些调理气血的女性会嫌煎中药麻烦，而且现在的中药中农药残留、重金属残留也是很大的问题，则需要为她们提供中药有效成分的提取物或中成药；有的喜欢食疗，则要为她们提供养生药膳制作的指导。

6. 最优化原则　在进行临床治疗时，患者和医生都希望能达到最好的治疗效果，同时使得风险最小、并发症最少、药物的毒副作用最小，并尽量减少对患者身体的损伤，即效果最大化。但同时必然伴随先进医疗设备的使用，新颖的治疗方法以及药品的使用，这使得治疗成本高昂，尽管可以取得较好的效果，但不是所有的检查、治疗和药品都纳入到各种医疗保险范围内报销，不少患者负担不起。临床治疗所取得效益和花费的成本是永恒的矛盾对立统一体，很少有医生能做到以最低的成本取得最大的治疗效果，所以医生在临床治疗中，只能根据实际情况，寻求合适的治疗成本效益比。

7. 最低成本原则　我国还是一个发展中国家，治疗中还要考虑人民群众的经济承受能力，尽量以最低代价获得最好效果。

8. 预防为主原则　防病于未然、防患于微末是古今通用的治疗准则。治疗过程中，医生有责任尽可能向患者介绍相关疾病的防治知识、康复过程中的注意事项，防止出现并发症、继发症。

三、临床治疗方法及其分类

（一）根据治疗目的分类

1. 对因治疗　这是指消除病因的治疗方法，也被称为根治治疗。如上呼吸道感染带来病菌的侵入，患者咳黄痰，医生使用青霉素等抗生素杀灭病菌，从而消除黄痰及其伴随的其他症状。皮肤脂肪瘤的切除，胆囊炎伴随胆囊息肉时施行的胆囊摘除术等也可以列入此种治疗方法。

2. 对症治疗　对症治疗是临床经常使用的治疗方法，是指用药目的在于改善症状的治疗，或称治标。它虽然不能根除病因，但在诊断未明或病因暂时未明时无法根治的疾病却是必不可少的，如强直性脊柱炎的抗炎对症治疗。在临床上，某些重危急症如休克、惊厥、心力衰竭、高热、剧痛、急速脱水时，对症治疗可能比对因治疗更为迫切。在可能的情况下，对因治疗和对症治疗同时进行。

3. 诊断性治疗　诊断性治疗是指医生在不能完全断定病情的情况下，不能确定是什么疾病时，按照经验和推理判断进行治疗的一种手段，来帮助医生证明其对病情的判断是否正确。简单地说，就是一种不能确诊的情况下进行的试验型治疗。"发热待查"是最多用到诊断性治疗的情况之一。

4. 预防性治疗　为了防止出现继发疾病或某种疾病复发而对现有疾病进行的治疗称为预防性治疗，如对高血压进行治疗防止出现脑血管意外，对高血脂进行治疗防止出现心梗、脑梗等。

5. 姑息治疗　世界卫生组织对姑息治疗的定义是：对那些对治愈性治疗不反应的患者完全的主动的治疗和护理。控制疼痛及患者有关症状，并对心理、社会和精神问题予以重视。其目的是为患者和家属赢得最好的生活质量。姑息治疗特别强调症状控制、患者支持、提升生活质量等内涵。需要注意的是：姑息治疗应在"病程早期"与放化疗共同应用，是放化疗的有效补充，让临床医生从癌症治疗的初始就可以"更好地了解和管理令人痛苦的临床并发症"。

6. 支持治疗　支持治疗是为了顺应人体对疾病的代偿性反应，以便使人体不会消耗更多的能量及产生其他的机体损伤的治疗，以便使患者更好地恢复，如卧床休息、营养支持、心理疏导等。

7. 康复治疗　康复治疗是指综合、协调地应用医疗的、工程的、教育的、职业的、心理的、社会的和其他措施，对患者进行治疗、训练、辅导，并运用辅助手段尽可能补偿、提高或者恢复其已丧失或削弱的功能，促进其适应或重新适应社会生活。康复治疗一般包括物理治疗、运动治疗、作业治疗、营养治疗、心理治疗以及必要的手术措施等。

（二）根据治疗手段分类

1. 药物治疗　指用一切有治疗或预防作用的物质用于机体疾病，使疾病好转或痊愈，保持身体健康。它是最常用的治疗手段。药物有不同的分类，按药物性质来分，有中药饮片、中成药、化学药、生物制品等；按照法律规定的是否必须由医生开具，可分为处方药和非处方药；药物性状可为片剂、胶囊剂、注射剂，外用酊、膏、贴、粉剂，外用涂剂、栓剂，以及其他剂型。

药物治疗注意事项是：了解药物作用与适应证、机制、副作用和禁忌证、注意事项；注意说明书与药典和教科书的不同；说明书、药典、教科书没有记载的新用途，要综合判断、谨慎使用；不同专业医生应注意药物不同的作用和副作用；注意药品的商品名和化学名；注意判定首选药物，哪些是可用可不用的；数种疾病并存，须决定优先治疗的药物，注意药物之间的配伍；复方药品，须了解成分构成；选用合理、正确的给药途径；使用时注意观察疗效和副作用。

2. **手术治疗**　指医生用医疗器械对患者身体进行的切除、缝合等治疗。以刀、剪、针等器械在人体局部进行的操作来维持患者的健康。是外科的主要治疗方法，俗称"开刀"。目的是医治或诊断疾病，如去除病变组织、修复损伤、移植器官、改善机体的功能和形态等。早期手术仅限于用简单的手工方法，在体表进行切、割、缝，如脓肿引流、肿物切除、外伤缝合等。故手术是一种破坏组织完整性（切开），或使完整性受到破坏的组织复原（缝合）的操作。随着外科学的发展，手术领域不断扩大，已能在人体任何部位进行。应用的器械也不断更新，如手术刀即有电刀、微波刀、超声波刀及激光刀等多种。因此手术也有更广泛的含义。

3. **介入治疗**　指在数字减影血管造影机、CT、超声和磁共振等影像设备的引导和监视下，利用穿刺针、导管及其他介入器材，通过人体自然孔道或微小的创口将特定的器械导入人体病变部位进行微创治疗的一系列技术的总称。目前介入治疗学已经成为与传统的内科、外科并列的临床三大支柱性学科。

4. **内镜治疗**　指利用内镜进入人体，对病变组织、赘生物等进行切除、缝合、止血等治疗。其特点是创伤小，出血少，患者痛苦比以前小，恢复快，常用于消化系统、呼吸系统、女性生殖系统、泌尿系统。如用支气管镜夹出呼吸道异物，用腹腔镜进行病变胆囊的摘除等。

5. **物理疗法**　是应用物理因子治疗病、伤、残的方法。既包括利用力、电、光、声、磁、射线、热、冷、气压等人工物理因素进行治疗的方法，也包括利用空气、日光、气候、海水、矿泉水、泥、沙等自然因素进行治疗的方法。如运动治疗、激光治疗、超声治疗、高压氧舱治疗、放射治疗、艾灸、冷冻、刮痧、拔罐、推拿、泥疗等。

6. **作业疗法**　是采取生活、工作、休闲游戏、社会交往等形式，使用工具、设备来进行作业训练，以增强躯体、心理、社会功能，促进发育，使患者达到最大的生活自理，恢复工作学习和适应社会，提高其生存质量。

7. **其他治疗方法**　随着医学的发展，涌现出了更多的新的治疗方法，如干细胞移植治疗、基因治疗、免疫调节剂治疗、血液透析治疗等。

⊕ **知识链接**

临床治疗中应重视"社会－心理"因素

在普通门诊条件下，可以实行简短心理治疗：指导认知情绪、行为问题来由，以简要的操作，将患者的心身反应推向淡化、消失的方向。规范的心理治疗，可以采用"神经质所致病感心理治疗""改变应对方式心理疗法"。心理治疗过程绝非教育过程，而是践行指导的体验过程，是在推动正循环的过程中使得负循环逐渐淡出的过程"。患者表达的是特点，不是"错误"！因此，反复讨论道理，反而会陷入其中。合理的治疗思维与行为是：在患者情绪、行为问题严重时，药物治疗为主。待情绪、行为问题改善，心理治疗进入。在心理治疗疗效明确的情况下逐渐减少药物的应用，最终，争取停止药物治疗，以心理治疗、自我心理调节取得长期、较好的疗效。

（田其濡）

书网融合……

本章小结　　　　　　　　题库

第十二章　现代医学研究方法

PPT

📖 **学习目标**

1. **掌握**　医学研究的特点、步骤和类型。
2. **熟悉**　医学研究的意义、重大前沿领域的分类。
3. **了解**　医学研究的发展简史、重大前沿领域的特征。

　　21世纪，知识经济、信息科学和科技竞争日趋激烈。医学领域也不例外，3P模式（predictive，personalized，preventive）越来越引起人们的关注，它对解决人类的癌症、糖尿病、神经和精神疾病等慢性、复杂性重大疾病的预防、诊断和治疗问题具有突破性意义，开辟了慢性疾病的早期预防和早期治疗的新思路和新途径，现代医学是一门兼具自然科学和社会科学属性的综合性学科，其研究方法的要求更高、更严。

　　医学科学研究简称医学研究，运用科学实践和理论思维，充分发挥人类的聪明才智，去探索正常人体与疾病之间的联合或规律，从而发现疾病的发生机制，发现疾病预防与治疗措施的过程。与其他科学研究一样，医学研究是认识客观事物、探索未知的认识过程，是在医学专业理论、方法的指导下，围绕人类身心健康，对尚未研究或尚未深入研究的健康相关事物、现象进行探讨，旨在揭示人体生命本质与疾病发生、发展的现象和机制，认识人和环境的相互关系，为提高健康水平提供防治的技术、方法和手段。其任务就是要认识健康与疾病互相转换的规律（基础医学）、防止发生健康向疾病转化（预防医学）、促进实现疾病向健康转化（临床医学），恢复健康所应有的功能（康复医学），为改进医疗、预防、康复和保健措施等提供科学依据。

⇒ **案例引导**

　　案例　转化医学的成功案例有很多，比如：BNP、肌钙蛋白、房颤导管消融等。1966年，研究成员就发现肺静脉中膜有条状心肌深入，1981年，Haissaguerre等发现肺静脉附近心肌能够产生动作电位，并发现肺静脉作为异位冲动发源地可能卷入了房颤的发作，2000年，Chen等发现肺静脉心肌组织具有自律性。现在一般认为，这些具有自律性的细胞产生房早，然后引发房颤，通过导管消融的方法，隔离阻断肺静脉内异常电位的传导，可阻止房颤的发生，这是现代房颤消融的基本方法。

　　讨论　从以上案例中，我们得到什么启发？

第一节　医学研究的意义

　　医学研究是探索人体生命本质和疾病转化的规律，寻求防病治病和恢复健康方法的认识活动过程，包括认识健康与疾病互相转换的基础医学、防止向疾病转化的预防医学、促进向健康转化的临床医学以及恢复健康所应有的康复医学。其核心任务是探索医学领域中的未知，提高医学科学水平，促进人类的健康。只有掌握正确的科研思维和工作方法，才能实现这一目标。医学研究的意义包括以下几个方面。

1. 观察到未知医学事物、医学事件及其过程，促进医学科学的发展 医学科研旨在研究人类生命本质及其疾病的发生、发展和防治规律，以增进人类健康，延长寿命和提高劳动能力。随着社会不断发展，我国的医学模式和疾病谱已发生了显著的变化，有组织地开展医学研究，可以深入系统地总结以往实践经验，加深对人的生命和疾病现象及其发生、发展规律的认识，发展医学新理论，开拓研究新领域，攻克技术新难关，寻求维护人类健康和防治疾病的最佳途径和方法，提高医疗技术和医疗质量，满足人民对医疗技术日益增长的需要。医学研究的认识过程，可以区分为相互不可分割的两个阶段：经验层次和理论层次，前者是用科学方法收集事实资料的感性认识阶段，而后者则主要解决由感性经验认知到理性把握医学现象的本质问题提升。从20世纪50年代发现DNA双螺旋结构到完成人类基因组计划，人类对生命本质的认识进入了一个全新阶段，许多医学事物和医学事件在基因水平得到了揭示。但目前我们对基因组中大部分基因的功能尚未明了或仅处于研究起步阶段。因此，功能基因组学即揭示每个基因的功能以及基因与基因、基因与环境的交互作用是后基因组时代主要任务之一。然而基因组计划的实现，并不能提供认识各种医学事物和医学事件直接相关的分子基础，还必须结合蛋白质组学的研究结果。蛋白质组学研究不仅是探索生命奥秘的必须工作，也能为人类健康事业带来巨大利益。蛋白质组学作为医学研究的新兴领域，尚有大量问题亟待解决。

2. 揭示已知医学事物和医学事件的未知规律 揭示已知医学事物和医学事件的未知规律也是医学研究的一个重要意义。只有认识事物本质，掌握它的规律性，才能进一步服务于人类健康事业发展。达尔文曾经说过："科学就是整理事实，以便从中得出普遍的规律或结论"。可见，医学研究不仅有助于认识医学事物和医学事件的本质，而且能够科学地揭示其内在规律。

随着医学的不断发展，人类对许多医学事物和医学事件的发生机制无论在广度上还是在深度上都有了进一步认识，不仅了解了一些疾病病因，还掌握了其发生发展规律。但是对于许多医学事件，仍然还停留在一知半解的阶段，如许多恶性肿瘤的病因和发病机制目前尚不明了；肿瘤外泌体未来发展方向主要体现在临床转化研究，而外泌体发生机制研究、外泌体单分子异质性研究、外泌体研究技术同一化仍需继续探索。因此，对已知医学事物和医学事件发生机制及转化规律的探索意义重大。

3. 探索已知医学事物或医学事件规律的应用 发现未知事物和揭示未知规律，仅仅是认识自然的过程之一，医学研究的另一个重要意义是探索如何运用自然规律。因而，医学研究的任务之一就是利用医学事物和医学事件的发生发展规律，探索防治疾病的措施和策略，从而达到促进人类健康的目的。近年来，人类在防病和治病方面取得了较大的成功，但是对一些疾病如癌症，尚无根本性突破。迄今为止，人类对某些疾病的病因和发病机制已有一定的了解，可在治疗方面仍一筹莫展，如艾滋病。目前临床医学领域位居前位的热点前沿主要集中于肿瘤免疫与靶向治疗、新型靶向药物治疗常见慢性病、神经退行性疾病早期诊断、医学人工智能、生物类似药规范使用、器官移植等领域。因此，在探索和应用已知医学事物或医学事件规律方面人类还需不懈努力。

4. 验证、改进和发展已有的医学理论和学说 实践是检验真理的唯一标准，因此检验医学理论和学说的唯一标准就是医学科学实践。医学理论和学说是在一定的历史条件和背景下形成的，必然也具有局限性。医学理论和学说的存在实际上是一个不断修正、补充和完善的过程，而其改进和发展则是通过反复开展医学研究实践来实现的。任何科学理论都不能穷尽真理，而只能在实践中不断开辟认识真理的道路。一成不变的理论和学说违背了科学发展规律。例如，人类对基因的认识就是一个逐步深入的过程，从遗传因子、染色体到基因，后又证明DNA才是真正的遗传物质，确定DNA双螺旋结构及基因是DNA分子上的一个区段，发现了结构基因、调控基因、断裂基因、重叠基因、假基因和移动基因等。由此可见，医学研究的另一重要意义就是验证和发展已有的理论和学说，促进医学进步，提高防治疾病水平。随着医学研究不断进步和发展，医学理论和学说的发展水平也将不断提高。

第二节 医学研究方法的发展

医学的发展，在历经了古代经验医学的奠基阶段和近代实验医学的诞生阶段之后，从 19 世纪末 20 世纪初进入第三个阶段——现代医学，也即医学的飞速发展阶段。科学方法论是医学研究发展的向导。随着科学方法论的发展，医学研究方法经历着整体时代→分析时代→系统时代的发展历程。

一、医学研究方法的发展简史

纵观世界医学发展的历史，医学研究方法的发展可以划分为以下三个阶段

（一）古代经验医学——整体方法论（公元前 400 年至 16 世纪）

这一时期是医学方法论的奠基阶段。这一时期的医学根据朴素唯物主义的自然观，从整体上把握人体及其与环境的联系，采用整体观察的方法研究正常人体及其疾病的器官。这种科学认识的整体方法论，强调对人体生命和疾病进行客观实际的整体观察，把观察到的客观现象综合概括为理性认识。古代经验医学通过对人体的生命现象和疾病现象的大量观察和综合概括，建立起第一个科学的人体观和疾病观，从而战胜了当时占统治地位的"鬼神致病"邪说，使医学从巫术中解放出来，上升为初步的科学。这一发展阶段的代表成果有古希腊医学家希波克拉底的"四元素说"和古罗马医学家盖伦的"肝为生命中枢"模型。

作为医学方法论的奠基阶段，古代经验医学不可避免有其局限性，这也是历史的局限性。由于社会生产力和自然科学技术的发展水平低下，当时的医学研究不可能对人体生命活动和病理过程有科学精准的解释和阐述，只能仅限于对现象进行描述，并进行猜测性思辨及经验总结。另外，虽然对人体结构和功能有了大体认识，但缺乏确切的概念和范畴，大部分仅仅是思辨和定性的，尚未达到实证和定量的水平。

（二）近代实验医学——分析方法论（16 至 19 世纪）

从 15 世纪后半叶欧洲文艺复兴开始后的 400 年间，是近代实验医学时期。这是医学方法论的诞生阶段。在这个时期，医学科学取得许多划时代的成果。16 世纪后，随着社会发展和机器生产的需要，力学和物理学有了长足进步。16 ~ 17 世纪哲学家培根倡导采用实验分析方法，此方法后来在自然科学中得到广泛采用。这种科学认识的方法论强调归纳推理，即用实验的方法观察和分析个别现象，从中归纳出一般性认识。医学研究在这种分析性方法论的指导下，运用解剖分析方法和实验分析方法，对人体内部构造和生理功能进行深入探索，加深了对人体和疾病的认识，出现了许多具有划时代意义的科学成果。如 16 世纪维萨里的人体解剖学、17 世纪哈维的血液循环学说、18 世纪莫尔干尼的器官病理学说及 19 世纪巴斯德和科赫的细菌学等，特别是魏尔啸的细胞病理学说，是这一时期医学成果的杰出代表。

尽管近代实验医学的发展提高了人类的认识水平，使人类在器官、组织和细胞各个层次上都能开展对人体和疾病的深入研究。然而，这种将复杂的事物分解为较简单的事物的分析方法也存在一定的弊端，即分析问题时无法摆脱局部、静止和孤立的观点。然而人体是个多层次、系统、复杂的物质系统，因此是无法仅用简单的物理化学规律来进行解释的。

（三）现代医学——系统方法论（19 世纪之后）

这是医学方法论的飞速发展阶段。19 世纪后，自然科学迅猛发展，使自然现象过程的辩证性质逐渐被揭示出来。至 19 世纪 40 年代，马克思和恩格斯创立了唯物辩证法，为医学研究发展提供了更正确的思维方法和科学方法论，使医学研究进入了一个全新的历史发展时期。系统时代的医学研究不再是仅

用分析法孤立、静止地研究医学，而是促使医学在整体与局部相结合的动态研究中得到迅速发展，并提出了"生物－心理－社会"医学模式。标志着医学的分析时代将被系统时代所取代。这一时期的代表学说有神经系统学说、内分泌学说、体液学说和免疫学说等。

20 世纪 40 年代后，起源于生命科学的系统方法，在经过了 30 多年的发展后，也逐步成为了医学研究一个崭新的科学方法论。其有三个主要的方法论原则有整体性、互相联系和动态原则。由此可见，系统方法就是把研究对象放在系统中，以系统、联系、变化的观点，运用辩证统一的思想，对其加以考察的一种方法。然而，人们也认识到，任何一种方法学在其发展过程中，难免存在着一些问题和局限。系统方法作为一类新的医学研究方法，在实际运用过程中还应注意与其他方法综合使用，如分析方法。分析方法可以为系统方法提供健康和疾病认识所需的细节，以观察和分析的科学事实为基础，再运用系统方法的辩证思维，才有可能对健康和疾病问题有更深入和科学的认识。

二、医学科学发展的重大前沿领域

科学发展的前沿领域常常代表一个时期内科学发展的主流和方向，往往起着带动全局的重大作用，并对人类社会发展和科学本身产生重要而深远的影响。当前，新的科技革命正在孕育之中，医学科技不断发展，催生出了转化医学、系统医学、精准医学、个体化医疗、智慧医疗等一系列新的医学思想和理念，医学新理论、新技术已成为疾病防治和健康管理不可或缺的重要支撑。因此，关注和研究当前医学科学发展中的前沿热点领域和医学科技发展趋势，对推动我国医学科学的发展，努力解决疾病防治和健康管理中的重大科技难题，具有十分重要的意义。

（一）基因组学

基因组学（genomics）的概念最早于 1986 年由美国遗传学家 Thomas H. Roderick 提出。基因组学是对生物体所有基因进行集体表征、定量研究及不同基因组比较研究的一门交叉生物学学科。主要研究基因组的结构、功能、进化、定位和编辑等及它们对生物体的影响。基因组与基因的编辑技术将开辟疾病防治新路径。基因组学技术的兴起、分子诊断和基因检测技术的提升为疾病精准诊治带来了新手段，也为精准医学发展提供了技术支撑。人类基因组计划（human genome project，HGP）的提出、启动和草图的完成是基因组学发展的重要里程碑。而全基因组关联研究（genome－wide association studies，GWAS）则是目前基因组学热点的研究领域。后基因组时代，开展基因组学研究的核心技术是 DNA 芯片技术或称基因芯片（genechip）技术，基因芯片技术将改变生命科学研究方式，革新医学诊断和治疗，对改善人口健康素质有重要意义。基因编辑技术的发展，将使得对人类基因组进行插入、敲除等修饰易如反掌。人们在遵守伦理道德的前提下，可根据需要纠正有害的基因突变，这将为罕见遗传病、肿瘤等疾病的基因治疗提供新的手段。

（二）蛋白质组学

蛋白质组学（proteomics，又作蛋白质体学），是以蛋白质组为研究对象，研究细胞、组织或生物体蛋白质组成及其变化规律的科学。这个概念最早是在 1994 年，由 Marc Wikins 首先提出的新名词。蛋白质组（proteome）一词，源于蛋白质（protein）与基因组（genome）两个词的组合，意指"一种基因组所表达的全套蛋白质"，即包括一种细胞乃至一种生物所表达的全部蛋白质。蛋白质组学本质上指的是在大规模水平上研究蛋白质的特征，包括蛋白质的表达水平，翻译后的修饰，蛋白与蛋白相互作用等，由此获得蛋白质水平上的关于疾病发生、细胞代谢等过程的整体而全面的认识，从而为临床诊断、病理研究、药物筛选、新药开发、新陈代谢途径研究等提供理论依据和基础。

（三）大数据背景下的生物信息学

大数据科学作为一个横跨信息科学、社会科学、网络科学、系统科学、生物医学、心理学等诸多领域的新兴交叉学科正在逐渐形成，并已成为科学研究热点。大数据的出现正促使医学研究的方法发生重大转变，在传统实验科学基础上产生了以数据驱动为主、实验为辅的理论科学。人们可以使用极为丰富的数据资源进行前所未有的实时分析。作为最活跃的科学研究领域之一，生物医学领域的大数据也备受关注。生物医学大数据广泛涉及人类健康相关的各个领域，即临床医疗、公共卫生、医药研发、医疗市场与费用、个体行为与情绪、人类遗传学与组学、社会人口学、环境、健康网络与媒体数据等。21世纪以来，随着高通量测序技术的发展和应用，生命科学领域的数据量极速增长，尤其是随着新一代测序技术的发展，更大数量级的基因组数据产出日渐增加（从GB、TB级到PB、EB级），而对于海量数据的分析和应用需求日益迫切。计算机和软件开发技术用于日益增长的DNA和蛋白质相关数据收集、储存、发行、提取、加工、分析，还可理论模型指导实验研究。通过生物信息方法揭示生命的起源、进化、遗传和发育的本质，破译隐藏在DNA序列中的遗传密码。大数据科学将成为新的医学科研范式。

生物医学大数据可应用于以下方面：①开展组学研究及不同组学间的关联研究。从环境、个体生活方式到基因组学、蛋白组学、代谢组学等再到个体健康和疾病状态的表型组学，通过分析大数据，既能为疾病发生、预防和治疗提供全面的认识，也有利于开展个体化医学，预测个体患病风险和预后，有针对性地实施预防和治疗。②筛选生物标志物和加速药物研发。用某种疾病患者人群的组学数据，可以快速识别有关疾病发生、预后或治疗效果的生物标志物。③通过测序和大数据比对快速鉴定未知病原。④实时开展生物监测与公共卫生监测。⑤了解人群疾病谱的改变，制定新的疾病防治策略。⑥实时开展健康管理。生物医学大数据越来越引起人们的关注，许多国家已经将大数据上升为国家之间的共享与合作。

（四）克隆技术和人体组织工程技术

克隆（clone）是利用生物技术由无性生殖产生与个体有完全相同基因组织后代的过程。克隆技术是现代生物学领域取得的一项重大技术突破，反映了细胞核分化技术、细胞培养和控制技术的进步，有着十分广泛的应用前景。其研究价值在于：应用克隆技术，繁殖优良物种；建造动物药厂，制造药物蛋白；建立实验动物模型，探索人类发展规律；克隆异种纯系动物，提供移植器官；拯救濒危动物，保护生态平衡。

人体组织工程技术通过在体外培养干细胞，并定向诱导分化为人体各种组织细胞满足临床需要，也可在体外构建出人体器官，用于替代与修复性治疗。人体组织工程技术发展迅猛，不少组织、器官的组织工程动物实验获得成功。软骨、骨、肌腱等组织再生成功，进一步展示了其广阔的发展和应用前景；血管、气管等复合组织的再生，标志着组织工程已从单一组织再生向复合组织预制迈出了重大一步；而胰腺、肝脏等组织再生研究取得了突破性进展，更说明通过组织工程人类有能力再生具有复杂组织结构和生理功能的器官。组织工程研究的不断深入和发展，必将给生命科学带来革命性变化。干细胞与再生医学给临床治疗模式带来深刻变化。这些技术进步有望实现受损组织或器官的永久康复。

（五）数字虚拟人计划

生命科学与信息技术相结合，将人体模型、人体信息融合产生了"数字虚拟人"。"数字虚拟人"起源于1989年美国国立医学图书馆发起的"可视人计划"。虚拟人并不是真人，而是在电脑里合成的三维人体结构。科学家用精密切削刀将冷冻尸体横向切削成0.2mm薄片，利用数码相机和扫描仪对切片切面拍照、分析，将数据输入电脑，由电脑合成三维立体人类生理结构数字模型。把数据、生物物理、模型和高级计算法整合成一个研究环境，然后在这种环境中观察人体对外界刺激的反应。数字虚拟人的生物数据和人相同，可以三维形式看到人体数千个解剖结构的大小、形态、位置及器官空间关系，可以对数字虚拟人开展在自然人身上无法进行的诊断与治疗研究。这位"虚拟人"没有感觉和思想。

我国数字虚拟人计划 2001 年启动，由中国科学院计算所、原第一军医大学、首都医科大学、华中科技大学等协作攻关，分三个阶段实施：第一，虚拟几何人阶段。主要工作是高质量人体几何图像采集和计算机三维重构。目前，我国已分别成功构建了男女解剖虚拟人数据集。第二，物理虚拟人阶段。在虚拟几何人基础上附加人体各种组织的物理学信息，如强度、抗拉伸及抗弯曲系数等，使几何数字化虚拟人体现物理学性质，构成物理虚拟人，用以开发出人工关节、人工喉、人工心脏等实用软件。第三，生理虚拟人阶段。将生命科学研究的成果数字化，赋加到几何人体，可以反映生长发育、新陈代谢，帮助了解生理、病理规律。生理虚拟人是数字虚拟人研究的最终目标。在这一虚拟心脏平台上，可模拟各种心脏手术，各种药物对心脏的作用，从中筛选最佳手术方式和最佳用药剂量、给药方式，进行药效对比等。

"数字虚拟人"从根本上改变了医学可视化模式，为计算机图像处理和虚拟现实进入医学领域开启了大门。研究者可以利用来源于自然人的解剖信息和生理信息，集成虚拟的数字诊断和治疗研究。转化人体信息资源，经计算机模拟构造出虚拟人，从而开展无法在自然人体身上进行的一系列的诊断和治疗研究。

（六）3D 打印技术医学应用

3D 打印技术是近年兴起的一项新技术，它将计算机模型数据"打印"输出形成实物。与传统制造方式相比，3D 打印技术优势在于无需设计模具，不必引进生产流水线，同时制作速度快，单个实物制作费用低。如今，3D 打印技术已被应用于医学领域。可用于医学模型快速建造、组织器官替代品制作、脸部修饰与美容等，3D 打印技术的医学应用成效明显。当 3D 生物打印速度提高到一定水平，所支持的材质更加精细全面，且打出的组织器官免遭人体自身排斥时，每个人专属的组织器官都能随时打出，这就相当于为每个人建立了自己的组织器官储备系统。患者有需要即可进行更换，这样人类将有力克服组织坏死、器官衰竭等困难。其次，表皮修复、美容应用水平也将进一步提高。随着打印精准度和材质适应性的提高，身体各部分组织将能更加精细地修整与融合，所制作的材质自然而然成为身体的一部分，有助于打造出更符合审美的人体特征。最后，当 3D 打印设备逐步普及后，在一些紧急情况下，还可利用 3D 打印机制作医疗用品，如导管、手术工具、衣服、手套等，可使用品更加适合个体，同时减少获取环节和时间，临时解决医疗用品不足的问题。

体外 3D 培养技术的最新进展，如类器官，为开发新的、更具生理学意义的人类癌症模型开辟了新途径。这种临床前模型对于将基础癌症研究更有效地转化为癌症患者的新治疗方案是必不可少的。野生型类器官可以从胚胎和成体干细胞中生长出来，并显示出自我组织的能力，模仿它们所来源的器官的基本特征。类器官的遗传修饰允许在接近生理环境的设置中进行疾病建模。此外，可以从患者来源的健康和肿瘤组织中高效地生长类器官，这有可能实现患者特异性药物测试和个体化治疗方案的开发。

（七）认知科学的深入发展

认知科学与神经科学交叉形成的认知神经科学是近年来十分热门的前沿研究领域之一，将引发新一轮的医疗变革。认知神经科学与医学、信息科学等交叉融合，深入探察正常大脑认知活动的机制，对揭示人类大脑的功能特别是寻找预防、诊治各类认知及精神障碍的对策具有重要意义。人类认知组计划通过阐明人类大脑所有联络方式，理解人类心智的结构与功能，最终揭示人类心智的奥秘，被认为是继人类基因组计划后的又一伟大科学计划。

（八）转化医学理念

转化医学（translational medicine）是将基础研究和临床诊治连接起来的一种新的思维方式，遵循

"从临床中来，到临床中去"的思路，是现代医学发展的趋势和必然。其基本特征是注重多学科交叉合作，以患者为中心，从临床工作中发现和提出问题，由基础研究人员设计实验进行深入研究，然后再将科研成果快速转向临床应用，缩短基础与临床之间的距离，促进健康水平的提升。2003 年由美国国立卫生研究院（NIH）提出后，转化医学日益受到包括政府、学术界和临床医师在内的高度重视。各国纷纷制订实施各种战略规划，大力发展转化医学。我国科技部、卫健委、中国科学院等部门组织，也在医学研究领域积极倡导开展转化医学研究，并举办相关学术研讨。多家医学院校、科研单位和医院分别成立了转化医学研究中心，并与国内外有关机构开展密切合作交流，使医学研究由聚焦临床疾病的防治，向"以患者为中心"方向转变，有力促进了转化医学在中国的发展。

转化医学理念与中医药学紧密关联、相似相通。自古以来，中医药学就注重临床经验，它的发展过程也是从临床经验积累到理论升华，再回归指导临床的过程。因此，从本质上说中医药学是转化医学的先导和践行者。只是随着现代生物医学的兴起，中医药研究才与临床渐行渐远。在转化医学背景下，重视临床、结合临床，开展中医药转化医学研究是中药复方研究与开发的重要途径和出路。

（九）人工智能在医学研究领域的应用

随着人工智能与医学研究的进一步融合与深入，AI 辅助技术在多个医疗细分领域提供了帮助。如远程医疗、医学影像智能识别、医疗机器人、药物智能研发、智能健康管理等。2018 年 4 月，Abràmoff 等人研发的 IDx–DR 系统获美国食品药品管理局（FDA）批准首个无需临床医生即可筛查糖尿病视网膜病变的设备，是人工智能产品走向临床应用的里程牌。如远程医疗系统将弥补偏远地区医生和医疗条件的不足，大大加强医疗服务的可及性，有望在一定程度上节省医疗资源、降低医疗费用，方便人民群众就医并获得更好的医疗服务。在新型冠状病毒疫情期间，由于对患者和医疗保健提供者安全的担忧，远程保健的使用急剧增加。同样，对感染传播的担忧也要求医学院提供强大、便捷的虚拟教育选项。医学与移动互联网、可穿戴设备的结合带来了全新的"智慧医疗"时代，也为医学发展带来新的契机与活力。未来，智能手机、平板电脑等手持设备将替代听诊器及其他常规检查设备用于健康监测和数据收集，智能传感技术和电子健康档案等将使健康管理更为精准方便。医学科技与人工技能的深度融合，极大地促进了医学研究的发展，将更准确、更深入地揭示人体生理构造与疾病发生发展的全过程，也将带来疾病诊断和治疗模式的突破，使得医学科研向个性化、精准化、微创化、智能化、集成化和远程化发展。

（十）纳米技术

纳米技术已经成为医学领域中的新兴技术。纳米粒子作为抗微生物剂的潜在用途得到了极大的探索，并考虑将其作为替代方法来解决卫生保健工作者和患者在预防病原微生物引起的感染方面所面临的挑战。在微生物中，细菌感染仍然是全球高发病率和死亡率的原因，特别是那些患有基础疾病和老年的人群。随着时间的推移，这些群体更容易对抗生素产生耐药性，因为细菌生物膜很难通过抗生素破坏或消除；因此，抗生素变得不成功或无效。大多数情况下，细菌生物膜和其他微生物可以在医疗设备和伤口上找到，它们在那里释放其内容物，导致感染。为了抑制生物膜的形成和克服抗生素耐药性，载有抗菌剂的纳米粒子单独或与其他物质结合可以增强纳米材料的杀菌活性。这包括在不伤害其他细胞或对活细胞造成任何不利影响的情况下有效杀死病原体。

（十一）信使 RNA（mRNA）疫苗

信使 RNA（mRNA）疫苗已经从引起怀疑的想法发展到临床现实。2020 年，COVID19 大流行推动了历史上最快速的疫苗开发，信使 RNA 疫苗处于这些努力的最前沿。虽然现在已经清楚，mRNA 疫苗可以迅速和安全地保护患者免受传染病的感染，但还需要进行更多的研究，以优化 mRNA 的设计、细胞内传递和除 SARS – CoV – 2 预防外的应用。这一突破性疫苗平台未来会有更广阔的应用前景。

第三节　医学研究的特点

医学研究中不同课题有着各自不同的目的和任务，所采取的具体技术路线、方法以及措施也不一样，具备以下特征。

1. 医学科学研究具有探索性、创新性、继承性和连续性　医学科学与其他科学一样，具有明显的探索性、创新性、继承性和连续性。其本质特征为探索性和创新性。探索是创新的前提，创新是探索的结果。它从实质上概括和反映了科学研究的根本任务和科研劳动的真正价值。科学知识是一个连续增长的积累过程。任何一项科学活动，无不是在前人的基础上进行的再开拓和再探索。因此，科学研究另外的重要特征是继承性和连续性，即对前人知识的继承与继续深入研究。

2. 医学科学研究兼有科学实践与理论思维　医学科学研究是由两部分组成的，即科学实践和理论思维。人们在医学实践中运用正确的观点和科学的方法观察事物，反映事物的本质规律。医学科学研究是一个从感性认识到理性认识的思维过程。

3. 医学科学研究具有客观性与实用性　所谓客观性，是指研究所使用的一切方法和程序，均不受个人主观判断或无关因素的影响。首先，科学研究的对象来源于客观世界，来源于人类生产、生活的现实，是客观现实的需要。其次，科学研究的过程要求严格的客观性。再次，科学研究的结论是可以检验的，能反映一定客观规律的结论。

无论是预防医学、临床医学、基础医学还是中医药学等都属于应用研究范畴，最终都要指导临床实践和疾病防治。

4. 医学科学研究具有特殊性和复杂性　医学研究的对象主要是人。人是世界上最复杂、最高级的生命体，不但有自然科学属性（如生物学基本属性），而且具有社会科学的属性（如语言、思维、心理即社会活动），不仅有生理活动，而且还有心理活动及自主行为。人体的生理现象要用现代医学模式，即生物 – 社会 – 心理的模式来分析和解决问题。因此，医学研究研究对象的特殊性是其他学科研究难以与之相比较的。人的个体差异大，影响因素多，实验条件不易控制，试验周期较长，同时还经常涉及伦理及道德等问题，因此其研究内容的庞大和复杂远远大于其他学科。随着医学飞速发展，许多新兴学科和边缘学科层出不穷，使得医学研究呈现出多学科交叉、宏观与微观相结合、向各学科深度和广度发展的格局，使医学研究的研究内容变得更为广泛和复杂。

5. 研究方法的困难性　医学研究成果最终要被应用于指导预防、诊断以及治疗的医学实践中，在防病治病中发挥积极作用。但由于医学研究的研究对象是人，因而对其研究方法的要求倍加严格，即任何研究必须在确保对人体无害并征得研究对象知情和同意的前提下开展。这体现了医学研究的伦理道德和严肃性，但也给医学研究增加了其他学科研究工作中极少碰到的困难。如果研究中存在可能对人体造成一定影响的任何处理措施，都必须先在动物中建立相应的模型进行研究，再将动物实验的结果外推到人。但由于动物体和人体存在较大差异，因此动物实验结果往往只能作为对人体的一种参考。此外，医学研究还必须遵循对照、随机化、重复、均衡和盲法等的原则。

6. 统计分析的艺术性　作为医学研究的重要内容之一，统计学方法贯穿于医学研究的始末。在医学研究方案的设计阶段，统计学方法可被应用于实验方案的设计、样本量的估计和检验效能的估计等。而在医学研究的具体实施阶段，统计学方法可应用于质量控制和数据分析等。同时，依据不同的医学研究设计，在结果分析阶段，应有针对性地选择正确的统计学方法。此外，随着各类交叉学科的长足发展，在医学研究中交叉应用其他学科常用的数据挖掘与分析技术，如计算机随机模拟技术等，也有助于对医学研究活动中可能产生的海量数据进行深入挖掘和开发，获得更多的研究结果。可见单一的统计方法或许不能解决医学研究的复杂性，因此在分析实际问题时需要综合应用统计方法。

第四节　医学研究的基本步骤

与其他学科的研究过程相似，医学研究基本步骤由五部分组成，即科研选题、科研设计、课题实施、统计分析和科研结论。各个步骤丝丝入扣，紧密相连。其中科研选题和课题设计是医学研究中最关键步骤。确定一个立意新颖、设计周密、指标合理、科学性强又切实可行的实施方案是取得高新成果的根本保证。

一、科研选题

医学研究的选题就是确定所要探索的题目。它是科研的起点，也是关系到科研成败和成果大小的关键性问题。科研选题主要任务是选择和确立所要研究的题目。科研选题的基本程序为：文献复习→发现和提出问题→查阅国内外文献→形成假说，确立课题。应遵循的基本原则包括可行性、创新性、科学性、需要性与效益性。

1. 可行性　是指方案可行，要求选题从实际出发，充分考虑是否具备完成课题的主客观条件。主观条件主要包括：①研究者的知识结构；②研究者的科学素质；③研究者的人格个性特征。客观条件主要包括：①研究对象；②文献资料；③设备条件；④课题工作基础；⑤经费与人力投入情况。

2. 创新性　是指前人没有研究的课题或补充前人已做研究的不足，是科研选题得以成立的基本条件和价值所在。思路要新，即要善于在疾病现象或错综复杂的矛盾中寻找新的切入点和突破口，科研思路要独辟蹊径，使人耳目一新。

3. 科学性　要求选题应根据现代科学基本原理、个人经验体会、前人已有的理论知识和实践的基础上，通过深入的分析和反复的思考，形成的科学性较强的假设。

4. 需要性与效益性　是指研究课题的方向应该是医药卫生领域中有重要意义的或迫切需要解决的关键问题，同时还要考虑课题所产生的社会效益及经济效益。

总之，确定一个选题的基本依据一是内容创新，未与前人重复；二是研究工作有意义，无论基础还是临床研究，要么具有理论价值，要么具有应用价值；三是具备研究条件，具有可操作性。

二、课题设计

课题设计（project design）是指课题研究构思、技术路线、具体内容指标、方法步骤、时间安排和经费预算等一整套研究方案。

课题设计包括专业设计和统计学设计。专业设计是指运用专业理论和知识技术对课题进行设计；统计学设计是运用数理统计学理论和方法对课题进行设计。课题设计的内容概括以下三部分：①研究目的与内容，即研究什么？为什么要研究？该研究的意义与重要性。②研究方法，主要包括研究对象、实验方法、测定指标和偏倚控制，反映了研究者学术水平和科研素质的高低。③进度和经费预算，可以根据工作量大小和研究流程的需要来安排，时间进度既要紧凑，又要留有机动的余地，经费预算的基本要求是科学合理，适度有据，符合规范。

三、课题实施

课题实施是把计划设计方案付诸于行动的阶段，亦是运用科学的方法搜集感性材料的阶段。按照研究对象的属性和研究场所不同，课题实施方法一般可分为观察、实验和理论三大类型。

1. 观察（observation）　医学科学研究始于观察。观察的基本要求是首先必须坚持全面、客观、实事求是的原则和一丝不苟的科学态度，不主观武断，不固执己见；其次要做好详尽、准确无误地观察记录，不能凭主观想当然，不能凭空捏造；最后要做好出色的、创造性的观察，不是仅仅注意排除其他，而同时要留神意外或反常现象。

2. 实验（experiment）　实验是取得精确典型科研材料的重要手段之一，是从人为地发生于实验条件下的现象中索取资料。实验的基本要求是：制定好实验方案；先做预实验，再做正式实验；规范实验操作；做好实验记录；控制实验误差。衡量实验成功的标准是能够重复实验的结果。

3. 调查（investigation）　调查是认识疾病的人群现象、流行规律以及评价一个国家、一个地区居民健康水平的依据的重要方法。如居民健康状况调查、流行病学调查、地方病调查、病因学调查、职业病调查等。调查有现场调查、前瞻性调查、回顾性调查、追踪调查等类型。调查的基本要求是必须坚持客观性原则，实事求是，尊重客观事实；必须制定详细的调查方案和调查表格；系统搜集，全面记录，大处着眼，小处着手。

四、统计分析

观察、实验与调查等活动结束后，所获取的原始资料，一般量大杂乱，有的是数据，有的是图形，有的是切片，有的是照片等。接下来便开始对所获取的研究资料进行加工、整理和数据处理。这一过程中需要医学统计学方法，包括统计描述和统计推断。因此，在高质量的医学研究中，研究者不仅应具备丰富的专业知识，还需具备一定的流行病学和医学统计学等知识。

五、结论及撰写报告

1. 结果的分析、结论是医学研究过程中最后一个步骤，即根据研究事实与统计分析结果，运用综合、归纳与演绎等方法，把感性认识上升为理性概念，从而得出科研结论，应用于实际的医学活动或生产活动中。达尔文说过："科学就是整理事实，以便从中得出普遍的规律和结论"。

2. 总结分析，就是对所占有的实验、调查或观察到的感性材料，自觉地运用辩证观点，分析设计中哪些理论上成立，且又在实验中得到证实；哪些想法在实验中没有得到证实或未完全证实，需要进一步探索或者修改。从而围绕假说的中心思想，按材料、表格、图片等，分清组别，综合提炼出材料所能说明的观点，明确各组材料所得结果，以及由此结果在理论上所得出的结论。无论是基础研究、应用研究还是发展研究，无论是动物实验、临床观察还是现场测试、流行病学调查，课题完成后都必须写出研究报告以办理结题、验收、鉴定和归档等。

3. 研究报告主要包括两个大部分。一是工作报告，二是技术报告。前者是工作总结性质的报告，主要是介绍课题的立项情况，研究背景，计划执行情况，研究结果情况和存在的问题，下一步的打算等。后者是成果的核心材料，反映的是课题研究的全部技术内容。

第五节　医学研究的类型

一、按医学科学研究性质分类

根据医学科学研究的性质可以把医学分为基础医学、临床医学和转化医学、预防医学。

1. 基础医学　基础医学（basic medicine）是研究生命和疾病的本质及其规律的科学。其主要任务是为应用医学提供理论指导，引导应用医学的发展，促进医学技术的进步，它是整个医学科学发展的基础。根据性质不同，大致可以分为形态学、功能学、病原生物学及医学遗传学等。形态学就是从形态方面对人体进行研究，包括人体解剖学、组织学和胚胎学、病理学等。功能学科包括人体生理学、生物化学和病理生理学等。病原生物学是从疾病的生物学原因方面进行的基础研究，包括医学微生物学、寄生虫学和免疫学等。医学遗传学是由遗传学和医学结合而成的一门学科。揭示了遗传疾病发生的原因和过程，运用在遗传疾病的诊断、治疗、预后判定等多方面。

2. 临床医学 临床医学（clinical medicine）是对疾病进行诊断和治疗的科学。属于应用医学的范畴，其与基础医学的关系类似基础科学和应用科学的关系。人类对一切疾病的认识似乎都存在这样的规律：先由临床医学发现新的疾病，再由基础医学去深入研究其本质。

临床医学按治疗手段建立的学科包括内科学和外科学。按治疗对象建立的学科包括妇产科学、儿科学、危重医学、老年病学等。按人体解剖学的系统或器官建立的学科包括口腔科学、皮肤科学、眼科学、神经科学、内分泌科学等学科。这些学科研究的疾病往往需要特殊的检查、治疗技术和设备。根据人体解剖生理系统形成专门化的分支学科，如血液病学、骨科学等。按病种建立的学科包括传染病学、结核病学、肿瘤学等，常常涉及多个系统，诊治往往需要综合各临床科室的知识和技术。研究疾病诊断的学科称为辅助学科，包括临床病理科、检验科、影像科、放射科等。

3. 转化医学 转化医学（translational medicine）是将基础医学研究和临床治疗连接起来的一种新的思维方式。建立在基因组遗传学、组学芯片等基础上的生物信息学，同系统医学理论与自动化通讯技术之间的互动密切，加快了科学研究向工程应用转变的产业化过程，将导致基础与临床之间的距离迅速缩短，能够把基础研究获得的科研成果快速有效地转化为临床治疗新技术。

转化医学的基本内容包括以下四部分。

T_1 研究成果向人的转化：这个阶段是基础研究成果在人体的初步研究，包括动物模型研究、人类病理生理学研究及基础研究成果在人体的验证及 Ⅰ、Ⅱ 期临床试验。

T_2 研究成果向患者的转化：这个阶段主要是获得理想条件下的干预效果。主要的研究内容是Ⅲ期临床研究。

T_3 研究成果向医学实践的转化：这个阶段是研究者根据推荐的指导方案和应用方式去探索在一般的临床实践中的应用疗效和安全性，以获取在实际工作中有效的使用方法。主要研究内容是Ⅳ期临床研究和健康服务研究，包括对成果应用的宣传、交流和推广及临床实际效果的评估研究。

T_4 研究成果向人群健康的转化：这个阶段主要是研究影响人群健康的因素和提高人群健康的综合方法。本阶段最终是以提高人类健康水平为目标。研究内容包括以大人群为基础的效果评估、营养健康的社会因素等。

二、按科技活动类型分类

科学研究（scientific research）简称科研。按科技活动类型分为基础研究、应用研究和发展研究三类。

1. 基础研究 基础研究（fundamental research）是以发现自然规律和发展科学理论为目标的研究。一般可分为两类：一类是纯基础研究，另一类是应用基础研究。

（1）纯基础研究 即理论研究，指没有预定目的的纯理论研究。主要任务是认识生命和疾病现象，揭示生命和疾病本质，探索健康与疾病相互转化的规律，增加新的医学科学知识。

（2）应用基础研究 指事先赋予一定应用目的的基础研究。主要任务是认识人体生理生化和病理变化，探索疾病，为建立有效的疾病诊断、预防、治疗、康复方法等提供理论依据。

2. 应用研究　是指为特定的应用目的或解决某种实际问题而进行的研究。它是运用基础理论成果，直接解决社会生产中的技术问题，着重研究如何把科学理论知识转化为新技术、新工艺、新方法、新产品，主要是为解决临床防病治病中的各种实际问题而进行的研究。如疾病的诊断、预防、治疗、康复的新方法与新技术的研究等。

3. 发展研究（亦称开发研究）　生物医学发展研究，主要是指运用基础研究和应用研究新成果，对现有疾病诊断、预防、治疗、康复技术等进行实质性改进提高，包括新药、新生物制品、新医疗器械的研制开发及试验，运用生物技术对医用微生物、动物、药用植物等进行性能改良和特殊用途的医用转基因微生物、动植物的遗传操作及培育等。

（王育生）

书网融合……

本章小结

题库

第十三章 医学教育

PPT

医学教育是指以满足社会需要为目的，有计划、有组织的培养医疗卫生人才的教育活动。一定的医学教育受到一定社会的、政治和经济的制约，并且直接受到卫生和教育事业发展水平的影响。同时，医学教育反过来又可对它们产生不可低估的影响和作用，为社会培养医学人才、保护社会劳动力，把医学知识和经验世代积累、传递，实现医学知识的延续和再生产。医学专业的特殊性，使得医学教育形成了一套特殊的教育体系，即院校教育、毕业后教育和继续教育三个部分。一般而言，我国的学生在完成高中教育后直接进入医学院校接受五年的本科医学专业知识学习，取得相应的医学学历资质即院校教育；学生在医学本科毕业后进入临床具备一定住院医师经历，并在临床实践中接触一定数量的病例，积累相当丰富的临床经验才具备独立进行医疗活动的资格，同时也可选择继续接受硕士、博士教育，这就是毕业后医学教育；由于医学的不断更新发展，新的病例不断出现，即使医师在取得了独立行医资格后，也必须坚持终身不断的学习新知识、新技术，才能保证和提高其医疗水平，满足不断发展的医学需求，这就是继续医学教育。

我国自 1912 年成立第一所传授西医的学校至今，举办现代医学教育的历史已逾百年。新中国成立后，特别是改革开放以来，中国医学教育事业持续、快速发展，初步形成了多层次、多类型的教育体系，为我国卫生事业发展培养了大批合格医学人才，走出了一条具有中国特色的发展之路。中国在医学教育领域取得了世人瞩目的成就，已经成为当之无愧的医学教育大国。

第一节 院校教育

中华人民共和国成立后，我国的医学教育基本上确立了一套完整的多层次、多类型的医学教育体系。从宏观上讲，我国医学教育体系的层次结构包括研究生教育、高等本科医学教育、高等专科医学教育与高等医学职业教育、中等医学教育、初等医学教育等；医学教育体系的专业结构包括基础医学类、临床医学类、口腔医学类、公共卫生与预防医学类、中医学类、中西医结合类、药学类、中药学类、法医学类、医学技术类和护理学类；医学教育体系的学位结构包括学士学位、硕士学位和博士学位；医学教育体系的类型结构包括院校医学教育、毕业后医学教育、继续医学教育、成人医学教育、远程医学教育等。从微观上讲，医学教育体系就是各级各类医学院校的内部构成及其规律，属于这一范畴的主要结构包括课程结构、人员及其组成结构、组织结构等。

为提高世界各国医疗卫生保健水平，规范医学专业教育的管理，国际上很多知名医学教育组织长期致力于研究与制定国际医学教育标准。1999 年 6 月，国际医学教育专门委员会（the Institute of International Medical Education，IIME）在中华医学基金会（Chinese Medical Board，CMB）的资助和支持下，历经两年多的反复研究和论证，制定出台了《全球医学教育最低基本要求（Global Minimum Essential Requirements，GMER)》。2001 年 6 月，世界卫生组织（World Health Organization，WHO）和世界医学教育联合会（World Federation of Medical Education，WFME）通过并发布了《本科医学教育全球标准》。在这个标准的基础上，WHO 西太区办事处制订的区域性医学教育标准《本科医学教育质量保证指南》也于 2001 年 7 月出版。为促进我国医学教育的国际化、规范医学教育管理、提高医学教育质量，2002 年教育部召开医学教育标准国际研讨会，研究国际医学教育标准，部署国际标准"本土化"的研究工作，组建了"中国医学教育质量保证体系研究课题组"，课题组以教育部有关医学教育政策为依据，借鉴了 1994 年以来各项教育评估指标体系，以《本科医学教育全球标准》《本科医学教育质量保证指南》和《全球医学教育最低基本要求》为参照，制定出台了中国《本科医学教育标准——临床医学专业（试行)》，于 2008 年 9 月由教育部和卫生部联合颁布。此后，我国已依据该标准在各医学院校临床医学专业中实施了认证工作。

为实现在 2020 年前"建立起具有中国特色与国际医学教育实质等效的医学专业认证制度"这一目标，2014 年教育部医学教育教学改革发展研究基地成立了"中国临床医学专业认证实施战略研究"课题组。根据国际医学教育发展趋势并结合十年来积累的认证经验对中国《本科医学教育标准——临床医学专业（试行)（2008 版)》进行全面修订。此次标准的修订，主要依据 WFME 2012 年修订的《本科医学教育质量改进全球标准》（2012 版)，保留了中国《本科医学教育标准——临床医学专业（试行)（2008 版)》中适用的内容，并确保中国标准与全球标准等效一致。此外还参照了澳大利亚医学理事会（Australian Medical Council，AMC）《本科临床医学专业评估与认证标准（2012 版)》、英国医学总会（General Medical Council，GMC）2009 版《明日医生》和美国医学教育联络委员会（The Liaison Committee on Medical Education，LCME）2013 版《医学院校的职能与结构临床医学专业认证标准》等完成了《中国本科医学教育标准——临床医学专业（2016 版)》的制定。2020 年 6 月教育部临床医学专业认证工作委员会以"无条件通过"成绩正式获得 WFME 医学教育认证机构认定，标志着我国医学教育标准和认证体系实现国际实质等效，医学教育认证质量得到国际认可。

一、医学院校教育概述

我国的教育体系分为学前教育、初等教育、初级中等教育、高级中等教育、高中后教育、高等教育和研究生教育，医学院校的教育属于高等教育。中国现代高等医学教育源于西方，迄今已逾百年。今天，从全球高等医学教育的总体状况看，不同国家和地区之间的差异虽然存在，但在大多数国家或地区，作为高等医学教育最重要的核心部分，医学人才培养模式和课程体系已经较为完善和成熟。

（一）办学目标与宗旨

从医学教育标准对学校的办学目标要求来看，本着尊重地区差异性的原则，国家鼓励医学院校充分发挥各自特点，结合地区情况制定出各自特色鲜明、科学合理的办学宗旨和目标。但现阶段大部分本科院校的办学宗旨与目标均是围绕"培养适应我国社会主义现代化建设需要的，德、智、体、美全面发展的，掌握基础医学和临床医学基本理论知识，具有职业道德、创新精神和实践能力的，能够从事医疗卫生、医学教育和科学研究的宽口径医学专业人才"标准要求制定的。

（二）医学课程

1. 课程及课程模式　广义上讲，课程是指教学科目及其内容按照一定的结构和顺序组合起来的一种体系。狭义上讲，泛指一门课程。

课程模式是课程体系结构的具体表现，是学校为实现人才培养目标，为学生构建知识、能力和素质结构以及实现这种结构的具体落脚点。随着医学教育的不断发展，医学课程模式除传统的以学科为基础的课程模式（discipline – based curriculum）外，目前还发展了综合性课程模式（intergrated curriculum）、以问题为基础的课程模式（problem – based curriculum）、以社区为基础的课程模式（community – based curriculum）、以能力为基础的课程模式（competence – based curriculum）、基于带徒培训的课程模式（apprenriceship – based curriculum）、基于临床表现的课程模式（clinical presentation – based curriculum）等新的医学课程模式。

以学科为基础的课程模式：是以学科为中心组织医学教学内容，所有学科都按一定的逻辑顺序排列，前期课程为后期课程打基础，注重学科知识学习的系统性，在设计上强调学科自成一体，分为比较明显的基础、临床和临床实习三段式教学。现阶段我国大部分医学院校基本上都是按照"基础 – 临床 – 临床实习"三段式来制定教学计划的。

综合性课程模式：综合性课程一般是指打破学科界限，将不同的学科相互结合或融为一体的一种课程模式。综合性课程可以分为水平综合和垂直综合。水平综合是在相互平行的学科，一般分别局限在基础学科领域或临床学科领域中。垂直综合是将传统模式中不同教学阶段的学科结合起来，一般是基础医学学科与临床学科之间的综合。

以问题为基础的课程模式：是指通过解决问题来学习。以问题为基础的课程模式将问题作为基本因素，将课程的内容相互联系起来，让学生积极参与学习过程。

以社区为基础的课程模式：是让学生在社区接受训练，主要目的是让学生熟悉初级卫生保健的内容。地点可以是社区医院、家庭诊所或是乡村医院等。

基于带徒培训的课程模式：该模式具有悠久的历史，是一种在临床实践中进行的、特殊的、个别化的教学方法。在我国中医传承教育中又逐渐兴起。

基于临床表现的课程模式：是通过一定的方式使学生的表现和重要的基础紧密联系起来，使学生所学习的基本内容和复杂的临床表现联系起来，为学生进一步理解各种不同的基础学科概念及其相关的临床行为奠定基础。

世界各国在医学院校教育过程中，均选择了不同的课程模式，并结合国家特点形成了有各自特色的医学院校教育体系。

美国医学院校基本上采取的是 4 年医学预科教育、2 年医学基础教育加 2 年临床医学教育的 8 年学制结构。课程多采用基础与临床相结合、跨学科的整合课程组织方式。英国医学教育学制一般是 5 年，课程结构大致分为前 2 年的临床前期（主要讲授基础医学知识）和后 3 年的临床期（通常在临床科室、医院以及附属社区内进行，主要学习临床专业相关知识）。在临床前期课程主要采用以器官系统为中心的课程整合、以主题模块为中心的课程整合以及以疾病为中心的课程整合，教学全程高度注重选修课、人文社科类、早期接触临床类课程等课程的设置。

日本医学教育的标准学制是 6 年，通常包括 4 年的临床前教育和 2 年的临床教育。医学教育的课程设置可以概括为公共基础课程、专业基础课程、专业课程。在医学教育的最后一年，普遍开设了与临床工作紧密相关的病例讨论、临床讲义等课程，以帮助医学生在毕业前掌握基本的临床工作规范。

中国现阶段采用的是"5 + 3"为主体、"3 + 2"为补充的临床医学人才培养体系。"5 + 3"是指 5 年临床医学本科教育 + 3 年住院医师规范化培训或 3 年临床医学硕士专业学位研究生教育。在本科教育阶段，前 2 年为临床前期，主要讲授基础医学知识，之后是 3 年的临床医学相关课程以及 3 年住院医师规范化培训。我国与其他国家课程设置不同之处在于医学院校均开设了大学英语、体育、数学、物理、化学、计算机等属于理工学科范畴的特色课程，独立开设了细胞生物学、生物化学、解剖学、组织胚胎学、病理学、药理学、内科学、外科学、妇产科学及儿科学等医学经典课程，且开设中医学实习。

不同国家医学院校教育模式对比见表 13 – 1。

表 13 – 1　不同国家医学院校教育模式对比

国家	学程结构（年）	医学课程设置内容和特点	优势
美国	4 + 2 + 2	采用基础与临床相结合、跨学科的整合课程组织方式与整合课程相结合，多采用以问题为基础的学习等以学生为中心的教育教学方法	有助于培养医学生基于现象和经历进行批判性判断的技能；运用原理和技巧解决健康问题和疾病的能力，避免了重复和浪费，给学生以系统完整的知识框架
英国	5	以整合课程模式为主，以学生为中心教学，注重培养学生的综合素质和能力 同时加强了人文社会科学以及与伦理道德、沟通交流、早期接触临床、科研训练等有关的课程的设置	提高学生的综合能力和学术科研能力，培养学生的社会责任感、职业精神，从而全面提高医学生职业素养
日本	6	现行课程设置采取整合课程、优化内容、融入交叉学科和前沿知识、增设实践性课程 强化临床实践教学环节，实施"以问题为基础学习"教学与"以病例讨论式"教学，注重培养医学科学研究能力	打破原有壁垒式的僵化教学内容，转化为多学科密切联系、动态灵活的教学活动 培养了学生的实践能力，开拓学习视野和思路和持续培养学生的创新素质和科研创新思维和能力
中国	5 + 3	均开设了大学英语、体育、数学、物理、化学、计算机等属于中学范畴的特色课程，独立开设了细胞生物学、生物化学、解剖学、组织胚胎学、病理学、药理学、内科学、外科学、妇产科学及儿科学等医学经典课程，此外还开设有中医学实习	此模式要求将医德教育贯穿于人才培养全过程，进课堂、进校园、进临床实习，教育引导医学生树立正确的世界观、人生观、价值观；着力加强职业道德、医学伦理、社会学、法律等职业素质教育；注重人文关怀精神和人际沟通能力的培养，使医学生具有高尚的职业道德情操和关爱患者、尊重他人、尊重生命、团队合作的良好职业素养

2. 课程设置　我国医学课程按层次分为公共基础课程、基础课程和专业课程；按学科类型可分为自然科学课程、人文社会科学课程、医学基础课程和医学专业课程；按学科的地位和作用可分为必修课程和选修课程。调查显示，我国医学院校五年制临床医学专业的必修课程门数基本控制在 45 ~ 49 门之间，必修课程学时数基本控制在 3200 ~ 3300 学时之间（表 13 – 2）。

表 13 – 2　我国医学院校基础医学课程开设情况

开设院校比例	课程数（门）	课程名称
全部开设	9	人体解剖学、药理学、病理学、生理学、病理生理学、组织学与胚胎学、生物化学、免疫学、医学微生物学
≥50%	4	机能学实验、细胞生物学、人体寄生虫学、医学遗传学
10% ~ 50%	6	分子生物学、病原生物学、形态学实验、医学生物学、微生物学与免疫学、生物化学与分子生物学
≤10%	11	生物技术实验、法医学、病原生物学与免疫学实验、神经生物学、生物化学实验、电子显微技术、实验动物学、生命科学导论、病原生物学与感染性疾病、感染和免疫、细胞生物化学

根据我国《中国本科医学教育标准——临床医学专业（2016 版）》以及课程在人才培养中的作用，可将现有的医学课程分为六类，即人文社科类、自然科学类、基础医学类、临床医学类、公共卫生类和一些其他课程。现阶段，我国医学院校各类课程设置情况如下。

（1）人文社科类课程　人文社会科学是人文科学和社会科学的总称。人文社会科学在本质上是关于人的科学，其中人文科学是以人类的精神世界及其沉淀的精神文化为对象的科学，而社会科学则是一种以人类社会为研究对象的科学。多数研究表明，以提高综合素质为目的，加强医学生的人文素质教育，是我国高等教育改革和发展的新趋势。此外，大部分院校都单独开设了英语、思想政治理论和思想品德修养、医学心理学、医学伦理学、卫生法学及人际沟通等 6 门主要人文社会科学基础课程。

（2）自然科学类课程　自然科学类课程一般包括数学、物理、化学、计算机等课程。随着医学模式的转变和高等医学教育教学改革的深入开展，人们越来越认识到自然科学类课程作为医学课程体系中的一个重要组成部分，对于医学生综合素质培养的重要作用。

（3）基础医学课程　基础医学属于基础学科，是现代医学的基础。它是研究人的生命和疾病现象的本质及其规律的自然科学，其所研究的关于人体的健康与疾病的本质及其规律为其他所有应用医学所遵循。如表13－2所示，我国医学院校现阶段主要开设的九门医学基础课程分别是人体解剖学、药理学、病理学、生理学、病理生理学、组织学与胚胎学、生物化学、免疫学和医学微生物（部分院校没有在必修课中单独开设生物化学、免疫学、医学微生物课程，但这些院校通过开设微生物学与免疫学、感染和免疫、病原生物学与感染性疾病、病原生物学等课程来讲授相关学科知识）。

（4）公共卫生与预防医学课程　公共卫生与预防医学课程主要培养学生具备一定的预防保健和卫生管理学方面的知识和能力，一般包括公共卫生学、卫生管理学、环境卫生学与毒理学、健康教育学、流行病学与卫生统计学、卫生保健等课程。现阶段多数医学院校在必修课中单独开设的公共卫生课程是预防医学，而其余几门课程开设的比例较小。近年来，由于全球范围内感染性疾病的流行，培养具有较高公共卫生知识的临床医疗人才的需求也不断提高。

（5）临床医学课程　临床医学课程是为安全、有效从事临床医疗实践而学习的有关疾病的病因、诊断、治疗和预后的知识和操作技能的课程，包括诊断学、内科学、外科学、妇产科学、儿科学、传染病学、神经病学、精神病学、康复医学、急救和灾难医学、中医学、医学影像学、循证医学等课程。现阶段单独开设这些课程的院校占比见表13－3。

表13－3　我国医学院校临床医学课程设置情况

开设院校比例	课程数（门）	课程名称
全部开设	5	内科学、外科学、妇产科学、儿科学、神经病学
≥50%	6	传染病学、中医学、医学影像学、诊断学、皮肤性病学、耳鼻咽喉科学、精神病学、眼科学、口腔医学
10%~50%	9	临床基本技能训练、实验诊断学、急诊医学（急救医学）、循证医学、核医学、全科医学、麻醉学、社区医学、物理诊断学
≤10%	13	放射医学、康复医学、危重病医学、护理技能、老年医学、肿瘤学、超声诊断学、高原医学、介入与微创治疗学、生殖医学、行为医学、急救与灾难医学、民族医学

（6）其他课程　一般主要包括入学教育、体育、劳动、安全教育和社会实践、就业指导和毕业教育等课程。具体院校开设情况见表13－4。

表13－4　我国85所医学院校其他课程的开设情况

课程名称	院校（所）	百分比（%）
入学教育（含军事教育）	85	100.0
体育	85	100.0
劳动	9	10.6
安全教育	1	4.7
社会实践	4	1.2

（三）考核与评定

学生学业成绩考核是教学过程的有机组成部分，对学生、教师和教学管理人员都具有重要意义。对学生来说，学业成绩考核可以发现学生学习上的问题，及时补救，具有反馈作用；可以督促学生努力学习，具有激励作用；同时，考核的内容和方法对学生的学习具有明确的导向作用。对教师来说，学生的学业成绩在一定程度上体现了教师的教学效果，反映了教师的教学水平；可以帮助教师看到教学中存在的问题，具有反馈作用。对教学管理人员来说，学生的学业成绩考核是教学管理人员了解教学情况，实施教学管理的重要手段。

1. 考核的分类

（1）按要求程度　可分为考试和考查。考试课一般都是某专业的核心课程或主要课程，采用的测试方法较多，是对学生学业成绩的主要考核形式，成绩评定通常采用百分制或五级制记。考查课的内容并不是不重要，主要是考虑到学生的学习负担，在成绩评定上采取二级制记分，以减轻学生在学习上的压力，选修课成绩考核一般也采用考查方式。

（2）按考核内容　可分为课程考试和毕业考试。课程考试是对一门课程的内容进行考核，通常是在学期或学年结束时进行。一般来说，每门课程只有一次考试，但有的课程，如英语跨多个学期或学年，相应的进行多次考试。在管理上，课程考试的成绩是学生获得学位和毕业的重要依据。而毕业考试一般是综合性考试或是较大规模的单科考试。综合性考试是对同一学科性质的多门课程内容的考核，如临床医学综合考试、基础医学综合考试。毕业考试也对学位和毕业产生影响。

（3）按考核时间　可分为平时考试和期末考试。平时考试是在教学过程中进行的考核，方法包括日常观察、检查作业和书面测验。平时考试属于形成性考核，对教与学具有诊断和反馈作用。期末考试是在学期或学年结束时的考核，属总结性的考核。期末考试除检查学生达到教学目标的程度外，还要区分学生的优劣，为改进教学和教学管理提供依据。

此外，近年来形成性评价（formative evaluation）在部分医学院校中逐步兴起。所谓形成性评价，是相对于传统的终结性评价（summative evaluation）而言的。具体来讲是"对学生日常学习过程中的表现、所取得的成绩以及所反映出的情感、态度、策略等方面的发展"做出的评价，是基于对学生学习全过程的持续观察、记录、反思而做出的发展性评价。其目的是"激励学生学习，帮助学生有效调控自己的学习过程，使学生获得成就感，增强自信心，培养合作精神"。

2. 考核的方法　根据医学专业各学科的特点，医学课程考核可选用笔试、口试、实践性考试、标准化患者（SP）考试、计算机模拟病例考试等多种方法。

（1）笔试　可分为固定应答型（选择型）和自由应答型（供应型）两种。对于固定应答型试题，学生要在试题提供的备选答案中选择答案或在限定条件下回答试题，其类型包括单选题、多选题、判断题和填空题。自由应答型试题包括简答题、论述题和限制型论述题，其中简答题受到一定范围和字数的限制，而论述题和限制型论述题都可以自由发挥，但后者将大的问题分解为互相关联的相对小的问题，限制了回答范围，提高了客观性。国内各院校为适应应用型人才培养的目标要求，在考试中特别是临床阶段课程考试中增加了案例分析、病例分析等题目，着重考察学生对所学知识的综合应用能力。

（2）口试　是一种教师和学生面对面的考试形式。口试可以了解学生的思维过程，可以考核学生分析问题和解决问题的能力。

（3）实践性考试　医学是一门实践性很强的科学，所以实践性考试在学业成绩考核中占有重要地位。目前大多数医学院校主要是在学生医学见习和实习阶段开展实践性考试，考试场所包括医院病房和医学院校的临床技能培训中心。在医院里主要考核学生对患者的实际管理能力，如病史采集、病历书写、身体检查技能、诊疗操作技能以及医德医风等。近些年来，我国医学院校均相继建立了临床技能培训中心，配置了大批临床模拟教学设备。一些医学院校已经开始采用客观结构化临床考试（objective structured clinical examination，OCSE）考核学生的临床技能。

（4）标准化患者（standardized patient，SP）考试　即用经过培训的模拟患者考核学生，一般由标准化患者根据事先制定的标准为学生打分。在客观结构化临床考试中也重视使用标准化患者。此外，标准化患者也应用在临床教学之中。

（5）计算机模拟病例考试（computer – based case simulations，CCS）　是以计算机模拟临床诊疗工作为出发点，通过考生与计算机的交互式应答，考查学生随着时间的推移、病情的发展、治疗场景的变化或根据诊疗决策后的信息反馈而确定下一步诊疗行为的能力，及其对辅助检查手段的筛选使用能力和使用时机的把握能力，注重考核学生的临床思辨能力，在实际临床工作中分析问题、处理问题的能力。其显著特点是：病例过程是动态模拟的，题目是多向和开放的。目前，计算机模拟病例主要用于临床教学中，同时也已成为医学考试的一种重要形式。

3. 考核成绩的评定

（1）绝对评分法　该方法是以专业的人才培养目标或以课程的教学目标为评分的依据。成绩是根据学生对上述目标达到的数量和质量进行衡量。目前，绝对评分法主要采用百分制，我国习惯以 60 分作为及格线。一般的医学考试都以百分制评定成绩。此外，医学考试成绩的评定也采用等级制，通常使用三、四、五级记分制。采用的级数越多，对学生的区分程度越高，选修课一般都采用二级制，即及格或不及格。

（2）相对评分法　该方法是以受试群体的平均分作为评分依据，以此判断每一考生在该群体中所处的相对位置。相对评分法采用标准分数，有 Z 和 T 两种分数，这种评分法在学校的课程考试中较少应用。

（3）学分制评分法　这种教学计划的学生成绩评定是用学分和（或）绩点来表示学生学习的数量或质量。学分是用来计算学生学习数量的一种单位，以一定的学时为标准进行计算，目前各高校对学分的计算标准不尽相同。但学分反映不了学生学习的质量。只有把学分与成绩绩点结合起来，运用一定的计算公式，求得学习的总成绩或平均绩点，才能表明学生学习的数量和质量。由于不同学分的课程成绩是不等值的，所以在计算时要考虑其权数。这就是与学分结合起来的绩点制，许多学校将其作为学生毕业与授予学位的标准。

二、医学院校教育面临的问题与挑战

随着我国和世界政治、经济、文化与科学技术的发展，我国的医学教育面临着各种挑战，大致可分为以下几点。

（一）医学模式的转变给医学教育带来的新问题

随着生物医学模式转变为生物 – 心理 – 社会医学模式，健康决定因素的复杂性已经远远超出了传统医疗服务所能覆盖的范畴，单纯依靠临床医疗人员远远不能解决健康问题。同时，我国人口老龄化程度不断加剧，保健、康复等社区护理服务的需求日益增加，在慢性病和老龄化时代，疾病更少能够"治愈"，而更多需要"照顾"。此外，由于医疗环境并不完全由生物医学模式统治，如果医生仅仅接受了生物医学训练，而在与健康有关的社会、经济、行为、环境等影响因素方面训练不足，其诊疗行为可能仅限于生物技术方面，与家庭、社会工作者、学校等社区资源开展合作的可能性较小。以上问题都对现有的医学教育体系和模式提出了新的要求。

（二）信息技术高速发展给医学生学习带来新挑战

人类社会已经进入知识爆炸的信息时代，新知识不断涌现，知识总量的积累膨胀速度史无前例。仅 20 世纪积累的医学新知识就超过以前数千年积累的医学知识总量的百倍以上，而且医学知识加速度增加与更新的趋势仍在延续，将进一步加大基础知识量与个人可掌握极限量之间的差距。正如哈佛大学医学院前院长 Burwell 所言：在学校所学的多数知识将在 10 年内过时。尽管高等医学教育学制之长已经居本科教育学制的首位，但面对知识爆炸的现实，所能传授的知识量仍然极其有限。为了适应信息时代的来临，一名好医生需要有一颗"探索的心"，以保持知识更新并不断进步。因此在高等医学教育阶段，一方面，应当培养医学生养成自我学习的能力与习惯，为毕业后的"终身学习"做好准备；另一方面，面对海量的医学知识，应当加强医学生走上工作岗位后在"时间碎片化"的情况下高效获取、开发和利用信息等信息素质的培养。

（三）卫生保健全球化对医学教育的全球化提出切实需求

与世界经济一样，健康问题和卫生保健也已经全球化。人、动物、食品、技术和病原体的流动越来越无国界，病原体有可能会在几个小时或几天之内传播到全世界。同时，新型病毒、生物恐怖、动物传染病威胁着全球数千万人的生命和数十亿人的生活。21世纪，全球卫生不可避免地与流行病学、生物学、政策、技术、文化、经济和行为等因素联系在一起，而这些健康决定因素正在迅速发生变化。与此同时，疾病谱和疾病传播的路径也随着全球化进程的深化而变化。变化中的生态系统正在对国家间、地区间和洲际间的健康问题和疾病谱产生重要影响。不论应对传染性疾病还是非传染性疾病，任何国家都不可能孤军奋战，需要医疗卫生人员对于全球卫生的理解与合作。全球化影响的日益彰显必将对我国医学教育的内容、途径、标准和能力要求等产生深远影响。

（四）国家医学教育总体战略改变对医学人才培养质量提出更高要求

2020年《国务院办公厅关于加快医学教育创新发展的指导意见》对我国医学教育总体指导思想、基本原则和工作目标提出了明确的指导意见。其中基本原则中明确提出：

1. 以新理念谋划医学发展。将医学发展理念从疾病诊疗提升拓展为预防、诊疗和康养，加快以疾病治疗为中心向以健康促进为中心转变，服务生命全周期、健康全过程。

2. 以新定位推进医学教育发展。以"大国计、大民生、大学科、大专业"的新定位推进医学教育改革创新发展，服务健康中国建设和教育强国建设。

3. 以新内涵强化医学生培养。加强救死扶伤的道术、心中有爱的仁术、知识扎实的学术、本领过硬的技术、方法科学的艺术的教育，培养医德高尚、医术精湛的人民健康守护者。

4. 以新医科统领医学教育创新。优化学科专业结构，体现"大健康"理念和新科技革命内涵，对现有专业建设提出理念内容、方法技术、标准评价的新要求，建设一批新的医学相关专业，强力推进医科与多学科深度交叉融合。

2021年教育部对第十三届全国人民代表大会第四次会议第8780号建议的答复中则进一步明确提出："医学教育要停中职、控高职、稳步发展本科，提升医学教育的生源质量"。答复中同时还对学科结构优化和扩大招生规模、吸引优秀生源等给出了明确建议和要求。国家医学教育总体战略的改变无疑对我国高等医学教育提出了新挑战，对办学理念、教师师资水平、师生配比、教学硬件等提出了更高要求，对高质量的医学人才的培养已成为医学教育的首要目标。

第二节 毕业后医学教育

毕业后医学教育是高等医学教育连续统一体中一个重要的阶段。我国毕业后医学教育起步相对较晚，20世纪80年代末期才刚刚起步。2005年12月，原卫生部成立了毕业后医学教育委员会，旨在提升国内医学教育整体水平，并对全国的毕业后医学教育工作进行全面指导、协调和管理。由毕业后医学教育委员会负责组织全国毕业后医学教育政策研究，同时负责设计和落实相关的管理办法和教育规划。目前，国内现有的毕业后医学教育的主要项目为全科医师的规范化培训、住院医师的规范化培训和专科医师培训等。

一、毕业后医学教育的概念

高等医学教育通常可划分成三大阶段，即学校教育阶段、毕业后医学教育阶段、继续医学教育阶段。在这当中，毕业后医学教育阶段起到了衔接上下阶段的桥梁作用，也是培养人才，提升人才综合素养和专业技能最关键的阶段。按照世界权威医学组织所制定的相关标准可知，所谓毕业后医学教育，指的是发生在基础医学教育阶段之后，为训练医生的独立工作技能而设置的一个培训教育阶段，它主要可以划分成注册前教育、专科医师培训、专业培训、职业培训、其他培训等内容，被培训者根据既定流程完成培训考核合格之后，被授予相关的证书、证明或者学位。

世界医学教育联合会（WFME）的《毕业后医学教育全球标准》按9个领域和83个亚领域来构建。

1. 任务和成果 包括职业素质和自主性、任务和成果描述、培训成果、参与任务和成果系统描述等。

2. 培训过程 包括科学方法、学习途径、培训和服务的关系、培训的管理、培训的组织、组成期限、培训内容等。

3. 受训者的考核 包括考核和培训之间的关系、考核方法、向受训者提供反馈等。

4. 受训者 包括受训者的人数、入选政策和选拔、工作环境、对受训者的支持和咨询、受训者的代表等。

5. 人员配备 包括培训人员的任务和发展、聘任政策等。

6. 培训环境和教育资源 包括临床环境和患者、临床团队、设施和设备、信息技术、研究工作、教育学的专门知识和技术、在其他场所和国外的培训等。

7. 培训过程的评估 包括培训单位的审批和监控、受训者成绩的利用、来自受训者和培训者的反馈、培训评估的机制、各相关单位的参与等。

8. 管理和行政 包括专业领导、管理、行政、必要的条件和规章制度、资金和资源分配等。

9. 继续不断的更新 对培训工作进行定期审议，及时纠正已发现的缺陷。

《毕业后医学教育全球标准》自2003年1月颁布至今，得到世界各国的广泛重视，成为国际普遍公认的标准，其对改善和提高医学教育的质量具有重要的作用。

二、国外毕业后的医学教育

1. 英国 英国的医学生在完成五年医学本科院校学业后不能直接从业，必须经过一整年的临床医师注册前培训（JHO）后才能正式注册临床医生，在注册之后才可得到行医资格，进而步入专科或全科医生培训阶段，也就是毕业后医学教育阶段。英国负责毕业后医学教育的部门主要是总医学委员会和各皇家专科医学会，其中，总医学会组织制定注册医师整体标准，并负责毕业后教育，评价和登记已经完成的注册医师，此外，总医学会还负责指导医学院校开展JHO；各皇家专科医学会主要培训各个医学领域的专科医师，并负责相关培训方案，目标和考核流程的制定与实施。

1993年，著名的红皮书《明日的医生》问世并不断更新，该著作是由英国医学总会所制定的，迄今依然被使用，它被英国各医学院作为制定医学人才教学计划与培养目标的根据。该书中对于医学教育的目标和要求有明确的阐述。在知识领域方面，要求医学生具备十二种能力，重点涉及理解、获取知识的能力，包括掌握疾病的特征、治疗的原则、疾病预防和健康促进等知识，以及建立良好人际关系和医患关系等方面；在技能方面，要求医学生必须可以对一些临床表现做出合理解释，会做体格检查和采集病史等，同时要给出个人意见等；在态度方面，要求医学生能够维护患者隐私，尊重患者、关爱患者，注重道德和心理问题，具备团队精神和奉献社会的高尚品质。《明日的医生》中没有要求各院校统一教学计划，但要求各院校必须能够达到其提出的不同领域的基本要求。

2. 美国　美国的毕业后医学教育包括第一年的毕业后培训和专科培训，都被称为住院医师培训，参加培训的医生统称为住院医师。医学生获得医学博士学位后通过全国住院医师匹配项目（national residency matching program，NRMP）获得毕业后培训的职位，在经认可的培训场所接受第一年的实习期培训，获得对临床医疗的初步认识。在通过美国国家医学考试委员会组织的全美医师执照考试（united states medical licensing examination，USMLE）的第三部分考试取得医师执照之后，可申请加入选定专业的住院医师培训。各专科的培养年限为3~7年，其中普通内科3年，普通外科5年。完成培训后必须通过相应专科委员会规定的考试，通过者获得该专科医师资格证书。若要成为亚专科医师还要参加2~3年的亚专科培训项目，结束后通过该亚专科的考试，方可获得亚专科医师资格证书。美国毕业后医学教育联络委员会（Liaison Committee on Graduate Medical Education，LCGME）负责确定各专科和亚专科的认定标准，确定各专科的培训目标，制定专科培训计划，组织和管理住院医师和专科医师的资格考试。2000年，所有的委员会均同意实行再认定制度（re-certification），颁发有效期限为7~10年的资格证书，要想继续获得专科医师资格必须定期参加本专业的继续医学教育，接受资格审查，参加进一步的考试后，重新获得专科医师资格证书。

美国毕业后医学教育认定委员会是由5个会员组织组成的行业协会，即美国医学专科委员会（ABMS）、美国医学会（AMA）、美国医院联合会（AHA）、美国医学院协会（AAMC）和美国医学专科学会委员会（CMSS）。它和所属的26个住院医师培训评审委员会（Residency Review Committee，RRC）负责从本专业的角度提出对住院医师培训计划的一些"特殊要求"，对住院医师培训项目进行审议和认定，每一个RRC都有相对应的专科委员会。每年，LCGME负责认定26个专科、83个培训领域内大约7800个住院医师培训项目，美国医科专业委员会下设的24个专科委员会负责制定医师获准参加资格认证的标准和要求，全国统一的各专科住院医师培训的目标、大纲、期限和鉴定考试等，可颁发36种基本的专科医师资格证书和88类亚专科的专科医师资格证书。

3. 法国　法国高等医学教育也包含三大基本阶段，住院医师培训则是三个阶段中最为特殊的一个阶段，即最后一个阶段。通常来说，一般是由大中规模的国立医院如专科医院、综合医院等来承担住院医师轮转。住院医师培训阶段的培养体系不是某个医院或者学校制定的，而是由国家统一规定。在该阶段受训的医师仅仅是住院医师，其身份还是学生而不是真正的医师。住院医师要在卫生局完成注册，进而根据国家相关教学计划和规定来修习学分及完成课业，在导师指导之下开展实践工作，在这个阶段的住院医师有处方权，可以独立承担医疗责任并获取国家付给的工资。住院医师需要接受3~5年的理论和临床实践，期间每半年要轮换实习单位，临床轮转时间要达到2年以上。最终获得专业学习文凭并通过专家委员会答辩后，获得国家医学博士文凭。

大学医院中心为法国国内培训住院医师的专门机构，它通常包含医学院及其附属医院等部分，其总部位于巴黎。下设22个分中心，分布在全国各地，分中心组织完成住院医师的培训任务，并进行考核。法国大学和医院间不存在上下级或附属关系，而医院科室主任却能够兼具大学教授与医生双重身份。在法国，全科医学教育的实习基地有很多，主要包括：第一，正规（经过认可）实验室，卫生机构；第二，医学院的医院中心，且实习时间不得低于半年；第三，开业医师诊断中心等。对专科医师而言，常见教育实习基地可以是：其一，大学医院中心之外的其他正规卫生机构；其二，注册专科单位等。

4. 加拿大　加拿大毕业后医学教育由住院医师培训和专科医师培训两个阶段组成。前者主要是指医学生在毕业后进行的为期1年的实习期培训以及选择某专业后的为期1~2年的全科培训，完成了两期培训并得到了加拿大医师从业资格证之后，方可申请接受专科医师培训，通常来说，专科医师的培训时间是2~7年，这一过程中，全科医学需要2年的培训时间，内科亚专科需要2~4年的培训时间，大内科需要 3 年的培训时间，外科亚专科需要 5~7 年的培训时间，大外科则需 5 年培训时间。

住院医师培训和专科医师培训分别由 16 所医学院校和加拿大皇家医学会（RCPSC）负责。加拿大皇家医学会负责审定培训机构资质并确定培训住院医师的岗位数量、质量与计划标准、培训项目等，同时组织统一考试，并授予合格者相应的资格证。

加拿大医师执照是由各区域医师执照的权力部门来统一颁发。医学博士则需要完成多项指定考试方可得到相关证书和医师执照。

表 13-5　各国毕业后医学教育比较

国家	毕业后医学教育负责机构	毕业后医学教育内容
英国	总医学委员会	注册前培训：首先完成为期一年的注册前培训（JHO），成为正式注册医生，获得行医资格
	各皇家专科医学会	全科/专科医师的培训：于专科医师培训：训练者前两年为通科训练，之后需通过 RCP 会员资格考试成为皇家学会会员。之后进入高级培训阶段，不同专科时限各异，内科 4~6 年，外科均为 6 年。结束后可获得专科医师培训合格证书注册为专科医师。于全科医师培训：专科训练为期三年，其中前两年在医院，最后一年在社区。训练结束时必须通过综合考核，成为全科医生
美国	美国毕业后医学教育认定委员	住院医师培训：于毕业后培训：在经认可的培训场所接受第一年的实习期培训，获得对临床医疗的初步认识。于专科培训：取得医师执照之后，可申请加入选定专业的住院医师培训。各专科的培养年限为 3~7 年，其中普通内科 3 年，普通外科 5 年。通过考试获该专科医师资格证书。成为亚专科医师还要参加亚专科培训项目（2~3）年，结束后通过该亚专科的考试，可获得亚专科医师资格证书
法国	大学（医学院）和所属的医院组成的大学——医院中心	住院医师培训：住院医师必须在大学、卫生局和劳动局注册，按照计划听课、修学分，在教授指导下参加科室的临床工作，并由国家付给工资，且需要接受 3~5 年的理论和临床实践的学习，其中必须每半年在不同的教学医院及专科或相关的科室中进行轮转临床训练，轮转临床训练至少需要 2 年以上；在获得专业学习文凭并通过专家委员会的答辩后，获得国家医学博士文凭
加拿大	由 16 所医学院校主办	住院医师培训：毕业后第一年的实习期培训，完成了规范化住院医师培训和一定限的临床实践，并已取得医师资格证书，才具备专科医师培训的申请资格
	加拿大皇家医学会	专科医师培训：一般为 2~7 年，其中家庭医学 2 年，普通内科 3 年，内科各亚专科 3+（2~4）年，普通外科 5 年，外科各亚专科 5+2 年
中国	教育部和卫生健康委员会	住院医师培训：培训时间 4~6 年，分两个阶段：第一阶段（2~3 年）为基础培训阶段；第二阶段（2~4 年）为专业培训阶段各，一般为 2~4 年；根据实际，有的专科培训时间可为 1 年。经培训要求基本达到主治医师的基本条件及其他相应要求 全科医师规范化培训：培训时间为 4 年，分三个阶段：第一阶段（3 个月）为理论学习；第二阶段（33 个月）为医院轮转；第三阶段（12 个月）为社区实践专科医师培训：普通专科培训阶段一般为 3 年，亚专科培训阶段为 1~4 年。经培训要求达到《专科医师培养标准（总则与细则）》

三、我国毕业后的医学教育

（一）我国毕业后医学教育概况

国内毕业后医学教育虽然兴起比较晚，但发展进程较快。2008 年 2 月，我国卫生部与教育部联合在北京召开了全国医学教育工作会议。会议指出，必须在科学发展观引领下，做好继续医学教育与毕业后医学教育工作，切实构建完整完善的卫生医疗人才培育体系，全面推动国内医疗卫生事业发展。卫生部和教育部在 2009 年又联合提出了一系列强化医教改革，提升医学教育教学质量的意见和办法，并强调须制定明确的医学教育阶段性任务与目标，分段实施，全面提升。对临床医师的培养来说，毕业后教育是关键阶段。因此，必须建立健全与我国实情相符的规范化医学教育及培训机制，制定完善的培训基地及培训标准。制定相关配套政策如筹资和人事管理政策等，将社团组织、卫生机构和大学的积极效应充分发挥出来，共同推动毕业后医学教育的发展。教育部联合其他五部委在 2014 年制定了《关于医教协同深化临床医学人才培养改革的意见》（简称《意见》），指出到 2020 年，基本建成院校教育、毕业后教育、继续教育三阶段有机衔接的具有中国特色的标准化、规范化临床医学人才培养体系。院校教育质量显著提高，毕业后教育得到普及，继续教育实现全覆盖。

此次医学教育改革最核心的内容为5+3临床医学专业硕士培养模式的制定，所涉及的内容有三部分，即：第一，自2015年开始，新招收的临床医学专业硕士研究生具备两重身份，在学期间完成研究生临床实践培训和规范化住院医师培训，以保障培训合格学生在毕业后能够获得四个证件，包括学位证、毕业证、培训合格证以及执业医师资格证。其次，自2015年开始，所有的医学院均不再招收七年制临床医学专业学生，统一把七年制临床医学专业教育更新为5+3模式，准许学生免试进入到硕士专业教育阶段。最后，同等学力者可根据新规定申请医学硕士研究生学位。针对5年制临床医学本科毕业并取得"住院医师规范化培训合格证书"的临床医师，创造条件，使住院医师规范化培训与同等学力申请临床医学硕士专业学位有机衔接，为医学毕业生多途径成才搭建立交桥。

2020年《国务院办公厅关于加快医学教育创新发展的指导意见》明确要求对经住培合格的本科学历临床医师，在人员招聘、职称晋升、岗位聘用、薪酬待遇等方面，与临床医学、中医专业学位硕士研究生同等对待。这项改革和国家的政策支持无疑为我国医学专业人才的深层次培养提供了一个更宽阔的空间。

目前，国内毕业后医学教育的形式包括：住院医师规范化培训、全科医师规范化培训以及近几年开展的专科医师培训等。

住院医师规范化培训即对于本科毕业之后的临床医学住院医师的培训，主要的培训内容有：专业知识、临床实践、外语、职业道德与思想政治等，通常需要培训4~6年时间，可划分成两大阶段。阶段一是基础阶段，阶段二是专业阶段，时间均为2~3年。培训流程和要求依据卫生部现行相关办法及规定执行。

全科医师规范化培训即针对于医学本科毕业生所从事的社区医疗服务工作而开展的一种 培训活动，主要培训内容有：社区实践、医院轮转、理论知识、计算机基础、职业道德、思想政治等，总培训时间是4年，可划分成三大阶段。阶段一是理论学习阶段，为期3个月，阶段二是医院轮转阶段，为期33个月，阶段三是社区实践阶段，为期12个月。对培训合格者颁发相关证书或者证明。培训流程和要求参照卫生部现行相关办法及规定执行。

国内专科医师培训试点工作开展相对来说要晚一些，自2006年才开始，主要针对的是医学专业、学历在本科以上的临床医疗工作者。主要的培训内容有：临床实践、传染病预防知识、人际沟通、临床思维、循证医学、相关法律规定、职业道德等。通常来说，其培训时间是3年。培训后合格的，则给予其相关培训合格证明。参照卫生部毕业后医学教育委员会于2007年8月印发的《专科医师培训基地标准》（试行）和《专科医师培训标准》（试行）开始实行。目前，实施的最新标准是国家卫生计生委等2019年印发的《专科医师规范化培训基地标准（2019版）》和《专科医师规范化培训内容与标准（试行）》（表13-5）。

（二）我国毕业后医学教育面临的问题

受各方面原因影响，我国毕业后医学教育起步较晚，发展相对滞后，是高等医学教育连续统一体中最为薄弱的一环，还存在着一些亟待解决的问题。

1. 地区发展不平衡　我国的卫生机构受区域经济、社会等因素影响，条件千差万别。许多条件较差的卫生医疗机构，特别是县级以下医院、基层院所等受技术、规模、资金、人力资源等因素制约，无法开展相应的毕业后教育工作，而且输送有意愿参加毕业后教育的人员有限。

2. 政策激励和引导有待加强　受长期传统医学教育制度的影响，当前，国内医学高等院校与毕业后教育间存在严重的脱节现象。一方面，5年制的本科医学教育在我国现行的高等医学教育学制中占主流地位，其培养目标基本定位在符合地方卫生事业发展现况的实用型医学人才，其本质目标是希望医学生经过 5 年医学专业学习后即能从业。另一方面，各级各类用人单位在职称晋升和引入人才等诸多方面多片面过度注重高学历人员，使接受毕业后教育的人员显得势单力薄，不具优势。

3. 毕业后教育质量标准有待规范　我国长期以来存在医学高等教育学制不统一、层次过繁、结构过于复杂等情况，尤其是临床医学专业学制包涵 3～5 年、7 年、8 年不等，这导致了毕业后教育难以进行统一和规范，进一步导致了毕业后医学教育难以顺利开展。

4. 法律保障机制有待健全　我国在 1999 年颁布实施的《执业医师法》中明确规定："具有高等学校医学专业本科以上学历，在执业医师指导下，在医疗、预防、保健机构中试用期满一年才可以参加执业医师资格考试，成绩合格，取得执业医师资格，并经注册后获得医师执业证书，方能从事合法的医师执业活动"。这一报名条件在 2022 年 3 月 1 日实施的新版《执业医师法》中仍没有改变。然而医学生在实习生阶段必须通过接触患者和从事一定的医疗活动来进行临床实践。实习医学生的医学实践活动和国家依法行医规定间产生了矛盾。

综上所述，尽管我国的毕业后医学教育工作起步较晚，在很多方面还有待健全和完善，具体的实施过程尚存在一些问题，但相信随着国内医学教育水平的不断提高，国内毕业后医学教育模式也会越来越健全。基于我国当前实际情况，还需大胆探索，积极学习国外成功经验与先进做法，不断完善和改进我国医学教育管理机制与办法，努力构建符合我国未来发展的医学教育制度与模式，从而保障国内毕业后医学教育制度朝向健康化、规范化以及制度化的方向不断前进与发展，切实促进国内医学教育水平的提升。

第三节　继续医学教育

继续教育（continuing education）是一种新的教育理念，它的提出是针对现阶段的一次性高等在校教育而言。随着现代生产力水平的飞速提高，终身学习成为社会普遍需要。为主动适应生产力发展速度，满足人民基本卫生服务需求，全面提升职业素质，实现个人长期职业生涯发展规划，国家鼓励和要求已就业的卫生技术领域专业人才积极参与现阶段继续教育。继续医学教育是新时期医学教育体系的重要组成部分，在提升卫生技术人才专业技能、提高现阶段医疗卫生服务水平、提升医药科技创新能力等方面起到了巨大的推动作用，同时，该培养阶段对于推动医疗卫生事业发展、实现全民健康具有重要意义。

一、继续医学教育概述

继续医学教育（continuing medical education，CME）是继医学院校教育和毕业后医学教育之后，卫生技术人员为适应医学科学技术不断创新和卫生事业飞速发展的需要，在整个职业生涯中不断提升其专业素养，保证医疗服务质量，保持高尚的职业道德，以学习新理论、新知识、新技术、新方法为主的一种终身教育。继续医学教育的对象一般而言是指经过高等医学院校在校教育后，通过规范或非规范的专业培训，取得相应资质后，现阶段正在从事卫生专业技术工作的人员；或者未经过高等医学院校在校教育，但具有中级及以上职称的卫生专业技术人员。

在欧美等工业发达国家，继续医学教育在 20 世纪 50 年代已发展成熟，但继续医学教育的制度化和法制化则完成于 20 世纪 70 年代初。我国于 1980 年前后引进了继续医学教育概念。卫生部于 1991 年颁布实施了《继续医学教育暂行规定》，并在全国范围内选择了多个城市试点；1995 年，人事部制定了《全国专业技术人员继续教育暂行规定》，随后卫生部又先后颁布了《卫生部继续医学教育委员会章程》《继续医学教育"九五"计划》《国家级继续医学教育项目申报、认可试行办法》《继续医学教育学分授予试行办法》《继续医学教育评估体系与实施方案》《继续护理学教育试行办法》《公共卫生与预防医学继续教育试行办法》《继续药学教育试行办法》等一系列文件来规范继续医学教育工作的开展；1996年，卫生部成立了卫生部继续医学教育委员会和学科组，进一步指导和推动全国相关工作的开展。目前适合我国国情的继续医学教育制度已经初步建立，医疗卫生技术人员终身教育观念也已基本形成。卫生技术人员的专业素质普遍提升，医疗卫生水平进一步提高。

二、继续医学教育的形式与原则

继续医学教育的形式秉承灵活多样的原则，不同的地区和单位可以根据自身条件采取短期或业余学习为主的学习形式，同时，可以根据学员的时间、性质、专业安排学习内容。现阶段常见的办学形式主要有短期培训班、进修班和研修班；有条件的单位可以通过组织学术讲座、学术会议的形式开展继续医学教育；此外，业务考察和实地调研等也是继续教育的培训方式之一。无论采取何种方式，在整体的学习过程中应设定明确的培训目标并制定相应的学习计划。在继续医学教育学分授予上，由省级卫生行政部门负责地方继续医学教育的考核和学分授予。随着互联网的普及和继续医学教育发展，利用互联网进行现代远程继续医学教育也将成为继续医学教育的主要形式之一。

继续医学教育应坚持理论联系实际、按需施教、讲求实效等原则开展实施，其基本原则如下。

1. 立足国情，遵循规律　深刻把握国情特征，遵循卫生人才成长规律和医学教育规律，对各级各类医疗卫生机构中的卫生技术人员实施全员培训，发展和完善中国特色的继续医学教育。

2. 统筹兼顾，协调发展　以全科医生为重点，以农村、基层、中西部地区为重要着力方向，鼓励东部发达地区以更高标准发挥引领示范作用，全面推进区域、城乡、各级各类医疗卫生机构、不同学科和不同层次卫生技术人员的继续医学教育，大力培养基层卫生人才、医学杰出骨干人才和各类急需紧缺医学人才。

3. 按需施教，重在实效　以岗位胜任能力为核心，增强培训的针对性、适宜性、协调性和有效性，提高卫生技术人员的素质能力，改善医疗卫生机构和卫生体系的服务绩效。

4. 完善管理，强化保障　创新体制机制，强化政府责任，健全筹资机制，分级分类管理，完善政策措施，加强继续医学教育体系建设，保障培训工作有效、有序地持续推进。卫生部负责全国继续医学教育的管理监督，地方各级卫生行政部门依据有关规定负责本行政区域内继续医学教育的全行业属地化管理监督。

我国政府对继续医学教育的发展与建设十分重视。《中共中央关于制订国民经济和社会发展第十个五年计划的建议》中明确提出"完善继续教育制度，逐步建立终身教育体系"的战略目标。2020年9月国务院办公厅日前印发《关于加快医学教育创新发展的指导意见》指出："创新继续教育方式，逐步推广可验证的自学模式。大力发展远程教育，健全远程继续医学教育网络。将医务人员接受继续医学教育的情况纳入其年度绩效考核的必备内容"。开展继续医学教育工作成为各医疗卫生单位提高竞争实力和实现可持续发展的重要措施。目前我国继续医学教育的法制建设程序已基本完成，今后如何加强毕业后医学教育、继续医学教育宏观层面的管理将成为重要的研究课题。

（张江虹）

书网融合……

本章小结　　　　　　题库

参考文献

［1］郑建中．临床医学导论［M］．北京：中国医药科技出版社，2016．

［2］李文辉，刘颖，Wang Xi Zee．西方医学简史回顾及其哲学思考［J］．医学争鸣，2018，9（03）：4 - 8．

［3］苗参，崔泽实，王菲．精准医学与技术驱动及医学模式创新［J］．中国医学装备，2017，14（02）：138 - 142．

［4］张慧娜，李凌海，秦彦文．精准医学发展及其对未来高等医学教育的影响［J］．医学教育管理，2016，2（05）：673 - 675．

［5］肖平，田怀谷，易黎．浅谈现代医学模式下诊疗方向的发展及特点［J］．现代医院，2016，16（01）：8 - 10．

［6］王明旭，赵明杰．医学伦理学［M］．第五版．北京：人民卫生出版社，2018．

［7］郭自力．现代医疗技术中的生命伦理和法律问题研究［M］．北京：中国社会科学出版社，2021．

［8］刘建文，张虹，曹宇航．卫生法律法规导读［M］．成都：西南交通大学出版社，2020．